AF562074

Patriâque Domoque,
Gallorum extremos inter Celsumque Pyrenem,
Temperat ingenuos quâ læta Aquitania mores;
Audax exiguâ fide concino. . . . . .

Auson. Idill.

RECHERCHES
SUR
LES MALADIES
CHRONIQUES,

Leurs rapports avec les Maladies aiguës, leurs périodes, leur nature : & ſur la maniere dont on les traite aux Eaux minérales de Bareges, & des autres Sources de l'Aquitaine.

PAR

Meſſire ANTOINE DE BORDEU, Conſeiller d'Etat, ancien Médecin du Béarn, des Eaux de cette Province & de celles du Bigorre.

M. THÉOPHILE DE BORDEU, Médecin de Paris, ci-devant Inſpecteur de ces Eaux.

M. FRANÇOIS DE BORDEU, aujourd'hui Inſpecteur de ces mêmes Eaux, & Médecin du Roi à Bareges.

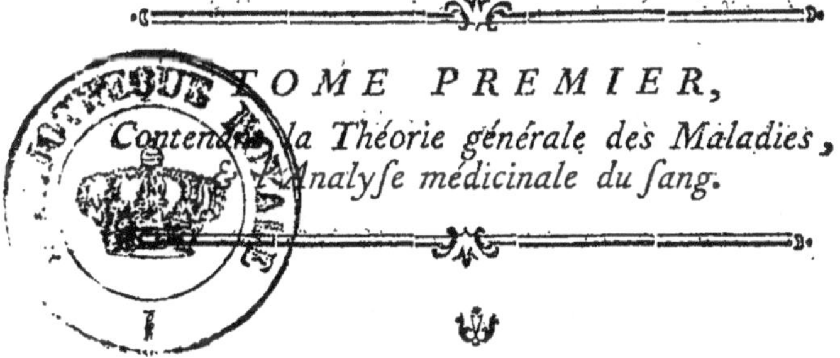

TOME PREMIER,

Contenant la Théorie générale des Maladies, & l'Analyſe médicinale du ſang.

A PARIS,

Chez RUAULT, Libraire, rue de la Harpe.

MDCCLXXV.

Avec Approbation, & Privilége.

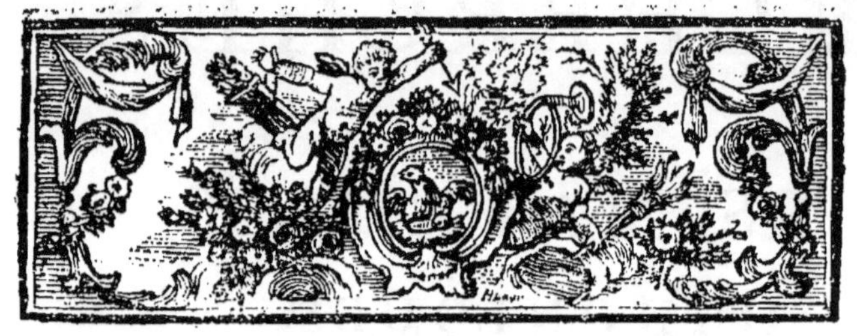

PLAN DE CET OUVRAGE.

La Médecine de Cos. Principes généraux de l'économie animale. Utilité générale des Eaux minérales. La Médecine pendant les premiers ſiecles de notre Monarchie. Les Moines l'exerçoient. L'état de ſes parties miniſtrantes en ces temps-là. Obſtacles à l'uſage des Eaux minérales. Effet des nouvelles découvertes ſur la Médecine. Travaux des Médecins Eccléſiaſtiques & Membres des Univerſités. Luſtre qu'ils donnerent à la Médecine. Les Eaux des Pyrénées. Journal de Bareges.

LE rapport des maladies longues ou lentes, avec les maladies promptes ou aiguës ; la comparaiſon qu'on doit faire des unes aux autres ; leur mécaniſme à éclaircir ; leur marche à ſuivre & à mettre en parallele ; leurs terminaiſons ; leur *curabilité* ou *incurabilité* exprimées par les mêmes caracteres ;

les vues de traitement qui résultent de cette comparaison; tous ces objets enfin ont été trop peu approfondis jusqu'ici.

L'Ecole de Cos se plut un moment à la description, l'exposition & la peinture historique de quelques maladies aiguës. Ces antiques monumens ont été respectés & admirés; mais peu de Médecins ont essayé de pénétrer le plan & les véritables vues de l'Auteur immortel de ces Chefs-d'œuvre: plusieurs s'en sont moqués, ou les ont dédaignés. Le commun des Praticiens s'est contenté de rester dans une sorte de vénération muette & religieuse, au sujet d'Hyppocrate. Il y en a aujourd'hui qui en parlent souvent, sans avoir encore décidé en quoi consiste la médecine *Hyppocratique*; ni quel est son esprit ou son caractere essentiel.

Une assez pauvre tisane ou bouillie d'orge; l'eau de miel & de vinaigre qu'on affecte de préférer à nos boissons si variées; quelques apofthegmes généraux sur les crises, qu'on n'écoute point, ou qu'on ne suit, pour ainsi dire, que du bout des levres; des lieux communs sur les épidémies, l'air & les eaux: voilà, à parler vrai, à quoi se réduisent, dans notre siecle, les préceptes ou les documens de Cos. On n'en fait preſque jamais l'application, ni à la théorie, ni à la pratique de l'Art.

Il faut en convenir ; les boiſſons dont on uſoit à Cos, celle que des Membres de cette Ecole vanterent, ſont auſſi peu préférables à celles que nous employons journellement, que le ſeroit à notre nourriture avec des poulets, celle avec de petits chiens, en uſage chez les Grecs. Nos remedes ſont plus traitables que les leurs : notre pratique ne s'arrête pas à la lenteur de leurs criſes : elle ne prétend pas hazarder les événemens des maladies livrées à elles-mêmes ; elle aime mieux hazarder ceux des remedes ; & en cela l'impatience des Malades eſt entierement d'accord avec les vœux de la plupart des Médecins.

A quoi ſervent donc pour ces Praticiens & leurs Cliens, ces beaux tableaux des épidémies ? Quel fut le but de celui qui en forma le projet ? En quoi mérite-t-il d'être imité ? Juſqu'à quel point eſt-il permis de s'en rapporter à lui ? Que prétendoit-il prouver, & que vouloit-il apprendre aux Médecins ſes Contemporains & à ſes Succeſſeurs ? Eſt-il poſſible de pénétrer le fond de ſon ſyſtême, à cet égard, & d'en tirer quelqu'utilité ? Comment ſe mettre à ſa place ou courir la même carriere que lui ? Quel rôle un Médecin de nos jours auroit-il à jouer pour cela ? Quelqu'un eſſayera peut-être de réſoudre ces problêmes, d'une maniere propre à les rendre dignes de l'attention de la multitude.

Quant au petit nombre de Sages, *rari nantes in gurgite*, vraiment initiés dans l'art de guérir, & inſtruits de ſon étendue, pénétrés de ſon importance & de ſes loix ſacrées & invariables ; Amateurs décidés de la belle Nature, ils ne perdront jamais de vue les peintures de Cos ; ils les méditeront & les étudieront ſans ceſſe ; pour leur uſage, pour ſe nourrir de ces vérités qui ſont comme non avenues pour tant de Praticiens.

Hyppocrate s'éleva, ſi on peut le dire, par une force au-deſſus de l'humaine, juſqu'à la main du Créateur qui pouſſe à leur fin tous les mouvemens de l'économie animale, dans la marche, les progrès, & les événemens des maladies. L'agitation ordinaire des Médecins & des Malades les diſtrait & les détourne de ces vérités ſublimes.

Les vrais enfans d'Hyppocrate contemplateurs curieux, comme lui, se plairont seuls à mettre à côté de l'histoire des *Meton*, des *Pytion*, des *Silene*, & autres Malades des épidémies, celle des maladies chroniques rapprochées des aiguës. Ils sauront ce qu'ils ont à faire de ces histoires, & à quoi elles sont utiles en médecine, en quoi elles peuvent servir à un Médecin Philosophe.

Déja quelques beaux Génies ont ouvert la carriere, & laissé des esquisses propres à servir de modeles. Le cours entier de la vie a été regardé comme une sorte de maladie, qui a ses diverses phases & périodes, ses mouvemens variés, ses crises. Les âges, leurs révolutions ont été calculées sur le pied de mouvemens ou d'efforts critiques, accompagnés d'accidens plus ou moins actifs, douloureux, *maladifs*. La pulmonie a été partagée en trois temps ou dégrés notables. On a suivi la goutte, la néphrétique, les hémorrhoïdes, dans leurs périodes. Les écrouelles ont été examinées suivant le même plan, &c.

D'après ces idées, on voudroit mettre en évidence, dans le cours de ces *Recherches*, la marche ou les progrès des maladies chroniques ; essayer de distinguer dans cette marche, les temps d'irritation, de coction & d'évacuation; suivre les métastases ou les changemens des maladies chroniques, non moins assujettis à une regle fixe, que ceux des maladies aiguës. On désireroit pouvoir surprendre la Nature préparant une maladie chronique, la développant, & faisant des efforts pour la terminer. On voudroit assigner les momens favorables pour agir, & ceux où il faut se livrer à l'expectation; prouver jusqu'à quel point il est vrai qu'une maladie chronique doit, pour se terminer, devenir aiguë, & qu'ainsi que les plus aiguës, les chroniques ont leurs crises, leurs redoublemens, leurs évacuations, leurs temps de calme, de repos, d'intermittence, de rémittence; leurs momens de résistance aux remedes, leurs temps de maturation, de douceur, de facile *réductibilité*, leur *curabilité* & leur *incurabilité;* leur sujétion à la nature des tempéramens, & aux grandes secousses des âges, des saisons, des variations de l'athmosphere; leurs rithmes particuliers du pouls, leurs urines, leurs évacuations, leur admirable dépendance des passions. On insisteroit beaucoup sur ces causes morales, plus efficaces souvent que les physiques, plus difficiles à saisir, plus importantes à observer que les révolutions purement corporelles. Tel seroit l'objet de ces Essais.

Ils en ont d'abord exigé d'autres sur le fond de l'économie animale, sur la vie & ses fonctions, sur le méchanisme ou la maniere d'être des maladies dans le corps vivant. On a cru devoir donner la préférence à une théorie moins éloignée de celle des Anciens, que ne le sont les notions courantes sur la circulation, sur les petits vaisseaux, sur les globules du sang, & tels autres dogmes des Ecoles modernes, appellés le systême des Mécaniciens.

Il n'est que trop vrai: plus ce systême plaît aux esprits superficiels, & nourris dans les principes des Physiciens, moins il entretient & fait naître le goût de la vraie médecine. Or sans ce goût, il n'y a plus d'art; il se réduit à d'inutiles & trop faciles détails anatomiques, mécaniques, physiques, économiques: aussi quels ouvrages pour la médecine, que ceux qui sont établis sur de pareilles explications, & suivant la logique des Académies!

Les Médecins doivent s'en défier & s'en garantir, sur-tout dans notre siecle, où l'amour de l'Hiſtoire Naturelle, de la Chymie, de l'Anatomie, des Dictionnaires, des Collections répandent tant de fauſſes lueurs, & font tant d'illuſion aux Lecteurs qui n'y regardent pas d'aſſez près. Les Médecins ſont faits pour planer au-deſſus de ces connoiſſances, & pour les contenir dans leurs bornes, en ce qui regarde l'économie animale & ſes dérangemens : ils doivent éviter de fatiguer leur mémoire, d'étouffer leur jugement, & d'uſer leur attention par ces immenſes amas de petites connoiſſances, & de nomenclatures, à quoi ſe réduiſent toutes les ſciences phyſiques.

Les anciens ſyſtêmes de médecine eurent des côtés beaucoup plus heureux que les modernes. Ces derniers ne brillent que dans les Académies, ſur les Chaires entourées d'enfans & de curieux, dans les aſſemblées du grand monde, & même ſur les traiteaux, & dans les livres, que tout le monde veut juger. Les élémens de la médecine ancienne s'apprennent & s'éclairciſſent auprès des Malades, dans les Hôpitaux, & dans le commerce des hommes valétudinaires, dans la méditation, dans l'étude des phénomenes particuliers aux divers âges, aux divers tempéramens, aux paſſions, aux talens, aux poſitions particulieres où ſe trouvent les hommes, à leurs habitudes; enfin la médecine s'apprend dans les vieux Auteurs, ennuyeux pour les Phyſiciens, qu'il faut étudier pour les entendre, & auxquels on ne peut appliquer ni le calcul, ni le compas, ni les expériences amuſantes, qui arrêtent les paſſans.

On a puiſé, dans ces ſources antiques & ſacrées, les premieres notions ſur la ſenſibilité, la mobilité, l'activité eſſentielles à la premiere fibre de chaque animal, à ſa premiere partie conſtitutive. Eclairée & relevée dans l'homme par l'action de l'ame, cette fibre & ſes appartenances placent le corps humain, encore plus que ceux des autres animaux, au-deſſus des machines inanimées ſoumiſes aux révolutions purement corporelles, que *l'animalité* comporte à peine.

On a appris à regarder le corps vivant comme un aſſemblage de divers organes, viſceres & autres, qui jouiſſent chacun d'un ſentiment & d'un mouvement particuliers, d'une diſpoſition décidée pour tel ſentiment & tel mouvement; d'où réſultent l'accord & l'harmonie de toutes les actions particulieres qui concourent à la vie générale, &

qui toutes dépendent plus ou moins évidemment du sentiment & du mouvement dévolus à la fibre animale de chaque individu.

On s'est cru obligé d'insister sur l'action des régions précordiale & épigastrique, mieux connues des anciens Philosophes que des Médecins, & que *Van-Helmont* regarda comme le trône de son grand *Archée*. Nous y plaçons le siege, l'aboutissant, l'appui de presque tous les efforts corporels, de presque toutes les sensations; le jeu & les orages des passions, les effets de divers appétits, ceux de tout ce qui s'avale & va se rendre à l'estomac. Ces régions sont le foyer des maladies *épigastriques*, *diaphragmatiques*, *archéales*, *stomachiques*, plus ordinaires qu'on ne peut le dire : elles forment un centre non moins remarquable que la tête, pour le cours & le développement des forces nerveuses, qui sont toujours plus ou moins dirigées vers la région *épigastrique* & la *précordiale* : fait important méconnu des Anatomistes, mais prouvé par le sentiment de tous ceux qui savent se consulter eux-mêmes, & explicable par la singuliere allure des nerfs épigastriques.

On a considéré le corps vivant comme étant formé de deux moitiés égales & symétriques, adossées, &, pour ainsi parler, collées vers son axe; de maniere que les parties du même côté, se communiquent souvent de haut en bas, & en ligne directe, du foie à l'épaule & à la jambe droites, de la rate à l'épaule & à la jambe gauches. Les Anciens l'avoient très-bien observé, & les Modernes beaucoup trop négligé.

On a vérifié, toujours d'après quelques apperçus des Maîtres de Cos, que le corps est aussi partagé par un plan qui suit la position horisontale du diaphragme; & qui coupe l'axe en deux parties supérieure & inférieure; lesquelles se contrebalancent continuellement par la résistance qu'oppose la masse des entrailles, à la dépression du diaphragme: cette résistance intestinale cause en effet des phénomenes étonnans pour ceux qui savent les appercevoir & les calculer.

On a vu chaque organe, même ceux qui paroissent de très-peu de conséquence, jouir, dans l'ordre & l'enchaînement des fonctions, de son département, de son étendue d'action, plus ou moins sensiblement exprimée. C'est ce qui constitue les rapports de ces organes plus ou moins évidens, & qui aide à déterminer ceux qui sont congeneres, qui agissent en même temps, pour le même objet, & ceux dont les actions se croisent ou se détruisent mutuellement.

On a sur-tout pris pour un des principaux ressorts de l'économie animale, ces forces connues par de grands hommes, sous le nom de *centripetes* & *centrifuges*, qui ne sont que l'effort que les parties extérieures font contre les intérieures & réciproquement : ces efforts ou cette action & réaction, paroissent dans toutes les fonctions générales, comme dans un accès de fievre ou de colere : les forces commencent par se concentrer & amenent avec elles les humeurs vers l'intérieur, d'où elles sont ensuite repoussées à l'extérieur ; ce qui forme une sorte de flux & de reflux important à remarquer.

On a vu, avec de bons Observateurs, & à peu de chose près, comme les Anciens, que le corps entier se réduit, en derniere analyse, à un amas de substance muqueuse, albumineuse, l'élément nourrissant tout végétal, tout animal ; & qui n'est que l'extrait des alimens diversement travaillés. Cette substance disposée comme une éponge en couches, lames & cellules, forme le tissu muqueux ou cellulaire, dans lequel s'attachent, s'implantent & se nourrissent tous les organes, toutes les parties fibrillaires & nerveuses, les productions ou les allongemens de tous les vaisseaux, qui ne sont eux-mêmes que des tuyaux ou des cylindres cellulaires, plus ou moins spongieux & criblés d'une innombrable quantité de voies où s'insinuent les humeurs.

On a suivi dans ce corps cellulaire, les esquisses ou les desseins des départemens ; les bornes des forces qui se compriment mutuellement, & qui gravitant, pour ainsi dire, les unes contre les autres, établissent dans toutes les positions l'équilibre nécessaire aux mouvemens si diversement variés, dont le corps vivant est continuellement agité. Ces mouvemens sont dûs aux efforts inextinguibles dans la partie sensible, & ils sont réveillés & entretenus par les variations de l'atmosphere, par l'impression de toutes les causes physiques, alimens & autres, par les affections de l'ame, pendant la veille & le sommeil, en santé & en maladie. Sans cesse le corps tremble, frémit, s'agite, jusques dans le plus profond de ses moindres parcelles ; ces frémissemens sont sans cesse gradués & dirigés pour entretenir la régularité

& l'ordre des fonctions, & ils font fonciérement foumis au principe de fenfibilité qui dirige tout par des loix fort différentes de celles qui préfident aux mouvemens des corps morts & fans ame.

On a auffi fuivi dans le même corps cellulaire, les divers torrens d'humeurs aqueufes & autres, qui, ainfi que les nuages dans l'atmofphere terreftre, forment les amas, les courans, les dépôts, les congeftions, & en général les caufes matérielles, & les réfidus de prefque toutes les maladies & de leurs crifes. Ainfi chaque partie a paru nager continuellement dans une atmofphere de férofité, & y exifter à la maniere de ces infectes poiffons fi nombreux dans certaines liqueurs. Les inflammations même ont paru fiéger dans ce tiffu, qui, lorfqu'il eft étranglé par quelque ftricture & échauffé par une collection extraordinaire de chaleur & de fang; forme les centres, les noyaux où la matiere inflammatoire fe travaille ; où l'orage fe couve & fe développe en étendant le tiffu cellulaire en tout fens, en l'arrondiffant, le déchirant, le fuppurant, le fourniffant du fuc nourricier furabondant; ce qui n'a jamais lieu fans que la fibre nerveufe foit de la

partie;

partie ; car une brûlure inflammatoire & ſpontanée, eſt bien différente d'une ſimple brûlure par cauſe externe.

On n'a pu ſe laſſer de contempler, (après le ſyſtême nerveux dont le bulbe où le cerveau & la tige ſpinale envoyent des productions pour aller embraſſer & régir tout le corps,) le ſyſtême vaſculeux dont le cœur eſt le bulbe & le centre d'où partent des torrens de chaleur & de ſang, qui vont en s'étendant dans les arteres, croupir, flotter & ſe perdre enfin dans le tiſſu muqueux, d'où une partie du ſang revient au cœur par les veines. Les Anciens, ſur ce point, avoient preſſenti ou effleuré le but. Les Modernes ont répandu la plus vive lumiere ſur ce grand cercle vaſculeux. Mais les Anciens n'en connoiſſoient pas moins l'influence & l'irradiation ſinguliere du cœur ſur toutes les parties, la vivification du ſang dans le poumon, ſa chaleur étherée dans les arteres, ſa différence d'avec le ſang veineux ; ils connoiſſoient les tranſports, les croupiſſemens, les écarts des humeurs, les flux & les reflux que la Nature fait, au beſoin, leur faire éprouver, les rithmes invariables par leſquels le ſyſtême artériel, régulierement agité par la force tonique & fenfible de toutes les parties nerveufes, prévient, annonce & fuit les diverfes fonctions, les affections des organes principaux, les tranfports des liqueurs vers le haut ou le bas du corps, du côté droit ou du côté gauche. Il nous a fallu revenir fur toutes ces vérités & celles qui en découlent. Les Modernes les avoient traitées trop fuperficiellement, en fe livrant fans retenue aux idées de quelques Maîtres de Cos, qui comparoient le corps à un peloton de vaiffeaux, & fes mouvemens à ceux de la roue des Potiers. Il eft évident que le genre vafculeux eft fouvent interrompu par le tiffu muqueux, ainfi que le mouvement circulaire du fang l'eft dans ce tiffu & même dans fes vaiffeaux. Il eft évident que le grand mouvement circulaire des gros vaiffeaux, comparé aux grands mouvemens des aftres, eft entrecoupé par beaucoup de petits cercles dont on retrouve auffi l'image dans la marche des planettes, dans ce qu'on nomme les épicycles.

Ces principes généraux fur lefquels le goût des Médecins a déja été preffenti à plufieurs reprifes, & fur lefquels auffi quelques-uns d'entr'eux fe font expliqués favorablement, fervent de fondement à une théorie qui paroît embraffer celle de Cos, celle des anciens Méthodiftes & Galeniftes, celle de Van-Helmont & celle de Stahl, fyftêmes un peu exceffifs chacun en particulier, ou lorfqu'on s'en tient à un feul; mais dont la combinaifon & le mélange font plus près de la Nature que le fyftême des Afclépiadiens & des Mécaniciens anciens & modernes. Ce n'eft pas qu'il foit permis de refufer à ce dernier un petit nombre de belles & d'utiles vérités. Mais qu'il eft à redouter par l'éloignement qu'il fait naître pour la Médecine ancienne, & par le trop de confiance qu'il infpire pour quelques vérités phyfiques & hydrauliques, & encore par la facilité avec laquelle il fe laiffe violer! Il fournit, en toute occafion, de vains prétextes aux efprits entreprenans, éblouis de quelques connoiffances auffi maigres & auffi courtes qu'elles coûtent peu à acquérir. Combien les Mécaniciens font loin de connoître *l'animalité* qu'ils ont, fans pudeur, ofé expliquer par les loix réfervées aux machines mortes & fans ame!

Enfin, cette théorie générale, ou cette Anatomie vraiment médicale, qui confifte à peindre & à développer l'organiſme ou les mœurs & uſages de chaque organe, appliqué à ſes fonctions par un inſtinct & un ſentiment particulier, eſt expoſée dans *ce premier volume*. On y a joint un Eſſai ſur la Chymie animale, ſur les mouvemens intérieurs auxquels ſont ſujettes les liqueurs, & ſur les effets que ces changemens & les divers miaſmes ou poiſons occaſionnent dans l'économie animale, ſoit dans l'état de ſanté, ſoit dans celui de maladie. C'eſt le réſultat des remarques qui ont pu être faites ſur cette ſcience ou cette hiſtoire des liqueurs vivantes.

On prétend fournir quelques ſecours aux Chymiſtes qui juſqu'ici n'ont pu prononcer ſur la nature des liqueurs animales, telles qu'elles ſe comportent dans le corps vivant, non plus qu'ils ne peuvent juger des qualités d'un métal ſur lequel ils ne feroient leurs expériences que lorſqu'il eſt privé de ſon phlogiſtique, ou réduit en *caput mortuum*. La Chymie du corps vivant eſt la ſeule néceſſaire aux Médecins. Mais ils doivent commencer par l'hiſtoire des parties ſolides, par l'examen des mouvemens de la fibrille ſenſible, toujours agiſſante, toujours animée, tant qu'elle eſt l'objet de la Médecine.

Il faut des remedes aux hommes ; ils ont beſoin de ſecours dans leurs maux & leurs incommodités, même dans les maladies *inguériſſables.* Celui des Médecins Grecs, qui mit en avant que les maladies incurables ne regardent pas la Médecine, ou n'appartiennent point à l'Art, en retrécit trop les bornes ; il proféra un affligeant apoſthegme qui ne peut avoir une approbation entiere que de la part des Mélancoliques déſeſpérés & privés de la raiſon. Les Médecins Romains connoiſſoient mieux les loix de l'urbanité & l'étendue de leurs devoirs, lorſqu'ils diſoient que tous les hommes ſont infirmes & malades : ils ont tous beſoin de l'art de guérir, de l'art de vivre, & on peut le dire, de celui de mourir. La privation de tout ſecours pour les Malades, feroit encore plus terrible que l'abus effréné & ſuperſtitieux des médicamens ; écueil notable cependant, & dans lequel tombent beaucoup de gens de tous les états.

Alexandre ſe vit expoſé aux murmures de ſon Armée qui manquoit de vivres & de médicamens : il trouva bientôt le moyen de faire diſtribuer aux Soldats des vivres & des médicamens. Il en faut dans tous les temps. La famine de médicamens deviendroit auſſi cruelle que celle de pain. Celui qui a dit que la Médecine eſt un fléau pour l'eſpece humaine, n'a rien dit qui vaille: il ne s'eſt pas apperçu que le vrai fléau de cette eſpece & celle de tous les animaux, étoit, non la Médecine, mais le beſoin qu'en ont les êtres ſenſibles. Il faudroit donc s'en prendre à la Nature & non à la Médecine : elle cherche à pourvoir à ce beſoin : ainſi elle eſt de premiere néceſſité dans les ſociétés. Quelque rang qu'on veuille lui donner, il faut toujours qu'elle y ſoit. Elle eſt l'unique reſſource des infirmes & valétudinaires ; elle veille ſur ceux qui jouiſſent de la plus brillante ſanté dans tous les âges. Elle peut opérer de grands maux ; mais elle produit de grands biens journaliers ; elle guérit, elle conſole, elle nourrit l'eſpérance & la confiance des peuples.

On peut défier les plus impudens Cyniques d'oſer ſoutenir qu'une ſociété d'hommes peut exiſter ſans les ſecours de la Médecine. Platon, qui ne vouloit pas des Médecins dans ſa République, n'en auroit pû bannir la Médecine. Platon le divin, ainſi que le ſage Caton, s'étoient un peu livrés à leurs préjugés contre les Médecins, qui apparemment évaluoient & contenoient le docte & sage orgueil de ces Philosophes : il y a à gager que la petite bouderie de ces derniers n'étoit qu'un rendu. Jamais les Philosophes n'ont pu en imposer aux Médecins qui vont droit aux causes. Hyppocrate fut appellé par les Abderitains pour juger de quelques traits de singularité trop marqués dans la conduite & les propos de Démocrite. Ce fut la Médecine qui jugea la Philosophie : les Philosophes auroient tort de l'oublier.

Les divers moyens que la Médecine met en œuvre pour conserver & rétablir la santé, sont les voyages, la diete, le changement d'air, & d'objets de sensations ; les médicamens n'agissent sur le corps vivant qu'en ramenant l'ordre naturel de ses mouvemens, en ranimant les sentimens de la vie, en remettant la Nature sur la bonne voie, en opérant sur les causes des maladies, comme elle agit en santé dans toutes les fonctions de chaque organe. Or ces fonctions liées & enchaînées réciproquement, demandent chacune pour leur marche naturelle le concours de toutes les autres. Ainsi la digestion de l'estomac exige les efforts gradués de toutes les parties, même jusqu'à l'exercice agréable; jusqu'à la paix des divers sens. Ainsi le mouvement du sang dans ses vaisseaux, est modéré par les compressions graduées de tous les viscères & par le doux accord des passions.

En un mot, il n'est, dans le corps vivant, aucun effort particulier qui ne soit dû à l'influence de toutes les parties mobiles & sensibles. C'est ce qu'apprend l'histoire des fonctions naturelles. En conséquence, l'ébranlement, la maturation, la dépuration, les crises, les détentes nécessaires pour vaincre les maladies, exigent plus ou moins une révolution générale dans toute la machine, un accord heureux entre le physique & le moral, & si on peut le dire, un *renforcement* & un *remontement* de tous les ressorts, de tous les mouvemens. Les effets des spécifiques les plus décidés sont sujets à ces loix : elles ont lieu dans les maladies aiguës, & plus encore dans les chroniques, qui ne sont, à les bien prendre, que des aiguës allongées, des aiguës qui vont se préparant, & que le temps doit faire éclore.

Mais le traitement des eaux minérales employées à leurs sources, est, sans contredit, de tous les secours de la Médecine, le mieux en état d'opérer, pour le physique & le moral, toutes les révolutions nécessaires & possibles dans les maladies chroniques. Tout y concourt; le voyage, l'espoir de réussir, la diversité des nourritures, l'air sur-tout qu'on respire & qui baigne & pénetre les corps, l'étonnement où l'on se trouve sur les lieux, le changement de sensations habituelles, les connoissances nouvelles qu'on fait, les petites passions qui naissent dans ces occasions, l'honnête liberté dont on jouit; tout cela change, bouleverse, détruit les habitudes d'incommodités & de maladies auxquelles sont sur-tout sujets les Habitans des Villes.

On ne peut le nier; ils sont tous plus ou moins affectés de quelque passion qui tient en échec les mouvemens de l'économie animale. Il seroit permis de les comparer à des especes de Somnambules, dont les goûts pour les fonctions naturelles sont distraits & mal dirigés, qui ne respirent, n'entendent, ne voyent & ne digerent qu'à demi; qui sont perpétuellement pressés, tiraillés, irrités, & du côté de la tête, & du côté du cœur, & de celui de l'estomac; qui sont sans forces, sans sommeil, ennuyés, épuisés, engorgés de fucs étrangers à la fanté, dans un orage perpétuel, fur le fait des fenfations, agités par des projets forcés, écrafés par des pertes & des malheurs que leur exceffive fenfibilité leur groffit. Ces détraquemens habituels de la partie fenfible, énervent les fonctions, entretiennent & aggravent les maladies longues & lentes; elles les multiplient & les rendent rébelles, en ôtant le courage, l'efpoir, la patience, cette heureufe indifférence, cette précieufe infenfibilité, qui font naître le bon fens, la paix de l'ame, & la bonne fanté.

Un voyage fur mer, à la campagne, en pays étranger, les danfes, les courfes, l'équitation & les autres fecours de la gymnaftique, partagent avec les eaux minérales, les avantages dont il vient d'être queftion. Auffi les Habitans des Villes ne peuvent-ils mieux faire que de fe livrer à tous ces exercices, & de fuir, dans les belles faifons, leurs demeures fingulierement nuifibles à leur fanté, mais fi utiles d'ailleurs à plufieurs de leurs befoins & de leurs paffions. Auffi Brown, Médecin philofophe, fort éloigné de toute opinion fuperftitieufe, a-t-il, à bon droit, regretté les pélerinages, qui firent autrefois un des exercices de nos peres.

Ces pieuſes courſes étoient fort utiles à la ſanté ; & ſans doute elles furent du goût des Valétudinaires ſujets aux infirmités chroniques & nerveuſes. On peut leur comparer les voyages & les tranſmigrations des Villes aux Campagnes , qui ſont d'uſage aujourd'hui. Chacun deſire l'air de la Campagne & le changement de celui auquel il eſt habitué. Chaque Malade deſire d'aller conſulter ſur ſes maux quelque Médecin étranger. Heureux, pour le dire en paſſant, les lieux qui peuvent fixer l'attention, & appuyer l'eſpérance du Public , par les lumieres d'un Médecin au-deſſus du commun ! Ces lieux ſont autant de points d'appui & de ralliement néceſſaires à bien des têtes : les Gouvernemens bien entendus protégent ces deſirs des Malades. La Ville de Montpellier a beaucoup dû à ſes Médecins pendant pluſieurs ſiecles. Celle de Leyde a ſu, dans ces derniers temps, tirer grand parti des talens prônés & ſoutenus d'un Médecin fameux , dont la réputation & la fortune ont réveillé l'ardeur de pluſieurs. Mais ces phénomenes rares & ſinguliers, ſont de peu de durée : un Médecin, quel qu'il ſoit, eſt bientôt épuiſé lorſque la foule des Malades court après lui.

Les eaux minérales ont beaucoup plus d'avantages. Les fiecles les plus reculés en adopterent l'ufage ; il en refte une preuve dans les Œuvres d'Hyppocrate. Les Romains s'arrêtoient à toutes les fources chaudes. Pline en eft le témoin. Il y en a où ces Payens avoient placé des Divinités particulieres ; il refte des traces de leurs *ex voto*. Les Nymphes, les Naïades & les Dieux guériffeurs étoient très-bien logés dans ces lieux alors folitaires, & où s'opéroient les cures miraculeufes, à l'ombre d'antiques forêts, dans les creux des rochers, d'où les échos portoient au loin les merveilles.

Les Chrétiens, fixant ces objets du côté de la mondanité, & jugeant qu'ils appartenoient aux rêveries du Paganifme, les trouvoient déplacés. Ils n'aimerent point à fe baigner pêle-mêle, fuivant la liberté Romaine : leurs femmes fuyoient cette foldatefque impie & mal moriginée. Ils fe concentroient dans leurs ménages, & s'occupoient peu de la propreté & de la fanté du corps; ils ne penfoient qu'à celle de l'ame. Ils trouvoient trop de douilleterie dans les enfans du fiecle, qui mettoient tant de prix à leur fanté. Les Valétudinaires alloient enſevelir leurs infirmités dans des Maiſons Religieuſes, devenues l'objet principal des ſenſations dans ces ſiecles. On cachoit ſes maux au lieu d'en faire parade; on ſe mortifioit en gardant ſes douleurs: leurs ſouffrances même leur étoient cheres.

A qui ſe feroit-on confié dans ces temps d'innocence & de ſimplicité ? Les Juifs que l'on haïſſoit, s'étoient emparés de la Médecine, & ils la réduiſoient à l'uſage des médicamens qu'ils vendoient & mangoniſoient. Les Arabes, autres ennemis des Chrétiens, étoient en poſſeſſion des grands principes de l'Art de guérir. Les Chrétiens ſuſpectoient tout ce qui venoit de la part des Infidèles. Les Moines attiroient le monde dans leurs retraites, où ils avoient placé des Hoſpices & des Hôpitaux à côté des Egliſes, & des vignes qu'ils cultivoient. Le vin, & long-temps après, l'eau-de-vie devinrent la panacée générale des Couvens, & de tout le peuple humble, dévôt & ſerf.

La lépre fixa l'attention de l'Europe, & on la traita en ſéqueſtrant de la ſociété ceux qui en étoient affectés, & par des remedes propres aux pays où les Croiſés avoient été la chercher. Les baumes de la Mecque, &

celui de Judée, les Bezoards, & autres médicamens Orientaux, faisoient oublier ceux qui croissent en Europe. Les Commerçans Vénitiens favorisoient ces idées & plaçoient par-tout leur Thériaque.

Les grands chemins étoient peuplés de coureurs & de mauvais garnemens. Le commun des hommes se cantonnoit dans ses maisons: on se rapprochoit des Eglises & des Châteaux pour être en sureté: on vivoit dans des réduits suffisans, pourvu qu'ils missent à l'abri des voleurs & des frimats: on aimoit à vivre, à mourir, à se faire inhumer dans sa Paroisse, dans son Eglise, à côté des siens, & le plus près possible des Fondateurs de ces lieux qui rappelloient les catacombes des premiers siecles. Toutes les sensations étoient, pour ainsi dire, concentrées & resserrées par la piété naissante, par l'amour de ses foyers. On ne pensoit qu'à vivre en passant, pour mourir bientôt. Qu'auroit pu, dans de pareilles dispositions, la Médecine qui aime & conseille les distractions, la propreté, l'éloignement des lieux infects, la gaieté, les voyages, le changement d'air & de nourriture?

Nos ayeux cherchoient pourtant des remedes. Ce sentiment est dans la Nature. On ſentit la néceſſité des exercices du corps ; la jeuneſſe, la force des paſſions & des maladies ne perdoient pas leurs droits. Les voyages d'outre-mer, les courſes contre les Normands, les carrouſels ; ces efforts & autres ſemblables, (quelquefois dûs au beſoin de remedes pour des inquiétudes intérieures & des infirmités habituelles) exerçoient la brillante partie des peuples. Mais ceux que l'âge, le ſexe, les maladies bien décidées mettoient hors d'état de penſer à de pareilles entrepriſes ; ceux qui, demeurant attachés à la glebe, avoient pourtant beſoin de ſecours pour leurs infirmités morales & phyſiques, ne pouvoient mieux faire que de ſe livrer à leurs Directeurs, leurs Conſolateurs, leurs Nourriciers & leurs Protecteurs, aux Moines enfin, & à tous les Membres du Clergé, qui ne ceſſoient d'inſtruire & d'endoctriner le monde, alors plongé dans l'ignorance.

Conduits par des vues plus ſublimes que celles des Prêtres de l'ancienne Egypte, nos Eccléſiaſtiques ſentoient la néceſſité & le grand uſage de la Médecine, pour leur objet principal ; ils la cultivoient comme la Religion ; ils avoient apperçu la confraternité des Prêtres & des Médecins ; ils ne vouloient point livrer leurs Malades aux Juifs qui auroient ébranlé la bonne doctrine dans des têtes encore mal assurées. Ils savoient que les premiers Disciples des Apôtres joignoient le don des miracles à celui de la guérison des maladies, par des secours naturels : ils sentoient combien les hommes vivent de consolation, & de secours moraux dans les affections les plus corporelles ; combien le mouvement, les distractions & l'espérance d'un meilleur sort rendent la vie & ses miseres supportables. De-là l'institution & la nécessité des pélerinages dont nous parlions.

Ainsi la Religion & la Médecine avoient les mêmes Ministres ; ils suppléoient, du mieux possible, aux conseils qu'on ne vouloit recevoir, ni de la part des Juifs, ni de celles des Arabes. Ils nourrissoient l'esprit du peuple, en le délivrant par dégrés, & par des moyens que permettoient les circonstances, des superstitions payennes, trop favorables aux passions, & contraires aux vertus chrétiennes.

Ainsi le traitement des Malades étoit livré, pour l'ordinaire, à leurs parens que dirigeoient les Moines, en leur donnant des leçons de Médecine, d'éducation, d'économie &

& de Religion : tandis que des Courtiers (en commerce avec les Juifs) venoient leur vendre quelques drogues, & que des goujats échappés des combats & des avantures de Chevalerie, venoient panſer leurs ulceres & partager quelques opérations avec des vieilles & des matrones. Il eſt aiſé de comprendre que la police néceſſaire aux Vendeurs de drogues & aux Opérateurs, étoit dévolue de plein droit aux Moines, aux Curés, aux Seigneurs, & autres gens libres & notables.

On fit peu à peu des Confrairies, & on rangea ces Artiſtes néceſſaires à la pratique, ſous des bannieres particulieres ; ce qui les tint ſoumis à l'Ordre eccléſiaſtique, chargé de cultiver les parties ſupérieures de la Médecine. La Nobleſſe ne s'occupoit que de batailles & de tournois : elle ſe laiſſoit diriger par les autres Ordres, ſur le fait de la Médecine, comme ſur la Religion & la Juriſprudence. Elle ne put s'emparer de ces hautes ſciences, parce qu'il falloit lire & étudier pour être Eccléſiaſtique ou Juriſconſulte, & pour exercer & cultiver la Médecine comme les Moines la cultivoient ; parce qu'il eût fallu piler la drogue, & manier la lancette, pour être Pharmacien ou Opérateur, comme ceux à qui les Eccléſiaſtiques confioient ces fonctions incompatibles avec leur état, & que la Nobleſſe regardoit comme des indices de ſervitude.

Cependant Charlemagne fit éclore les premiers germes des ſciences en France : il rangea ceux qui s'en occupoient en diverſes claſſes. La Faculté des Phyſiciens ou des Médecins, à laquelle furent confiées toutes les parties de la Médecine, ne fut pas des moins utiles pour éclairer, contenir & inſtruire les Peuples, ſur tous les détails de l'Art propre à conſerver la ſanté & à guérir les maladies : vaſte ſujet qui comprenoit tout ce qui peut avoir trait à l'économie, au choix des nourritures, & aux autres branches du régime ; à l'éducation, aux ſoins dûs aux divers âges, aux emplacemens & commodités des édifices, au ſoin intérieur des ménages, aux dangers des divers Arts, au choix des remedes, & à leur adminiſtration ; à la déciſion des opérations, & à leur maniere d'être pratiquées, à l'examen des Nourrices, à l'effet des paſſions diverſes ſur la ſanté ; enfin à l'exiſtence la moins malheureuſe poſſible des trois quarts des humains, malades, valétudinaires, enfans, vieillards, femmes groſſes où en couches, grands & petits de tous les ordres, tous soumis aussi à la cruelle nécessité de ne pouvoir se passer des regles de la Médecine, que pendant quelques momens de leur vie; tous sujets au fond de foiblesse propre à l'humanité, & au besoin de remedes & de consolations, comme à celui des nourritures.

Aix-la-Chapelle, lieu chéri des Romains à cause de ses sources chaudes & abondantes, devenu le centre de l'Empire d'Occident, auroit pu fixer particulierement l'attention des Médecins qui donnoient leurs leçons dans les Palais des Rois, dans les Eglises & dans les Maisons Religieuses : ils auroient pu user de ces eaux, comme les Romains en usoient; mais l'horreur & la crainte du Paganisme continuoient à captiver les suffrages. La Médecine toute théologique, toute ecclésiastique, s'occupoit principalement à rappeller les Peuples aux mœurs, aux dogmes, & aux pratiques approuvées par les Canons. L'amour & le goût de la retraite duroient encore chez le commun des Catholiques. Quelques Courtisans ne faisoient point la loi aux Peuples; au contraire, ils les fortifioient dans leurs opinions. La pratique des bains étoit trop mondaine, fur-tout pour les femmes, qui entraînerent toujours dans leurs goûts le gros de la Nation Françoife, & qui ont influé fur la Médecine en France, comme partout.

Aix en Savoye, autre fource connue des Romains, devenoit défert. Aix en Provence, Bourbonne-les-Bains, & autres lieux de cette efpece, ne fourniffoient plus de reffource aux Malades, ni d'objet de diftraction aux Valétudinaires. Plombieres étoit à peine connu à la Cour de Lothaire. Le Midi de la France étoit fous le joug des Arabes & des Goths, plus occupés de leurs conquêtes & de leurs héréfies, que du profit qu'il y avoit à tirer du grand nombre de fources de l'Aquitaine, fi connues fous l'Empire Romain, fi agréables, & où les Payens venoient de loin chercher leur fanté & fe délaffer des fatigues de la guerre.

La maniere de penfer des Eudes & autres Princes de l'Aquitaine, plus favorables aux Arabes & aux Goths qu'aux Catholiques, formoit une barriere impénétrable aux François, aux Efpagnols, aux Normands. Les grandes guerres de la fucceffion de Charlemagne bouleverfoient l'Empire. Comment auroit-on pénétré jufqu'aux eaux des Pyrénées ? Ces montagnes étoient habitées par les descendans de ces Cantabres qui résisterent au joug Romain : Peuples sobres & libres, circonscrits dans leurs vallées ; Peuples un peu sauvages, qui affectoient de laisser dépérir dans leur voisinage les travaux faits par les Romains à quelques sources minérales ; qui regardoient les grands chemins comme des signes de servitude, comme des préparatifs pour des conquêtes, & des prétextes pour la tyrannie.

La magie, les songes, l'Astrologie judiciaire, (ensuite les Fées,) les Sorcieres, les sorts, les enchantemens occupoient les esprits frappés de quelques traits de lumiere encore mal apperçue. La sorcellerie & la féerie avoient succédé aux idées poétiques des Nymphes, des Naïades, des Faunes & des Chevre-pieds. De languissantes rêveries, effets d'un crépuscule de raison qui commençoit à prendre le dessus, entretenoient un fond de mélancolie & de timidité qui faisoient voir des loups-garoux & des sabbats, par-tout où les ennemis de la Religion avoient porté leurs pas, & dans tous les lieux sombres & retirés. Les *Broxes* Espagnoles tenoient leurs assemblées dans les Pyrénées, qu'Hercule avoit parcourues, que les Dieux Payens avoient brûlées. On trembloit au seul récit de ces rêveries. Cette espece de maladie, cette sorte d'épidémie qui étoit, comme les autres, du ressort des Médecins, étoit aussi trop enracinée pour être combattue par une méthode bien fixe & bien raisonnée.

Les temps étoient favorables à l'empirisme brut & non éclairé, aux pratiques populaires que dictoient l'ignorance & le préjugé. Cet empirisme, enfant de la Nature corrompue, & le fruit nécessaire du défaut de mœurs, de goût & de lumieres, produit de l'orgueil, de l'avarice & du desir de paroître, avoit, ainsi que l'Hydre, cent têtes élevées contre la gravité & l'austere vérité des Médecins Ecclésiastiques & protégés par la Loi. Il donna naissance, cet empirisme insolent, à tous les Charlatans, Escamoteurs, Histrions, Jongleurs, Baladins, Tabarins, Bateleurs, Fauteurs de secrets, Meges, Pâtres, qui se répandirent dans les Villes & les Provinces, & qui amusoient le Peuple en lui coupant la bourse.

Ce fut un malheur nécessaire dont aucune Nation, ni aucun siecle n'ont pu se délivrer. Il prend sa source dans la foiblesse naturelle à l'esprit humain, dans le goût pour le merveilleux, sur-tout dans l'amour-propre, qui fait qu'on préfere, en général, des moyens fournis par la canaille, à ceux qu'indiquent des gens graves, honnêtes & bien élevés. Les Malades aiment les Valets & tous ceux dont ils croient pouvoir disposer à leur gré : ceux qui les flattent & les amusent.

Les Universités prenoient de la consistance & voyoient tous les jours des Savans se former dans leur sein. L'Ordre des Médecins fournit les plus beaux génies. Il n'y eut ni Ville, ni Bourg, ni Village qui ne se ressentît des lumieres que les Médecins gradués, auxquels seuls les Loix confioient la santé du Peuple, répandoient comme Physiciens, comme Médecins, comme les premiers des Lettrés, & comme les plus instruits sur les matieres propres à dissiper l'ignorance de ces siecles.

S'il est vrai que les Nobles & les Paladins d'alors assurerent à leurs descendans une gloire & des distinctions immortelles, il n'est pas moins certain que la postérité doit être pénétrée de respect & de reconnoissance pour ceux qui conserverent le dépôt des sciences médicinales & physiques, & qui allerent les chercher chez les Arabes & chez les Grecs. Auſſi quels devoirs n'impoſe pas aux Médecins l'exemple de leurs Prédéceſſeurs, s'ils veulent ſe rendre dignes d'un état qui fut toujours le même depuis le commencement de la Monarchie Françoiſe ; inſtruit, libre, décidé, ſans aucun mêlange vil ou honteux, dont les enfans aient à rougir pour leurs peres, honoré par l'Egliſe, protégé par les Rois, appuyé ſur la confiance des Peuples, chéri des femmes, avoué par la Nobleſſe & la Magiſtrature, illuſtré par une foule d'hommes du premier ordre dans tous les genres, dans toutes les Nations, & enfin très-ſéduiſant dans ſes principes, dans ſes vues, parlant au cœur, à l'imagination, au génie.

Il dut néceſſairement avoir des jaloux. Il étoit trop utile, d'un uſage trop journalier, trop ſupérieur pour le fonds de connoiſſances & pour la maniere de philoſopher, aux Lettrés ordinaires eux-mêmes, & au commun des hommes. Il arriva que le Public, qui éleva des autels à pluſieurs Médecins, ne manqua pas de mêler ſon encens de ſarcaſmes & de railleries. Cela ne pouvoit être autrement de la part de la multitude, toujours entichée d'erreurs populaires combattues par l'Ordre des Médecins. D'ailleurs cet Ordre dut se ressentir du dégoût que les Peuples prenoient pour les Ecclésiastiques. On manqua de reconnoissance pour ceux qui avoient conservé toute sorte d'instruction, adouci les mœurs, éclairé les esprits. La Médecine avoit singulierement servi aux Prêtres, pour tous ces objets.

Elle eut sur-tout à supporter les attaques des gens sans aveu & sans droit ; celles des Charlatans de toutes les especes qui, sans avoir subi les épreuves nécessaires, s'emparoient, comme aujourd'hui, de toutes les parties de la Médecine ; qui en imposoient aux foibles & aux esprits singuliers, & pour lesquels, après tout, on étoit forcé, comme aujourd'hui, à une espece de demi-tolérance ; par la raison qu'on n'a droit sur la confiance des hommes, que jusqu'à un certain point, & que la liberté publique mérite beaucoup d'égards. C'est contre ces ennemis redoutables que les efforts des Facultés de Médecine se porterent d'abord : les Juifs qui, dans ces siecles, étoient à la tête des Charlatans, furent sur-tout vivement combattus par les Médecins orthodoxes. Mais le Charlatanisme reparoissoit sans cesse & repulluloit comme la vermine qui ronge les moissons. Les Chrétiens s'en aiderent, quand les Juifs furent entierement inutiles : & les Facultés eurent moins de ressources contre les Chrétiens Charlatans, que contre les Juifs.

Un reste de Paganisme qui avoit l'air de la sagesse, & qui étoit plus enraciné dans l'esprit de quelques Lettrés, que dans celui du Peuple, donna aussi beaucoup de peine aux Ecclésiastiques; les Médecins s'en ressentirent. Les *Ausone* pere, & les *Marcellus* laisserent de profondes traces d'une sorte d'empirisme qui avoit eu autrefois l'approbation des *Pline*, des *Caton*, & même des *Platon*. Ceux qui s'honoroient d'être de la classe de ces Penseurs, prirent aussi à tâche d'inquiéter les Médecins Ecclésiastiques & Scholastiques. Les traits de ces Adversaires sont parvenus jusqu'à nous, ayant été aiguisés par *Montagne*, & repris par ceux qui l'ont copié & imité. Mais on s'est expliqué ci-dessus, sur la valeur & les motifs des opinions cheres aux *Caton* & aux *Platon*. Nous retrouverons *Montagne* sur notre chemin. Continuons notre esquisse historique.

L'accord de la puissance Ecclésiastique &

Royale, donnant aux Peuples une honnête liberté, détruisit jusqu'à la mémoire de l'esclavage & de la servitude. Cette heureuse révolution fournit une existence plus décidée à ceux dont les Moines & les Prêtres gradués en Médecine se servoient pour panser les Malades & pour leur administrer des médicamens, à ceux des Valets de Chevaliers qui portoient les drogues dans les combats. Ils furent rangés en classes particulieres, & prirent leur rang parmi les Citoyens, conservant les anciennes bannieres par lesquelles ils avoient été précédemment distingués.

L'Eglise ne pouvant admettre dans son sein ces *Thérapeutes*, ou ces Cultivateurs de la Médecine ministrante, à titre de Clercs libres ou lettrés & de Prêtres, comme ceux auxquels étoient réservées les parties supérieures de la Médecine, elle leur conserva les signes & les usages des Confrairies. Les Universités, essentiellement destinées aux enseignemens, sachant mieux que personne que les Médecins gradués enseignoient en effet toutes les parties de la Médecine, ne souffrirent point dans leur sein d'autres Professeurs, ni d'autre Faculté pour s'occuper de toutes les parties de la Médecine. Cependant la Puiſſance civile trouva le moyen de former des Corps d'Opérateurs très-utiles, & ſurtout propres à donner à leurs Eleves, qui ne pouvoient entendre les leçons des Univerſités, quelques enſeignemens de détail. Ces établiſſemens ne devoient qu'augmenter la confiance des Malades, & concourir à délivrer la Médecine des entrepriſes des Charlatans, & autres gens non moriginés qui en impoſoient à la multitude.

De-là naquit ce nombre conſidérable d'Êtres & de Corps intermédiaires aux Médecins gradués, (dont on vouloit étendre & aſſurer le pouvoir), & aux gens ſans aveu (dont on vouloit diminuer le nombre & les méfaits). On établit, ou on laiſſa ſe former ſimplement, comme la nature de la choſe le comportoit, des Garde-Malades, des Etuviſtes, des Herboriſtes, des Droguiſtes, des Matrones & Sages-Femmes, des Pharmaciens, des Apoticaires, des Confituriers, des Epiciers, des Barbiers, des Baigneurs, des Chirurgiens de Ville & de maiſon, des Maîtres, des Privilégiés, des Garçons gagés, faiſant pour les veuves, des Apprentifs, des Majors, des ſous-Majors, des Chirurgiens-

Barbiers & non Barbiers, des Garçons de Compagnies Militaires, des Gagnans Maîtrise, des Privilégiés par Charge, des Herniaires, des Rebouteurs, des Bandagistes, des Oculistes, des Dentistes, des Litotomistes, des Accoucheurs, des Chirurgiens de cors aux pieds ; l'Eglise y mit pour sa part, des Sœurs d'Hôpital, des Moines, des Hospitaliers.

Tous ces Ministres de santé étoient nommés Médecins chez les Grecs, les Romains, & même les Egyptiens. Nos ayeux les mirent, pour la plupart, dans la classe des Chirurgiens, dès le commencement de la Monarchie. Ils circonscrivirent plus exactement qu'on ne l'avoit fait anciennement, le titre & les fonctions de Médecin. Mais parmi ces Artistes inférieurs, tous nécessaires dans une société bien réglée, il y eut de bonne heure des Chirurgiens & des Apoticaires distingués de tous les autres. Tout cela est prouvé par l'Histoire de notre Art. Cependant on desireroit un Ouvrage à la portée de tout le monde, & où l'on entrât dans le détail nécessaire pour mettre le Public au fait des travaux, des exercices, des droits & de la destination de tous ces Chirurgiens & Apoticaires. Il feroit important qu'on connût la Hiérarchie médicinale approuvée par les loix.

Cette efpece d'Hiérarchie, commode pour les Légiflateurs, & néceffaire pour la pratique de toutes les branches de la Médecine, communiqua les connoiffances & les effets journaliers de l'Art, depuis les Chefs Membres des Facultés, jufqu'au plus petit Peuple: elle fournit en même-temps une voie naturelle par laquelle les expériences faites fur tous les fujets, ainfi que les découvertes quelquefois utiles de l'empirifme, remontoient par degrés vers la tête de la Médecine, qui les évaluoit, & qui en répondoit aux Souverains & au Public.

Les Médecins Eccléfiaftiques & gradués, gens de grand état, qui parvenoient aux places d'Archevêques, d'Abbés, d'Evêques, de Chanoines, de Confeillers dans les Cours Souveraines, de Membres des Etats, dans quelques Provinces, & qui étoient conftamment du premier rang des Citoyens & des Notables dans les Villes & Bourgs, avoient une infpection raifonnable & indifpenfable fur tous les Membres de la Médecine: chacun étoit intéreffé à y tenir fon rang, ne fût-ce que pour contenir ceux qui venoient après lui ; pour empêcher qu'en imitant les Contrebandiers & les mécontens de tous les états, les Garde-Malades & les Etuvistes, par exemple, ne prétendissent s'emparer des parties les plus délicates de l'Art.

Il n'eût fallu qu'un petit nombre d'esprits turbulens, dans ces ordres inférieurs, & ils auroient tout bouleversé, toujours sous prétexte du bien public. Mais les Membres de tous les Corps policés étoient, chez nos ayeux, scrupuleusement attachés à leur devoir. Ils ne vouloient pas tout faire à la fois. Ils n'avoient point honte d'imiter ceux qui les avoient précédés dans leur carriere ; ils n'affectoient pas d'oublier leur origine ; ils savoient à quoi ils s'étoient engagés sous la foi du serment, dans leurs divers Offices. Le monde n'alloit pas mal : un tissu d'événemens prompts & inattendus, vint le bouleverser.

L'Imprimerie, l'amour général des Lettres, la découverte de l'Amérique, celle de la poudre à canon, la naissance de la Chymie, les ravages de la maladie vénérienne changerent la face de l'Europe, & occasionnerent sur-tout la plus grande révolution dans la Médecine, qui se ressentit toujours des grands changemens arrivés chez les Nations, dans le physique & le moral.

A peine la presse fut en usage, qu'on vit paroître un nombre infini de Traductions Latines, de Commentaires, d'Editions de tous les Manuscrits de Médecine que le temps avoit respecté, graces aux Moines & aux Médecins Ecclésiastiques. Les Ouvrages Grecs, les Arabes, tous furent imprimés & translatés en Latin par des Médecins gradués. On a peine à comprendre les travaux auxquels ces Savans se livrerent. On demande des monumens; en voilà d'immortels & qui ne brillent point par une magnificence empruntée & fastueuse. Tels furent les services rendus à la société par nos Prédécesseurs; l'envie ne pourra jamais les faire oublier. On saura toujours que les Médecins jouerent un des premiers rôles dans le renouvellement général des Lettres que leur Corps n'avoit cessé de cultiver en particulier au milieu même de la décadence des Grecs & des Romains.

Mais la maladie vénérienne qui vint ravager notre Continent, ne se trouvant pas décrite dans les Ouvrages Grecs & Arabes, les Médecins lettrés pâlissoient envain sur ces livres, dans la vue de pourvoir à ce fléau qui plongea les hommes dans l'amertume &

la

la tristesse. On fut moins heureux que du temps des Arabes qui assujettirent la petite vérole aux regles de l'Art. Le savoir & l'expérience rendoient les meilleurs Médecins timides & peu entreprenans. Quelques-uns de ceux qui, dans la hiérarchie de la Médecine, étoient moins éloignés des pratiques populaires, que les Médecins supérieurs & les plus doctes, réveillerent l'attention des bonnes têtes. Le hazard, pere de tant de remedes & de tant de poisons, fit aux hommes le présent du mercure, qui étoit précisément condamné par l'antiquité. La maladie vénérienne fut combattue avec quelqu'avantage, & en partie dévolue aux essais de l'empirisme. Peu à peu les Médecins lettrés, remis sur la voie, consacrerent la méthode la plus sage & la moins incertaine ; mais l'ébranlement qu'ils éprouverent à l'occasion du mercure & de la maladie vénérienne, eut des suites qui durent encore.

D'autre côté, la grande quantité de nouvelles drogues qu'apporta l'Amérique, donna lieu à de nouvelles épreuves & à des tentatives hazardées, auxquelles les Médecins résistoient, d'autant plus qu'ils étoient mieux instruits sur bien des points. Ils se méfioient, avec quelque raiſon, (& non ſans quelques préjugés,) des pratiques venues de loin, préconiſées par la Renommée, & appuyées de la chaleur que le nouveau monde excita chez les Habitans du vieux. Ils crurent preſque tous avoir trouvé autant de moyens de conſerver leur ſanté, que de manieres de s'enrichir. Les drogues de l'Amérique prirent la plus grande faveur & firent oublier celles de l'Europe. Ce fut une autre ſecouſſe à éprouver par les Médecins des Univerſités.

La Chymie fit plus & même pire. La théorie & la pratique des Anciens furent renverſées de fond en comble; leurs remedes furent oubliés, quoiqu'éprouvés depuis pluſieurs ſiecles. Les Novateurs en imaginerent une infinité, d'un ordre nouveau, inſolite, périlleux. Ces remedes munis du ſuffrage des Chymiſtes, (de ces enfans du feu qui brûlerent tout en Médecine, juſqu'aux anciens livres,) captiverent les ſuffrages. Ce fut un ſchiſme violent, né dans le ſein même de l'Art. Les Médecins lettrés en furent eux-mêmes les Auteurs. Ils eurent bien des torts; mais on leur eut l'obligation de la découverte d'un Art preſqu'entierement nouveau. C'eſt une autre dette que la ſociété contracta envers eux: ils mirent au jour ce systême de Chymie-Physique qui laissa si loin de lui toutes les autres opinions sur la nature & la décomposition des corps inanimés ; d'où découlerent tant d'usages pour les Arts, tant de nouveaux mixtes, tant de créations & de combinaisons inconnues jusques-là.

Irrités de la résistance de quelques-uns de leurs Confreres qui demeuroient attachés aux Anciens, ces génies chymiques & conquérans confondirent tous les Etats ; ils attacherent à leur char tous les Membres de l'Art, même les plus inférieurs, & ils leur donnerent leurs livrées. Ils demanderent main forte au plus vil peuple ; ils augmenterent par leurs criailleries, le nombre & le zele des gens à secrets ; ils firent sortir les Enthousiastes Empyriques des repaires où les Médecins les avoient cantonnés ; ils augmenterent aussi la confiance des imbécilles, auxquels on osoit promettre l'immortalité. En ce temps-là, & au moyen de cette révolution étonnante, ceux à qui les loix avoient confié la conservation & le maniement des drogues, devinrent plus éclairés que leurs peres, & moins assujettis à un nombre borné de formules : ils durent cette sorte de promotion à l'éclat & aux forfaits de la Chymie, non moins qu'aux drogues du nouveau monde.

La maladie vénérienne & les plaies d'armes à feu produisirent des changemens semblables dans toutes les classes des Chirurgiens. Ces plaies inconnues aux Anciens, comme la vérole, n'avoient pû être réduites à des pansemens réguliers & toujours les mêmes. Il fallut en imaginer d'autres ; & ces discussions exigerent des connoissances un peu plus recherchées que celles de la pratique de l'Art réduite en systême, & communément enseignée par maniere de tradition, & sans de grandes recherches scientifiques.

Ainsi les Maîtres Apoticaires combinerent & vinrent même à imaginer des remedes nouveaux, tandis que les Maîtres Chirurgiens furent dans la nécessité d'essayer de nouvelles opérations ; ce qui étendit le domaine de ces deux Arts, distingués des autres parties ministrantes, dans la hiérarchie de la Médecine. On vit, à-peu-près à cette époque, des Chirurgiens lettrés se réunir en Corps particulier, différent des Communautés anciennes. Mais dès que les méthodes de traitement pour les accidens extérieurs de la vérole ; dès que les panſemens & les opérations pour les plaies d'armes à feu, furent décidés, ce Corps lettré vint fraternellement ſe rejoindre aux Communautés qui avoient conſervé le dépôt de la véritable Chirurgie, & produit les Chirurgiens les plus célebres : la Pharmacie-Chymique vint auſſi retrouver la Galenique après l'avoir un peu dédaignée.

C'eſt encore à ces époques, propres à éclaircir l'hiſtoire & la nature de la Pharmacie & de la Chirurgie, qu'on doit rapporter l'établiſſement de l'Ordre Religieux de la Charité. Les Ordonnances de nos Rois, & les déciſions de nos Cours Souveraines, permirent à cet Ordre dès qu'il parut, & confirmerent enſuite l'exercice de la Chirurgie & de la Pharmacie, & même une ſorte d'enſeignement dans les Hôpitaux. On l'a vu chargé de la Chirurgie des armées, & du traitement des Pauvres, ſans qu'il ſe ſoit juſqu'ici occupé des Lettres, ni qu'il ait jamais penſé à prendre des grades en Médecine, ou à former un Corps lettré. On accorda auſſi quelques privileges à des Sociétés Religieuſes de filles, ſous l'autorité de l'Egliſe, qui ne ceſſera jamais d'étendre ſes vues ſur les ſecours temporels dûs aux Malades. Enfin ces Religieux & ces Religieuſes repréſenterent exactement les parties miniſtrantes de la Médecine des ſiecles paſſés ; ils firent conſiſter leur honneur dans leur inviolable attachement aux devoirs dont ils s'étoient chargés par leurs vœux.

La liberté de penſer & l'ennui des uſages reçus, ſuite néceſſaire des mêmes cauſes générales (la découverte du nouveau monde, celle de l'Imprimerie, l'amour violent des Lettres, &c.,) remuerent tout juſqu'à la Religion de nos peres : elle ſe reſſentit de ces ſecouſſes dans pluſieurs contrées : il y en eut qui en furent preſqu'exemptes ; & c'eſt auſſi dans celles-là même que la Médecine (toujours liée à ſa Religion,) conſerva le plus ſes rits eccléſiaſtiques. Il reſte à examiner ſi elle en fut plus ou moins utile, ſi elle fit des progrès plus ou moins ſolides, ſi elle ſe conduiſit plus ou moins raiſonnablement vis-à-vis des nouvelles découvertes réelles, ſi elle s'acquit plus ou moins de gloire en continuant de modérer, par ſon attachement aux regles anciennes, les idées & les projets rébelles à tout frein, & en oppoſant une vigoureuſe réſiſtance à l'ancien ennemi, l'empiriſme ignorant & non inſtruit. Peut-être trouveroit-on que les mêmes pays qui ont été bouleversés par les affaires de Religion, courent aussi le risque de laisser tomber la Médecine dans une sorte d'anarchie contre laquelle la raison & le bon sens crient d'avance. C'est un examen qu'il faut laisser faire par quelqu'un qui se sera insttuit sur l'état & les progrès de la Médecine des diverses Nations dans ce siecle.

Les secousses furent vives & réitérées en France. Les Facultés de Médecine partagerent les troubles des Universités, dont les enseignemens ennuyoient les Partisans des opinions nouvelles. Les Médecins renonçant à la loi du célibat que l'Etat & l'Eglise leur imposoient, renoncerent aussi, pour la plupart, aux dignités & aux bénéfices ecclésiastiques. Valot, Médecin de Louis XIV, fut le dernier Ecclésiastique de son rang: il possédoit une Abbaye.

Les Médecins ne renoncerent pas aux honneurs & aux privileges des grades confirmés & établis de siecle en siecle par les loix les plus formelles & les plus antiques; mais ils parurent se persuader, en suivant les idées communes, que la sphere des études de l'Université étoit trop étroite: chacun fit des efforts pour l'agrandir. Quelques-uns s'attacherent ſpécialement à éclaircir de plus en plus la Médecine Grecque. On prit de l'humeur contre les Arabes, quoiqu'ils euſſent porté l'Art au plus haut dégré d'honneur & de conſidération auquel il puiſſe atteindre. Ils avoient regardé l'Anatomie avec quelque dédain : ce fut un prétexte pour les Réformateurs de cette partie, qui ſe mirent à la cultiver avec une application incroyable.

Auſſi combien de découvertes plus ou moins utiles ! combien d'Ouvrages d'Anatomie ! Le monde en fut inondé ; & il les dût tous aux Profeſſeurs & aux Docteurs des Univerſités ; ils ſortirent tous du ſein des Ecoles anciennes ; comme ſi les Médecins n'avoient quitté l'habit eccléſiaſtique & renoncé au célibat que pour ſe rendre remarquables par les diſſections ; comme s'ils avoient, par leur conduite, prétendu favoriſer le préjugé populaire, qui faiſoit penſer que les anciennes Ecoles n'avoient pas aſſez cultivé l'Anatomie. C'eſt un point à éclaircir & qui ne pourra l'être parfaitement que lorſqu'on ſera revenu de l'enthouſiaſme & des théories anatomiques, comme on eſt revenu de l'enthouſiaſme chymique. Mais enfin les Médecins ne penſerent plus qu'à diſſéquer. L'Anatomie moderne, comme l'ancienne, leur dût ſon exiſtence. Perſonne n'oſeroit ſoutenir le contraire, ni eſſayer d'enlever à l'Ordre des Médecins ce nouveau motif d'obligations dont le monde lui eſt redevable ; quelle que puiſſe être au fonds la valeur réelle de l'étude anatomique.

Cet Ordre alla plus loin. Ouvrant généreuſement une nouvelle carriere à tous les Curieux qui ne pouvoient pénétrer dans ſon ſanctuaire, que par le ſecours des Langues ſavantes, il n'en conſerva l'uſage que dans l'intérieur de ſes aſſemblées & de ſes diſcuſſions intimes. Il traduiſit tous les Ouvrages des vieilles Ecoles en Langue vulgaire. Il en créa, ſur les matieres de l'Art, une toute nouvelle & qui eſt encore en uſage parmi nous. Il s'occupa des queſtions médico-légales & médico-théologiques : objets importans qui ſervent à prouver la confraternité de la haute Médecine, avec les loix eccléſiaſtiques & civiles. Autres monumens immortels des travaux de nos Prédéceſſeurs. Ils porterent leurs vues ſur toutes les parties de la Phyſique, & ſpécialement ſur l'Hiſtoire des Plantes, qu'il fallut encore créer, d'après les Eſſais des Médecins de l'antiquité. Cette Hiſtoire fut auſſi décorée d'un langage particulier devenu celui de tous les Modernes. Métaphyſique, Morale, Philoſophie, rien n'échappa aux travaux & aux veilles des Médecins.

Enfin, à force de travaux & de tentatives, on fit dans le corps des animaux une découverte comparable à celle du nouveau monde. La circulation, plus qu'entrevue dans les Ecoles de Paris, par le malheureux Servet, fut miſe au plus grand jour par des Docteurs Italiens, & enſuite par ce célebre Médecin Anglois, Harvée, auquel cette découverte eſt attribuée. Deſcartes parut à côté des Médecins François : ſa méthode ne leur apprit pas grand'choſe ; leurs Confreres, anciens & modernes, l'avoient précédé en bien des points ; mais ils n'avoient pas mis, comme lui, le Public au courant de la ſcience. Ses ſyſtêmes ſur l'homme, dont les germes ſe trouvent chez les Médecins Romains, en firent naître pluſieurs dans nos Ecoles, d'où ils ſe répandirent dans le monde. Le nombre de nos Imitateurs ne fut pas médiocre. Celui des Savans, vrais ou faux, s'augmenta. De-là naquit le ſyſtême de Médecine appellé Méchanique & Hydraulique, qui éblouit & ne tint pas ce qu'il promit; & auquel nous disions qu'on devoit en substituer un autre.

L'émulation devint générale, & sans cesse elle augmentoit à la lueur des travaux chymiques, anatomiques, botaniques, physiques, toujours dûs en grande partie aux Médecins. En ce temps-là, nos Rois étendirent leur magnificence sur toutes les sciences renfermées jusqu'alors dans l'enceinte des Facultés. On créa des Colleges, des Jardins, des Amphithéâtres Royaux, où les enseignemens, devenus plus commodes, ne dérogeoient point aux anciennes formes. Toutes les parties de la Médecine y furent lues, commentées & expliquées par des Médecins. La Botanique y fut enseignée par des Gradués aidés de Pharmaciens & d'Herboristes, sur lesquels rouloit le manuel de cet Art. La Chymie eut aussi des Professeurs, toujours tirés des Ecoles de Médecine, & qui étoient aidés, dans les opérations, par des Maîtres en Pharmacie. L'Anatomie y fut enseignée par des Docteurs, & les dissections étoient faites par des Chirurgiens, précisément comme dans les Facultés de Médecine, lorsqu'elles étoient encore Ecclésiastiques. Le goût des Académies naquit. On vit auſſi ſe former quelques Médecins Chymiſtes-Pharmaciens & quelques Médecins Anatomiſtes-Chirurgiens qui parurent s'écarter des regles reçues, & qui ne furent que tolérés, puiſqu'aucune loi ne détruiſit les anciennes ſur la nature & les droits de la Médecine

Tels furent les progrès de notre état, & telles furent ſes grandes révolutions pendant dix ſiecles. Sa tête fut élevée aux plus hautes dignités de l'Egliſe & des Univerſités ; elle marchoit à l'égal des premiers Citoyens; ſes Membres placés chacun ſuivant leur rang, & de dégré en dégré, arrivoient juſqu'aux plus bas étages. La Médecine embraſſoit ainſi tous les Ordres de la ſociété & y répandoit les lumieres propres à diſſiper les erreurs populaires & à empêcher les forfaits de l'empiriſme non inſtruit.

Il ne faut jamais l'oublier : cette eſpece de combat entre la fureur d'ordonner ou de croire aux drogues, naturelle à l'homme d'un côté, & de l'autre, entre le dogme épuré par la raiſon & ſoutenue par les loix, établit l'Art de guérir & en démontre l'exiſtence & la néceſſité. Comme la Juſtice modere les paſſions des Citoyens, ainſi la Médecine modere le penchant qu'ils ont à se laisser tromper dans leurs maladies : la guerre les préserve de l'incursion de leurs ennemis ; & la Médecine les préserve de ceux qui veulent abuser de leur confiance & les maîtriser par l'usage des médicamens. La Théologie purifie les ames du penchant trop naturel au mal, & la Médecine les corrige de celui qu'elles ont à la crédulité en fait de drogues. Ainsi notre Art éclaira le monde, conserva ses usages antiques, & fit une partie de la législation nationale depuis Clovis, jusqu'au dix-septieme siecle.

Nous nous arrêtons à cette époque. Nous pourrons parler ailleurs des forfaits de la transfusion, des progrès & des mouvemens des Chirurgiens, des applaudissemens qu'ils ont reçu, des vœux des Pharmaciens, de l'emploi du sublimé corrosif, sur-tout de l'inoculation : grands objets qui, dans ces derniers temps, occupent & agitent la Médecine à un point singulier. Ce sont de nouvelles attaques de l'empirisme, qui a toujours besoin d'être modéré par le dogme. Ce que nous venons d'exposer suffit, quant à présent, pour notre Histoire des Eaux minérales, d'autant mieux que c'est à-peu-près vers le dix-septieme ſiecle que nos Rois donnerent l'Intendance générale & la ſur-inſpection de ces eaux à leurs premiers Médecins : on commença enfin à ſentir l'importance de ce ſecours.

Il eſt aiſé de juger pourquoi on y a penſé ſi tard. La foi naiſſante de nos Peuples les dégoûtoit de tout ce qui ſe reſſentoit du luxe des Gentils, grands partiſans des bains & des eaux minérales. Les Juifs ne penſoient qu'au commerce des drogues. Les Moines attiroient les Malades à leurs Hoſpices, aux Hopitaux qu'ils fondoient & qu'ils déſervoient comme Médecins & comme Prêtres. Les cœurs ſe tournoient du côté de la retraite : on s'aſſembloit ſans ceſſe auprès des Egliſes, d'où procédoient toutes ſortes de conſolations. Les pélerinages faiſoient un exercice commun, utile & décent pour les Valétudinaires. Les Médecins Eccléſiaſtiques s'occupoient autant des moyens moraux que phyſiques pour policer les Peuples & adoucir les mœurs. Ils copioient les manuſcrits des Grecs & des Arabes, & conſeilloient ſeulement les remedes qui s'y trouvoient. Ils s'occuperent enſuite de traductions & créerent en France une Médecine Grecque & Arabe. Les bains publics étoient regardés comme des pratiques peu honnêtes aux Chrétiens; qui, se fournissant peu à peu de linge, avoient moins besoin de s'occuper de lotions à la maniere des Payens & des Mahométans. Ils préféroient les bains d'eau douce, à ceux des eaux minérales qu'il étoit dangereux d'aller chercher au loin à cause des mauvais chemins. Ce n'étoit pourtant pas sans quelque sorte de scandale qu'on voyoit Louis XI se baigner avec toute sa Cour, au milieu de la Seine, & en plein jour, en sortant des Spectacles pieux que donnoient alors les Confreres de la Passion.

Les Chymistes méprisoient les eaux naturelles & ne vouloient user que d'eaux artificielles, d'élixirs & de quintessences. Le sel de Glauber, que la Nature fournissoit dans les eaux minérales, ne fut d'abord connu que comme une opération de l'Art. La Pharmacie galénique & la chymique se partageoient tous les suffrages; les remedes préparés par la Nature étoient oubliés. L'Amérique cependant en avoit singulierement imposé par ses drogues nouvelles, parce qu'elles venoient de loin. Les Médecins ne pensoient qu'à disséquer, à égorger des animaux, à faire des expériences: les guerres civiles empêchoient la liberté du commerce : la Médecine ne s'occupoit que de se parer à la Françoise, & tout le monde prétendoit l'entendre.

Les lieux des eaux étoient les rendez-vous des Joueurs, des Farceurs, des Baladins & des garnemens des Provinces. On connoît des eaux dans les Pyrénées qui se nomment encore engrosseuses (*enpreignaderes* :) il y en a où les Souverains & leurs Courtisans alloient se baigner & faire des parties de plaisir. Marguerite de Valois le reprochoit à Henri IV son époux. Tout cela faisoit fuir les gens graves, timides, dévôts & modestes. Les Fées s'étoient emparées de quelques sources : il y en a aussi dans les Pyrénées qu'on nomme encore fontaine des Fées, (*Hon de las Hades.*) Les Sorcieres, Broxes & Loup-garoux y faisoient, comme nous l'avons remarqué, leurs sabbats. Il n'y a pas un siecle qu'on voyoit encore dans ces lieux escarpés & éloignés de toute habitation, où la Nature fait jaillir les eaux minérales, des boucs & des chevre-pieds de mauvais présage pour les Devins & les Astrologues. C'étoit à-peu-près le temps où la Galilaï révéloit au Parlement de Paris le vrai secret de la sorcellerie & de la magie.

Toutes

Toutes ces causes concouroient à détourner l'attention des Médecins, de l'emploi des eaux, & donnoient aux Peuples une impulsion contraire aux voyages & aux essais de ces eaux. Tout a changé de face dans notre siecle ; & plaise au Ciel que des excès contraires à ceux de nos peres ne nous rendent pas moins heureux qu'ils ne l'étoient ! Quelques-uns de leurs timides préjugés les font regarder souvent avec dédain & pitié : notre peu de retenue pourroit, si on ne s'arrête à propos, nous rendre plus méprisables aux yeux de la postérité. Notre liberté, notre fureur d'aller, notre *cosmopolitisme* en tout genre, peuvent devenir excessifs & entraîner bien des inconvéniens.

Jouissons avec sagesse du bonheur qui nous étoit réservé, & pour lequel nos ancêtres ont tant travaillé. La France ne connoît plus qu'un Roi, qu'une Religion. La Loi qui veille pour la Médecine, a les mêmes fondemens & la même antiquité que toutes les autres ; elle est en même-temps ecclésiastique & civile. Les deux Puissances nous sont également garans de nos usages, des distinctions, des égards, & du rang occupé par nos peres. Il nous a été transmis comme un héritage que nous ſommes chargés de faire valoir pour nos deſcendans. Jamais l'Ordre des Médecins ne fut ſi nombreux, ſi inſtruit, ſi vigilant. Nos Profeſſeurs enſeignent avec autant de zele que de connoiſſances. Nos Ecoles ſont ouvertes à tout le monde, comme elles l'étoient il y a dix ſiecles.

Il y manque, (pour nous renfermer dans l'objet qui nous occupe aujourd'hui) l'enſeignement public des vertus des eaux & de la maniere de les employer en général & en particulier. On a beſoin d'un ſyſtême complet ſur les eaux du Royaume, qui peuvent être claſſées, partagées en ſources primitives, principales, ſubſidiaires, ſuccedanées, ſimples, compoſées, & diſtinguées eu égard aux climats où elles ſe trouvent, aux minéraux qu'elles contiennent, à leur chaleur, à leur abondance, à leurs commodités ou incommodités pour leur adminiſtration; enfin elles doivent être comparées avec celles des pays étrangers. Ce ſyſtême, nous ne pouvons que le concevoir & l'énoncer comme poſſible. Renfermés dans les bornes de notre patrie, nous ne devons nous occuper que des ſources qui lui appartiennent. Nous les réduiſons à ſix. Les eaux *Bonnes*, les *chaudes*, celles de *Cauterès*, de *Luz* ou *Saint-Sauveur*; de *Bareges*, & de *Bagneres.*

Marguerite, sœur de François I, Reine de Navarre, & Souveraine du Béarn, redonna à ces eaux une partie du lustre dont elles avoient joui du temps des Romains. Les Gastons en avoient déja senti l'importance. Marguerite visitoit souvent ces sources, & les Interlocuteurs de ses Contes étoient Escuranids, un de ses Médecins & des preneurs d'eaux (1). Les scenes des Romans auxquels cette ingénieuse Reine, (qu'on nommoit la Marguerite des Marguerites) donna tant de vogue, se passoient dans nos vallées, où elle étoit à l'abri des persécutions qu'on lui suscitoit à Rome & à la Cour de France. Sa fille Jeanne acheva de dissiper les craintes & les erreurs populaires répandues dans les lieux des eaux; elle fit la guerre aux Sorcieres reléguées dans nos montagnes. Son génie bouillant la conduisit trop loin à quelques

(1) D'anciens registres prouvent les égards que Marguerite avoit pour lui. Elle demanda aux Habitans de la vallée d'Ossau le franc pacage pour les vaches & les jumens de son Médecin, qui la dirigeoit dans ses voyages aux eaux.

égards, mais il ne lui fit pas passer les bornes raisonnables au sujet de la Médecine ; elle y croyoit plus qu'à la Théologie, qu'elle confondoit avec les erreurs des mauvais Théologiens. Nos eaux étoient très-célebres en ce temps-là. Montagne les pratiquoit & les aimoit ; il les appelloit Grammontoises. Le Philosophe prévoyoit le sort de Corisande de Grammont. Jean d'Albret, beau-pere d'Antoine de Bourbon, & qui se trouva à la bataille de Pavie, avec François premier, donna aux eaux Bonnes le nom d'eaux d'arquebuzade, à cause des bons effets qu'elles produisirent sur les Béarnois blessés en Italie par des coups d'Arquebuse, qui étoit alors une arme nouvelle. Henri IV connut & fréquenta les eaux dans sa jeunesse ; il ne les oublia point lorsqu'il fut devenu Roi de France. Il reste des traces de ce que ses Médecins Ortoman, Dulaurens, Joubert & la Riviere pensoient sur ces eaux. Les Vallot déciderent Louis XIII pour l'usage de la casse & les eaux de Pougues, en France : c'étoit le temps où les Gui-Patin bavardoient & médisoient des Pyrénées & de Duchesne, Médecin Chymiste, du pays d'Armagnac, limitrophe du Béarn. Louis XIII vint visiter la patrie de ſon pere pour d'autres objets que celui des eaux minérales. Fagon eut un rayon de connoiſſances ſur les eaux Bonnes & celles de Bareges, à propos de la fiſtule de Louis XIV, que l'opération ne guérit pas complettement, & que ces eaux auroient auſſi bien palliée. Le Roi alloit les prendre & revoir le berceau d'Henri IV, lorſque de petites intrigues de Cour l'empêcherent de prendre la voie la plus ſage pour ſa ſanté. Chirac s'occupa des eaux de Balaruc en Languedoc, ſa patrie, à propos d'une bleſſure du Régent, à laquelle nos eaux convenoient mieux que celles de Balaruc. Ces Médecins chargés par leurs places de veiller ſur les eaux minérales, n'avoient encore pu s'inſtruire qu'imparfaitement. Madame de Maintenon avoit conduit le Duc du Maine à Bareges que l'Amour embellit depuis. Un Ingénieur, frappé des charmes d'une très-vertueuſe Demoiſelle, ayant aplani nos montagnes; il fit à Bareges des dépenſes & des réparations qui en font deſirer de pareilles pour Cauterès. Louis XV rendit Bareges commode aux Militaires; & cette ſource devint par-là comme le centre de toutes les autres.

Nous trouvâmes plus d'une occaſion de

réveiller l'attention de Chicoineau, de Senac, Médecins du Roi, & d'Helvétius, Médecin de la Reine. Nos travaux & nos obſervations furent, par une ſuite de hazards, connus de ces Archiatres. Nous ne ceſsâmes de les ſolliciter ſur les intérêts de l'Art, ſur les leurs propres, ſur la néceſſité d'une légiſlation convenable dans l'adminiſtration des eaux *. On nous demanda des Mémoires, des Conſultations, des Obſervations, des Remarques faites par nous & par nos Confreres qui, d'une génération à l'autre, employoient nos eaux depuis un temps immémorial. Toutes ces queſtions furent répondues : il naquit de ces divers écrits un ſyſtême ſur les eaux des Pyrénées qui manquoit, & qui ſera développé dans le cours de cet Ouvrage.

Ce n'a pas été l'affaire d'un jour. *Le Journal de Bareges* porté au point où il ſe trouve aujourd'hui, peut être regardé comme l'ou-

---

* Ceci n'étant point imprimé lorſque M. de Lieutaud eſt nommé premier Médecin du Roi, & M. de Laſonne, Survivancier, nous réitérons nos inſtances auprès de ces Meſſieurs, de même que vis-à-vis de Meſſieurs de Laſaigne, Raulin & les autres Médecins de la Commiſſion Royale.

vrage d'un ſiecle entier d'obſervations, & de diſcuſſions ſuivies ſans interruption. De ſes trois Auteurs, l'un a travaillé à l'emploi des eaux, plus de cinquante ans; l'autre n'a ceſſé de s'en occuper pendant trente, & le troiſieme les adminiſtre depuis vingt. Ce travail a fourni une collection de plus de deux mille obſervations principales, & l'hiſtoire de tout ce qui s'eſt paſſé à ces eaux depuis que Chicoineau & enſuite Senac ſe rendirent à nos inſtances. Le premier de ces Médecins a la gloire d'avoir adopté les arrangemens qui lui furent propoſés; l'autre n'a fait que le ſuivre. Ils furent l'un & l'autre un peu trop lents & trop foibles; ils ſurent trop que le bien eſt très-difficile à faire.

On ne l'a point ignoré; nos travaux ont fait quelque ſenſation; il s'eſt paſſé à cet égard bien de petites ſcenes dont nous n'avions ni beſoin, ni envie. Libres comme nos peres, nous avons tâché de ſervir comme eux, nos vallées; par choix, par goût, avec modeſtie & ſans autre prétention que celle de tenir au vrai & de remplir enſuite les devoirs qui nous ont été impoſés.

C'eſt à nous que ſont dûs l'uſage intérieur

des eaux Bonnes, leur application aux maladies de la poitrine, & l'heureuſe célébrité qu'elles ont acquiſe. Elles ont guéri quelques pulmoniques, & elles en ont ſoulagé un grand nombre. Inconnues juſqu'ici à la France, leur fortune vient de s'étendre depuis la Capitale, juſqu'aux Provinces les plus reculées, & juſques chez l'Etranger. Les eaux chaudes, leurs voiſines, étoient les plus brillantes à la Cour de Navarre; & elles vieilliſſoient, lorſque nous avons repris & renouvellé leur uſage. Il a fallu réformer beaucoup de bruits populaires ſur celles de Cauterès; modérer les éloges qu'on faiſoit de celles de Bagneres, la plus antique de nos ſources, & qui fut la plus commode aux Romains. Il a fallu aſſurer aux eaux de Bareges les droits qu'on ne leur connoiſſoit point ſur les maladies internes, celles des nerfs, celles de la matrice, les écrouelles, la maladie vénérienne. Nous fûmes des premiers à faire boire ces eaux; des premiers auſſi à les mêler toutes avec du lait, à les faire boire pour boiſſon ordinaire, à les faire prendre en hiver, à les employer à la fin des maladies aiguës. Perſonne avant nous n'avoit comparé une ſource à l'autre, &

essayé de borner chacune dans sa sphere naturelle. On n'avoit pas envoyé des verbaux aux Médecins du Roi : on n'avoit pas pensé à faire un Journal ou un Registre qui pût fixer les idées & contenir les faits historiques tels qu'ils s'étoient passés : on n'avoit pas essayé de comparer nos eaux avec les autres du Royaume , ni avec celles des pays étrangers *.

Nous mettrons au rang des plus heureux événemens que la fortune nous ait ménagés,

* On peut aisément lier les six sources qui nous regardent principalement avec les autres des Pyrénées. Celles de Bagneres de Luchon , celles d'Ax dans le Comté de Foix , celles de la Prêle dans le Roussillon , & autres. Il y a apparence que toutes ces eaux des Pyrénées , plus ou moins chaudes , & la plupart sulfureuses, partent d'un même réservoir , placé au centre des montagnes, où il reste encore des feux souterreins qui nous renvoyent nos thermales par plusieurs filets , depuis Perpignan jusqu'à Bayonne. D'ailleurs chacune de ces sources a ses commodités & ses incommodités plus ou moins marquées. Jusqu'ici nos six ont & méritent la vogue , par la raison qu'il faut un concours de beaucoup de choses nécessaires pour leur administration, & que ce n'est qu'à la longue qu'on parvient à perfectionner des établissemens , aisés à imaginer , mais fort difficiles à exécuter.

celui d'avoir fait connoiſſance avec un grand nombre de Médecins célebres qui ſont venus à nos eaux, pour notre inſtruction & pour le bien public. Meſſieurs Lemonier, Richard, Buſſon, Borie, Audirac, Poiſſonier, Thiery, d'Arcet, Laſſagne, Médecins de Paris, un grand nombre d'autres des diverſes Provinces, dont nous aurons à parler dans la ſuite, & dont les noms ſont honorablement placés dans le Regiſtre de Bareges; tous ſont venus nous éclairer & nous inſtruire, par leurs réflexions, leurs conſultations, leurs analyſes, leurs lettres. Le même objet, conſidéré par pluſieurs perſonnes habiles, n'a pu manquer d'être mieux connu qu'il ne l'étoit. Nous avons néceſſairement dû profiter des inſtructions qui nous ſont arrivées tout naturellement, & que nous avons tâché de ne point laiſſer perdre.

On en conviendra : jamais il ne fut autant queſtion d'eaux minérales que dans ce ſiecle. Nous avons développé ci-deſſus les cauſes de cette tardive révolution. Ces eaux ont fait, en France & chez les Etrangers, l'objet de l'étude de pluſieurs Savans, & donné lieu à un grand nombre d'Ouvrages. Jamais nos Pyrénées n'avoient tant vu d'Ecrits, de Mémoires, de Lettres; leurs échos ne répetent que les noms d'Analyſe, d'Obſervations: chacun a voulu avoir ſa ſource, la prôner, la créer. Il ſeroit permis de dire que quelques Nymphes bâtardes ont prétendu ériger en eaux minérales des bourbiers où elles croupiſſoient. Vingt petits foſſés marécageux ont oſé ſe comparer à nos ſources maîtreſſes. On a porté les choſes juſqu'au point de chauffer artificiellement quelques filets d'eau pour en faire imprimer le nom & les vertus à côté de celles de Cauterès, de Bareges, des Bonnes. Des ſuffrages mendiés, des faits exagérés, ont fait le ſujet de pluſieurs feuilles volantes. Nos petits opuſcules, qui virent le jour il y a plus de trente ans, en ont fait naître un grand nombre d'autres, comme un célebre Journaliſte l'a obſervé. L'émulation s'eſt réveillée ſingulierement; & à proportion que les têtes ſe ſont refroidies, on a appris à rendre juſtice à ceux qui ont tâché de mériter l'approbation publique par une application conſtante & ſuivie, & non par des efforts éphémeres.

Nous l'annonçons avec joie: le temps arrive, où l'on n'héſitera plus ſur la vraie composition des eaux minérales en France. On n'entendra plus le *balbutiage* de l'Académicien Duclos, & de tous ceux qui l'ont suivi. Le tableau général dont nous parlions ci-dessus, les classes que nous indiquions vont paroître : les effets de ces eaux en seront plus calculables, leurs vertus plus appréciables. Enfin il ne faut pas douter qu'on ne parvienne à avoir dans les Ecoles cet Ouvrage élémentaire sur les eaux dont nous parlions aussi. On étudiera cette Chymie sublime qui deviendra d'autant plus sage, qu'elle sera mieux connue, & qu'approchant le plus près qu'il est possible de la Nature, on pourra, avec plus de plausibilité qu'on ne l'a fait jusqu'ici, en essayer l'application au corps vivant, & entrevoir les changemens chymiques que les minéraux des eaux peuvent y opérer.

Ce chef-d'œuvre sera dû aux soins & aux travaux de M. Venel, célebre Professeur de Montpellier, & de M. Baïen, Chymiste, Apoticaire-Major des armées. Leur réputation est faite. On sait qu'ils ont, par ordre du Roi, examiné sur les lieux toutes les eaux du Royaume. Leur visite & leurs analyſes à celles de notre patrie ; y ont déja répandu beaucoup de lumieres ; & nous marchons moins à tâtons depuis que nous avons été orientés ſur beaucoup d'objets importans, par ces deux ſavans hommes. Ils ont de même éclairé tous les lieux où ils ont paſſé. Il n'y aura plus qu'à glaner dans ces champs défrichés & cultivés par nos Maîtres ; ils y ont fait une abondante moiſſon dont ils doivent compte au Public qui en a beſoin.

Notre Médecine marchera comme ci-devant, & nous continuerons notre Journal & nos Obſervations, non point ſeulement pour en groſſir & publier des liſtes faſtidieuſes aux Connoiſſeurs, mais pour choiſir celles qui ſe trouveront les plus propres à établir & conſtater les vertus des eaux, & ſur-tout à porter de nouvelles lumieres dans l'hiſtoire de l'économie animale. Nous l'avons déja fait ſentir, ce dernier objet nous occupe principalement.

La connoiſſance de l'homme phyſique & moral nous paroît être le but auquel doivent tendre tous les efforts & toutes les études d'un Médecin Philoſophe. Qu'il y ait des Praticiens qui s'attachent uniquement à la recherche, à la publication & à l'emploi des remedes; cela ne nous étonne point, & est parfaitement dans l'ordre des choses. C'est le vrai moyen d'acquérir des richesses & une sorte de réputation populaire qui peut en imposer & donner quelque air de relief, même aux plus vils & aux plus plats Vendeurs de drogues. Que de fort honnêtes gens disent s'occuper de la Médecine uniquement dans la vue de faire du bien à leurs semblables, & de leur être utiles dans les maladies; ces motifs sont très-respectables, & ont sans doute leurs droits sur toute ame bien née. Mais il faut convenir qu'ils servent trop souvent de prétexte aux plus mauvais Citoyens, comme aux meilleurs, & que trop souvent aussi le monde confond l'yvraie avec le bon grain.

Il est une autre maniere d'étudier & de méditer la Médecine; c'est de se laisser conduire par une sorte de curiosité philosophique, qui se plaît à la contemplation de la Nature, celle des loix de l'économie animale, du choc des opinions diverses sur ces objets, de l'étendue & des ressources de la Médecine, de ses droits sur chaque Pays, chaque ménage, chaque individu, des tournures diverses que cet Art prend dans chaque necine, dans chaque Pays. Le tableau général résultant de l'aſſemblage de ces objets, eſt très-piquant & fort inſtructif.

Voilà comme nous voudrions qu'on étudiât la Médecine, ou que du moins quelques eſprits au-deſſus du commun des Guériſſeurs, s'en occupaſſent. *Medici toti non ſint in curarum ſordibus*, diſoit le grand Baron. C'eſt ſous ce point de vue que nous avons tâché d'examiner nos eaux; & nous les traiterons par la ſuite d'après le même plan, faiſant toujours marcher à côté de leur hiſtoire celle de la Médecine & de ſes révolutions. Il faudra ſur-tout inſiſter & revenir à pluſieurs repriſes, ſur l'hiſtoire des combats du dogme légal, contre l'empiriſme illicite ſi naturel aux hommes. Il faudra parler de cette envie de dominer & de décider en fait de maladies, qui entache preſque tous les eſprits & les cœurs, & qui ſert de pâture à l'amour-propre de tout le monde.

Nous avons déja fait quelques réflexions ſur cette matiere : il en reſte beaucoup d'autres qui pourront ſe préſenter dans la ſuite, & qui ameneront peu à peu une foule de diſcuſſions & de queſtions non moins agréables qu'utiles, pour ceux qui ſont à portée de les entendre. Hyppocrate mettoit à côté des Dieux, l'homme qui connoît & cultive la Médecine philoſophique.

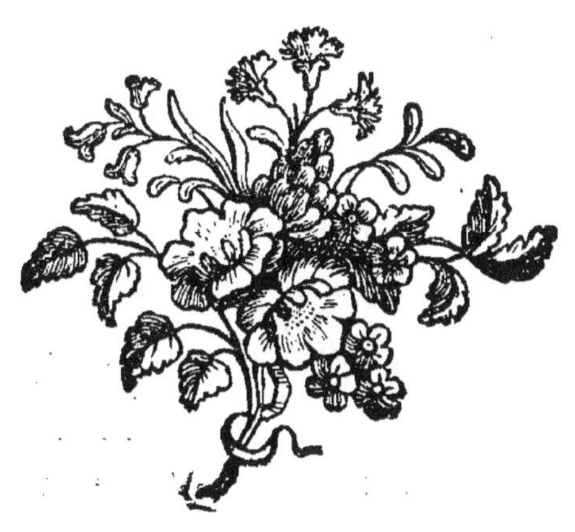

PREMIERE

PREMIERE PARTIE.

La vie. La ſanté. L'action particuliere de chaque partie. Les tempéramens. L'organiſme réſultant des diverſes actions des parties. La tête. Les régions épigaſtrique & précordiale, trois centres notables & le vrai trépied de la vie. Le tiſſu cellulaire. Les mouvemens eſſentiels à chaque fonction. Les maladies. L'inflammation. Les effets du corps muqueux dans le ſang. Les cauſes générales d'incommodité & de maladie. La marche des maladies, la même dans les aiguës & dans les chroniques. Leurs divers temps ou périodes. Leur irritation, leur coction, leur excrétion, tous phénomenes auſſi apparens dans les chroniques que dans les aiguës. La fievre. L'influence des entrailles comme cauſe d'incommodité & de maladie. Des poiſons & des corps étrangers, comme cauſes de maladie. L'objet principal du traitement eſt de ſimplifier une maladie compliquée & de faire qu'une chronique devienne aiguë. Le travail de la guériſon comparable à celui d'une excrétion naturelle. L'expectation dans les maladies chroniques.

CE n'eſt qu'à la faveur de l'obſervation, que nous allons tâcher de dévoiler l'hiſtoire de nos eaux. Nous avons à les louer ; mais nous avons aussi à modérer les éloges que la renommée en publie. Commençons par une exposition des causes & des phénomenes de la santé & des maladies.

THÉORÊME PREMIER. Le corps vivant est un assemblage de plusieurs organes qui vivent chacun à leur maniere, qui sentent plus ou moins, & qui se meuvent, agissent ou se reposent dans des temps marqués; car, suivant Hyppocrate, toutes les parties des animaux sont animées.

II. Les parties qui composent cet assemblage, sont liées entr'elles par une substance spongieuse, muqueuse, cellulaire, au sein de laquelle les organes, qui sont autant d'expansions des nerfs, sont logés & implantés, comme les fleurs & les fruits le sont dans leurs boutons.

III. La vie générale, qui est la somme de toutes les vies particulieres, consiste dans un flux de mouvemens reglé & mesuré, qui se fait successivement dans chaque partie, détermine l'exercice de ses fonctions, & forme la trame entiere de notre vie. C'est ainsi que toutes les parties sont causes, principes, & causes finales.

IV. Il est une série de mouvemens & de fonctions propre à chaque âge & à chaque ſexe. Ces diverſes ſéries, & d'autres cauſes qui ſeront rapportées plus bas, forment la vie particuliere de chaque individu : elles produiſent auſſi la ſanté, lorſqu'elles ſont ſecondées par une diſtribution louable du ſuc alimentaire ; car la ſanté eſt une modification de la vie ſujette à varier même dans un ſujet déterminé.

V. Mais comme la ſanté n'eſt pas conſtante & uniforme, il n'en eſt pas non plus de parfaite ; c'eſt-à-dire qu'il n'exiſte pas un état parfait des parties & de leurs mouvemens. Cet état ſe conçoit ſeulement comme l'on conçoit le mouvement perpétuel, ou la matiere premiere en phyſique, la privation abſolue de frottement en méchanique, le changement à volonté des mixtes en chymie, & le point ſans étendue en mathématique ; d'où vient qu'on peut le regarder comme l'objet idéal de la Médecine.

VI. La vie ou la ſanté particuliere dont chaque homme jouit, laquelle s'éloigne ou s'approche de la ſanté parfaite, ſelon l'action plus ou moins énergique de certains organes, établit les divers tempéramens ou les divers ordres des fonctions.

VII. Ces tempéramens divers, forment les diverſes ſantés particulieres ; ils ont tous des rap-

F 2

ports mutuels, & les différences qui s'y rencontrent, ne les empêchent pas de ſubſiſter chacun dans leur eſpece.

VIII. Il eſt des fonctions générales, ou des fonctions communes à tous les tempéramens ; ſavoir l'action du cerveau & des nerfs, l'action du cœur, la reſpiration & la digeſtion. Ces fonctions, par leur concert mutuel, favoriſent l'exercice de la vie & la conſervent, & elles ſont la ſource des changemens notables que le corps éprouve.

IX. L'eſtomac, organe principal de la digeſtion, réveille & attire à lui l'action des autres organes, & de toutes les parties, pour qu'ils l'aident dans ſa fonction. Cette fonction de l'eſtomac conſiſte à extraire le ſuc muqueux des alimens, ſuc qui eſt enſuite ſéparé des matieres groſſieres, & mêlé au ſang par les puiſſances digeſtives, en ſuivant la direction de leurs mouvemens, qui ſe portent de l'eſtomac aux inteſtins & au méſentere.

X. Par la force du cœur & de la reſpiration, les mouvemens ſont déterminés de toutes les parties du corps vers ſa circonférence. Dans ce cours circulaire des mouvemens, le chyle eſt converti en ſang ; la matiere muqueuſe, albumineuſe ou nourriciere, eſt ſéparée & appliquée en maniere de petites lames à la ſubſtance cellulaire, d'où les parties, ou plutôt le tiſſu cellulaire lui-même, tire ſa force & ſon accroiſſement.

XI. Les nerfs dont le dépôt commun eſt au cerveau, ſont les organes les mieux pourvus de vitalité. Leurs fibrilles qui ſe diſtribuent à tout le corps, & dont l'arrangement varie ſuivant l'uſage qu'elles doivent produire, conſtituent l'action différente de chaque partie, ou la différence de ſentiment qui regle leurs fonctions. Le ſyſtême nerveux peut, eu égard à ſes propriétés eſſentielles, être comparé à un polype, dont les racines ou les bouches s'étendent aux organes des ſens, & à toutes les parties, donnant à chacune l'eſpece de ſenſibilité & d'activité, ou de mouvement vital dont elles ſont pourvues, & que le ſentiment gouverne; car la vie n'eſt que ſentiment & mouvement.

XII. Le cerveau, le cœur & le ventricule, ſont donc le triumvirat, le trépied de la vie : par leur union & leur concert merveilleux, ils pourvoient à la vie de chaque partie, & à chaque fonction : ils ſont enfin les trois principaux centres d'où partent le ſentiment & le mouvement, & où ils reviennent après avoir circulé; car la ſanté ſe ſoutient par cette circulation conſtante.

XIII. Les fonctions particulieres, comme les ſécrétions & les excrétions, le mouvement muſculaire, le ſommeil & la veille, l'uſage des ſens internes & externes, ſont ſubordonnés & doivent leur conſervation aux trois cauſes générales précédentes. Toute fonction a de plus une maniere de s'exécuter déterminée & ſymmétrique. Dans chaque excrétion, par exemple, il y a une force qui apprête, une autre qui travaille, & une troiſieme qui évacue ; après quoi l'organe reprend ſon premier état. Mais comme cet ordre ſymmétrique eſt ſujet à être dérangé par les affections de l'ame, il faut toujours bien prendre garde à ces affections.

XIV. Quoiqu'il exiſte des fonctions générales, communes à tous les individus ; quoique les nerfs ſoient dans tous, les modérateurs des parties ; quoique l'ouvrage de la digeſtion, la ſanguification & la nutrition, reconnoiſſent univerſellement le même mode & la même matiere. Tout cela eſt pourtant marqué dans chaque ſujet, d'un caractere propre & diſtinct réſultant de l'âge du ſexe & du tempérament. Ce caractere qu'on a nommé idioſyncraſie, ſe rencontre dans les animaux & les végétaux de toute eſpece.

XV. Il regne dans les loix de l'économie animale, un art merveilleux qu'on n'imitera jamais. Le Chymiſte & le Méchanicien ont beau le rechercher, ou ſe flatter de le connoître, jamais ils ne parviendront, l'un à faire du ſang, & l'autre une machine ſemblable au cœur, au cerveau, ou à l'eſtomac; à plus forte raiſon ne connoîtront-ils jamais les rapports qui font l'harmonie des organes : la Nature eſt plus profonde que le plus ſublime Mathématicien, Phyſicien, ou Chymiſte.

XVI. Il y a donc trop loin des loix de la Chymie & de la Méchanique, à celles de la Nature. Appliquons-nous par conſéquent à obſerver les phénomenes qui ſe paſſent dans le corps vivant, à connoître le génie de tous les organes, leurs liaiſons, l'ordre des fonctions, & les temps où elles s'exécutent : toutes ces choſes dépendent de certains mouvemens qu'on peut appercevoir, mouvemens qui ſont les vrais fondemens, la baſe de notre Art, & qui méritent de fixer à jamais notre attention.

XVII. Par maladie on doit entendre un dérangement dans les fonctions, dépendant de quelque vice organique, ou de l'action augmentée ou diminuée, de quelque partie; car nous ſommes malades, a-t-on dit, quand nos fonctions sont troublées, ou quand l'énergie de nos parties, leur ton est détruit. L'on trouve dans Aretée, & dans d'autres Médecins, des vestiges de l'organisme, qui a été depuis peu mieux compris & mieux développé qu'il ne l'avoit été jusqu'ici. Comme c'est de cet organisme bien conçu, que dépend la connoissance de la santé & des maladies, il sera par conséquent fort utile d'y lier les observations que nous rapporterons dans la suite: Nous demandons donc pour l'exercice de la santé, une suite dans les mouvemens organiques, reglée & déterminée : quand ils s'écartent de cette harmonie, il en naît ce que nous appellons indisposition ou maladie.

XVIII. Le tempérament, l'âge, le sexe & l'idiosyncrasie constituent presque toujours un état de maladie, du moins en comparaison d'une meilleure santé dont nous pourrions jouir. Ainsi on a eu raison de dire que nous sommes malades tous tant que nous sommes, & que notre vie n'est qu'une chaîne de maux qui se succedent sans interruption, n'y ayant personne dont les forces ne souffrent à chaque instant quelque déchet, ou, comme le dit Celse, qui n'ait quelque partie malade.

XIX. Le travail de la digeſtion, le ſommeil, une profonde ou longue méditation, les fortes affections de l'eſprit, & toutes les autres choſes de cette nature, qui produiſent un changement univerſel dans le corps, pourroient être regardées comme de légeres maladies, puiſqu'elles gênent la liberté des mouvemens qui fait la bonne ſanté. L'ouvrage de la digeſtion, par exemple, offre l'image des premieres traces des maladies. L'eſtomac irrité par la préſence des alimens, produit d'abord des ſecouſſes de tout le corps; il détermine enſuite du dehors au dedans, les mouvemens qui ſe reportent au dehors, d'où naît l'exercice conſtant & reglé des forces centripetes & centrifuges : or tout cela a lieu à-peu-près de même dans les maladies bien caractériſées. Ainſi la digeſtion, & ſur-tout une digeſtion laborieuſe, ne differe point d'un accès de fievre, ou du travail organique de la ſuppuration.

XX. Les maladies doivent être diſtinguées, ſelon que leur caractere eſt plus ou moins marqué, & indeſtructible, en opiniâtres, en régulieres ou irrégulieres, en évidentes ou occultes, en courtes ou longues, en graves ou légeres, en benignes ou mortelles. Les maladies ſont benignes, quand elles remettent l'idioſyncraſie dans ſes droits : elles ſont mortelles, ou eſſentiellement, quand elles éludent tous les efforts de l'Art, & qu'elles s'augmentent de jour en jour; ou accidentellement, quand on commet des fautes dans le traitement, ou qu'on les abandonne à la Nature, déja trop foible pour les ſurmonter. Il y a auſſi des maladies incurables qui ne ſont point mortelles, parce que la vie peut ſubſiſter avec elles. De-là naiſſent des eſpeces de tempéramens factices, immuables, qui ont fréquemment lieu dans les longues affections.

XXI. Chaque maladie a ſa marche & ſa révolution, ou un eſpace de temps qu'elle parcourt; elle a ſes temps d'accès & de durée qu'il eſt, pour ainſi dire, impoſſible de changer. Un Obſervateur attentif peut y remarquer dans toutes, comme dans l'excrétion d'une glande, ou dans l'ouvrage de la digeſtion: 1°. certain changement du corps, qui annonce les approches de la maladie, ou ſa préparation: 2°. les phénomenes qui indiquent ſa préſence ou ſa formation: 3°. l'effort combiné de tous les organes, qui termine la maladie, ſoit en la déracinant tout-à-fait, & ramenant la ſanté, ſoit en la changeant en une autre, ou bien cet effort cede lui-même à la violence du mal, & s'éteint avec la vie du

Malade. Cet ordre des changemens, qui eſt commun à toutes les maladies, paroît établir entr'elles la reſſemblance de forme qu'Hyppocrate a dit leur appartenir, & que leur véhémence ou leur petiteſſe, leur lenteur ou leur célérité, &c. ne ſauroient leur ôter.

XXII. Maintenant, qu'on regarde la maladie comme un effort ſalutaire que fait la Nature, pour ſe mettre en liberté, ou comme un déſordre dans les mouvemens, qui tend à la deſtruction de notre machine. C'eſt une queſtion que nous renvoyons à l'Ecole, à l'exemple des vrais Médecins Cliniques, qui ne s'occupent point de ces ſortes de diſcuſſions métaphyſiques ; d'autant que l'une & l'autre opinion peuvent être renverſées de fond en comble, & ſont également à craindre, à cauſe des doutes qu'elles font naître ſur le pouvoir qu'a la Nature dans les maladies, la fin qu'elle s'y propoſe, & ſur la retenue que le Médecin doit y garder, ou l'activité qu'il doit y apporter. Qu'on vante donc tant qu'on voudra ces opinions, le devoir du Médecin eſt de ſe préſerver de tout eſprit de ſyſtème, de s'appliquer à connoître les cas où il doit agir, & ceux où il doit être ſimple ſpectateur, & d'éviter ſur-tout l'excès dans lequel tombent ceux qui violentent la Nature, ou ne lui prêtent pas aſſez de ſecours, parce qu'ils n'ont pas une connoiſſance exacte ou ſuffiſante du caractere des maladies, de leurs temps, de leur marche, de leurs ſymptômes, & en un mot, de l'art de guérir.

XXIII. Pour nous garantir ſurement de ces erreurs, citons pour exemple une maladie ſimple, que l'on peut aſſez bien comparer à une fonction excrétoire, ainſi que nous l'avons inſinué plus haut. Il eſt effectivement des ſignes qui indiquent les approches de la maladie, ou ſa formation; il en eſt d'autres qui marquent ſon état & ſa terminaiſon heureuſe & malheureuſe. De même dans une maladie d'irritation, la partie affectée reçoit d'abord une ſomme de forces plus grande que de coutume, elle eſt ſimplement plus animée: c'eſt-là le premier temps, ou temps d'irritation, lequel répond aſſez bien à celui de l'érection d'une glande qui ſe diſpoſe au travail de l'excrétion: quand le mouvement de la partie affectée s'eſt entierement accru & ne peut plus s'accroître, ce temps eſt le ſecond de la maladie, celui de ſa maturité, qu'accompagnent des phénomenes ſemblables à ceux de l'érection ou l'orgaſme d'une glande: enfin lorſque la maladie eſt terminée, & que la partie, ainſi que la glande après ſon travail, a repris ſon repos, ou eſt ſur le point de le reprendre, c'eſt-là le troiſieme ou dernier temps, celui de l'excrétion achevée. Tout cela ſera éclairci dans la ſuite.

XXIV. Pendant que ces changemens ſe paſſent dans un corps malade, il s'y fait une commotion, les forces y agiſſent inégalement, l'ordre des mouvemens naturels ſe déconcerte, ſe trouble. Telle eſt l'origine de la fievre, dont les ſymptômes ſont un ſentiment de froid & de chaud contre nature, qui ſe ſuccedent dans un ordre régulier ou irrégulier, la fréquence du pouls, ſa foibleſſe ou ſa force, qui durent plus que dans aucune fonction naturelle. On peut par-là concilier les divers Auteurs, les anciens avec les modernes, les Théoriciens avec les Cliniques, ſur le méchaniſme de la fievre. Cette maladie provenant d'une diſtribution inégale des forces, il arrive que certaines parties, comme eſt ſur-tout le cœur, éprouvent une action vive & tumultueuſe. Ce qu'on vient de dire ne regarde ſeulement que quelques phénomenes de la fievre; car il eſt auſſi difficile de dire au juſte ce qu'eſt ſa nature, qu'il l'eſt de dire ce qu'eſt la nature du mouvement, celle de la chaleur, & d'autres choſes ſemblables. D'ailleurs, comme une expérience bien ſuivie ſuffit, ou apprend plus que toute la ſubtilité du raiſonnement, nous renvoyons aux lits des Malades ceux qui voudront acquérir une connoiſſance de la fievre. Ce parti que tout le monde peut prendre, ſi on y eut bien pris garde, auroit dû faire renoncer à bien des détails ennuyeux qu'on nous a donnés ſur la nature de cette maladie, que l'on peut même regarder en général ſur le pied de toutes les autres affections, étant comme elles plus ou moins ſenſible ou inſenſible, générale ou particuliere, & toujours leur compagne, ſi elle n'en fait la partie eſſentielle.

XXV. Toute fievre a trois temps principaux, ou trois diviſions. Quand, par exemple, elle prend ſa ſource dans l'eſtomac, c'eſt à ce viſcere que ſon premier temps appartient; le ſecond temps eſt lorſqu'elle ſe communique à quelque partie ſympathiquement, & le troiſieme eſt lorſqu'elle ſe termine. On peut, ſuivant l'ordre de ces trois temps, diſtinguer chaque fievre ou chaque maladie priſe en total en trois eſpeces particulieres; le déſordre que cauſe dans un viſcere l'irritation qu'il éprouve, conſtituera la premiere fievre, ou fievre d'irritation; la ſeconde ſera la fievre de coction, laquelle eſt due à une action vive & énergique de la partie affectée; &

la troiſieme, celle où la partie fait le dernier effort pour ſe rétablir, ſera la fievre d'évacuation, qui eſt la voie aſſez ordinaire par laquelle les maladies ſe terminent. Quelquefois ces trois temps, ou ces trois fievres gardent entr'elles des intervalles aſſez égaux, & aſſez longs pour pouvoir être diſtinguées ; ſouvent auſſi leur marche eſt inégale & confuſe. De-là naît une diviſion des maladies en ſimples, en compliquées & en intermittentes ; il en eſt auſſi d'originaires, d'accidentelles & de compoſées. Les trois temps dont nous venons de parler exiſtent de même dans les affections chroniques, & ils y ſont plus ou moins ſéparés & ſenſibles, ſelon la nature de la partie affectée, l'âge & le tempérament du Malade : c'eſt ce que l'obſervation démontre. Les Anciens ont eu raiſon de diſtinguer dans les maladies, leur commencement, leur accroiſſement, leur état & leur terminaiſon. Cependant comme il arrive quelquefois que les ſymptômes ſont dans l'état, ou à la fin, tels qu'au commencement, ou plus légers dans l'état que dans l'augment, il ne faut pas trop s'en rapporter à ces diviſions des Anciens : celle que nous venons de propoſer, paroît plus claire & plus ſure, & ne ſera peut-être pas ſans utilité.

XXVI. Il faudroit, pour bien connoître la fievre, être bien instruit de l'inflammation & de ses effets; car l'inflammation accompagne, & est la cause ou l'effet de bien des maladies : cependant il ne faut pas croire ou s'imaginer qu'elle se rencontre dans toutes. Cet excès auquel se sont livrés quelques Modernes, pourroit justement faire douter s'ils n'ont pas été moins sages & moins heureux que les Anciens sur le fait de l'inflammation elle-même, dont ils ont poussé trop loin la théorie, comme le traitement, & souvent aussi confondu les vraies indications curatives, se laissant ainsi surprendre par le faux éclat de leur savoir. Les maux qu'a causés de nos jours la doctrine dont nous parlons, sont assez connus. Afin d'éteindre la source de ces maux, notre premiere attention sera de ne point relever une foule de questions minutieuses, qui n'ont que trop grossi les écrits de Vieussens & de Chirac, Maîtres fameux en cette matiere, sur laquelle on pourroit dire que les Philosophes se sont joués.

XXVII. On doit entendre par inflammation, en Médecine, un amas de sang, de feu ou de chaleur & de forces dans une partie, lequel s'est fait par le moyen des nerfs & des vaisseaux qui la composent:

posent : ces vaisseaux, dont les liqueurs peuvent se porter en avant ou en arriere, fluer ou refluer suivant la détermination des oscillations, ou de la force qui les meut, sont comme autant de puissances en érection, dont l'effort est dirigé vers un centre particulier : le lieu où réside ce centre, est ordinairement le tissu cellulaire, dont quelques lames, entortillées entr'elles, font le même effet qu'une épine enfoncée dans les chairs; de maniere qu'on a eu assez de raison d'appeller une partie enflammée, *furens*, furieuse, puisqu'étant devenue l'aboutissant de l'effort des autres parties, elle a une action considérable qui lui fait attirer ou repousser vivement les humeurs.

XXVIII. Il y a dans toute inflammation vraie, un ou plusieurs centres ou noyaux formés par la compression des lames du tissu cellulaire, & par leur collement. C'est la facilité qu'ont ces lames à se coller entr'elles, lorsqu'elles restent quelque temps sans action, qui empêche qu'une partie enflammée ne se guérisse, ou ne se résolve jamais parfaitement; comme le prouvent les callosités qu'on remarque toujours à la suite des inflammations vraies; du moins est-il bien vrai qu'une résolution parfaite dans ce cas, est un cas très-rare.

XXIX. Enfin le ſimple gonflement des veines & des arteres, ou de leurs ramifications, tels que dans les varices & les anevriſmes, ne doit pas plus être rapporté à l'inflammation, que les œdemes, les taches & les échymoſes, qu'on trouve ſouvent dans les cadavres qu'on ouvre. Pour ne pas ſe méprendre dans ces ſortes d'ouvertures, il faut ſoigneuſement laver les parties dans de l'eau : ſi après cela il reſte des calloſités, il n'y aura point à douter que l'inflammation n'ait exiſté, pourvu que les ſignes qui la caractériſent, ſavoir la douleur, la célérité dans la maladie, la fievre, & un véritable état de ſpaſme, ayent été obſervés dans le vivant. Mais ſi on ne découvre point de calloſité, ſur-tout dans les organes qui ne ſont pas membraneux, l'on pourra croire que les engorgemens, s'il y en a, doivent leur exiſtence au relâchement, & non à l'inflammation, ou à un ſurcroit d'action des parties affectées ; ce qui doit être bien diſtingué, à cauſe de l'importante utilité qu'on peut en retirer tous les jours dans la pratique.

XXX. L'organe cellulaire, ou tiſſu muqueux, eſt donc le ſiége de l'inflammation, & la cauſe du gonflement qui l'accompagne ; car il eſt rare qu'il ſe forme des tumeurs dans les parties ſimplement membraneuſes, dans leſquelles il n'y a pas de tiſſu cellulaire; l'organe cellulaire fournit d'ailleurs une matiere muqueuſe ou gélatineuſe, propre à former des calloſités & à les faire croître. Cette matiere, (originairement partie mucilagineuſe des alimens) eſt le ſuc nourricier qui ne s'eſt pas encore converti en lames, & qui, dans beaucoup de maladies, abonde dans le ſang, ne pouvant pas être reçu dans le tiſſu cellulaire, comme la bile y abonde, quand elle ne ſe ſépare pas dans le foie. Nous obſervons à ce ſujet, que comme l'inflammation du foie ne produit pas toujours l'ictere, de même toute affection de la peau ou de ſon tiſſu cellulaire, n'engendre pas toujours une plethore du ſuc nourricier, parce qu'il n'en reflue pas aſſez dans le ſang. Le ſuc gélatineux ou nourricier, pour raiſon de ſa ſurabondance & de la facilité qu'il a de concretre, eſt encore la cauſe de ces couënnes ou pellicules qui ſurnagent dans le ſang tiré des veines, pellicules qui ſont plus ou moins épaiſſes & dures, ſelon la durée du temps que le ſang repoſe dans les palettes. On attribue donc mal-à-propos ces pellicules à la chaleur de la fievre, qui n'eſt jamais aſſez forte pour pouvoir produire une concrétion. On n'a pas plus de raiſon de les attribuer à une humeur morbifique qui souvent n'exiſte pas, comme, par exemple, dans une inflammation occaſionnée par une ligature faite dans un corps ſain. Il y a donc dans preſque toutes les maladies, plethore du ſuc nourricier; & les concrétions qui ſe forment ſur la ſurface du ſang dans les affections aiguës & chroniques, ne ſont autre choſe que ce même ſuc qui n'a pas pu ſe loger dans le tiſſu cellulaire. Le ſuc nourricier eſt encore la cauſe de la blancheur du ſang qu'on tire aux Nourrices, blancheur qui en impoſe à certains Médecins qui la prennent, ſur-tout s'il y a fievre, pour le produit d'une humeur corrompue. Enfin comme le lait reflue quelquefois des mamelles dans le ſang, le ſuc nourricier y reflue de même; voilà pourquoi le ſang de certaines femmes groſſes, a été trouvé de la couleur du lait.

XXXI. De la mauvaiſe application du ſuc nourricier, proviennent les noyaux des inflammations, les calloſités, les cicatrices, nombre de tumeurs ſquirrheuſes, les concrétions polypeuſes, même celles des vaiſſeaux ſanguins, qui arrivent ſur-tout lorſque leur ton a été affoibli par l'excès des ſaignées. Ce même ſuc, par ſon mêlange avec le ſang, fournit la matiere, tant des humeurs hétérogenes qui s'engendrent dans les maladies & s'évacuent par les urines, les crachats & les ſueurs, que des abcès & des métaſtaſes : il fournit auſſi la matiere critique de l'inflammation, matiere que Galien a priſe mal-à-propos pour du pus ; car le vrai pus, dit Hyppocrate, ſe forme de la chair, & non du ſang, & des autres humeurs ; d'ailleurs cette matiere ſe mêle avec les urines, au lieu que le vrai pus ne s'y mêle point. Le ſuc muqueux eſt encore ſouvent la matiere des criſes louables des diverſes maladies. Enfin quand il s'engage dans le tiſſu ſpongieux, il devient la cauſe matérielle de la gangrene & du ſphacele, mais par un méchaniſme différent de celui de la putréfaction cadavéreuſe ; car l'odeur qu'exhale une partie gangrenée, n'a pas plus de rapport avec l'odeur de la pourriture, que n'en a celle des matieres fécales : ainſi la prétendue vertu ſpécifique des antiſceptiques, tant vantée contre la gangrene, eſt fort ébranlée par l'obſervation. La réſolution, la ſuppuration, les œdématies, la plethore particuliere des vaiſſeaux, ou leur inanition, tous ces phénomenes par leſquels ſe terminent, tant les maladies aiguës que les chroniques, dépendent toujours de la différence de léſion des parties organiques.

XXXII. Quant aux miaſmes & corpuſcules déléteres, poiſons, & virus de toute eſpece, qu'on ſait être la cauſe matérielle de bien des maux, & contre leſquels on vante bien des ſpécifiques, il eſt très-certain qu'il exiſte de ces miaſmes; mais 1°. leur nature eſt encore abſolument inconnue, & peut-être la ſera-t-elle toujours. 2°. Il eſt d'expérience certaine, que ces miaſmes n'affectent les corps que ſelon les diſpoſitions qu'ils y trouvent; deſorte que, (& ceci mérite d'être bien remarqué,) ce qui nuit à une partie, eſt ſouvent ſalutaire à une autre. 3°. La guériſon d'un corps infecté de ces miaſmes, qu'elle s'obtienne par des ſpécifiques ou autrement, eſt toujours ſubordonnée, de même que les phénomenes qui l'accompagnent, aux loix de la vie, ou au mouvement & à la ſenſibilité des parties, & à l'ordre de leurs fonctions : d'où il ſuit, 1°. que la nature des miaſmes nous étant entierement inconnue, les moyens de les combattre ſurpaſſent nos forces, la raiſon ne pouvant pas nous la fournir : 2°. que l'objet du Médecin, à l'égard de ces ſubſtances pernicieuſes, eſt de s'attacher à bien connoître les tempéramens ou les idioſyncraſies qu'elles peuvent affecter : 3°. qu'il ſeroit important ſur-tout de connoître par quels mouvemens l'Art ou la Nature parviennent à détruire les miasmes, afin de pouvoir regler ces mouvemens, de les calmer ou de les exciter, suivant l'exigence des cas.

XXXIII. Soit pour exemple le virus variolique. L'on dit que dans certains temps il se transporte d'un pays dans un autre, je l'accorde : mais pourquoi reste-t-il ordinairement sans effet dans ceux qui ont déja eu la petite vérole ? car il est indubitable qu'il s'insinue dans le sang de ces personnes, en se mêlant avec l'air de la respiration, avec la salive & les alimens ? Qui plus est, pourquoi n'agit-il point sur ceux qui sont encore dans le troisieme temps de la maladie ? On ne peut pas dire que cela vient de ce qu'il trouve des entraves, puisque quand on le communique par insertion, il donne la petite vérole à ceux qui ne l'ont pas encore eue. Il faut donc croire que s'il n'agit pas, c'est qu'il ne trouve pas le corps dans une disposition favorable, disposition qui a été détruite dans ceux qui ont eu la petite vérole. Cette même disposition est donc en partie la cause principale de cette maladie : par conséquent l'aptitude à recevoir l'impression des miasmes varioliques, & les divers phénomenes ou effets qu'ils produisent, sont les véritables objets qui méritent l'application du Médecin. Tout le reſte n'eſt qu'acceſſoire & trop éloigné de ſa portée.

XXXIV. Comme la diſpoſition du corps eſt la cauſe de la ſtérilité ou de la fécondité des femmes, elle l'eſt auſſi de l'impreſſion des miaſmes varioliques. L'on ne compareroit pas mal les accidens qu'on éprouve au commencement d'une maladie, avec les phénomenes de la génération; car dans l'un & l'autre cas, on ſent une je ne ſais quelle ſecouſſe ſubite, l'ordre des mouvemens eſt changé, & celui qui s'établit ne diſparoît que quand il s'eſt fait une excrétion. S'il eſt des tempéramens qui fécondent aiſément le germe des maladies; s'il en eſt même qui les convertiſſent toutes en celles qui leur ſont propres; comme on le voit par l'exemple des Aſthmatiques, des Goutteux, & de bien d'autres ſujets infirmes, qui dans une épidémie, ſont atteints de l'aſthme, de la goutte, &c. ſoit que la pleuréſie, l'angine, &c. regnent; il ſe trouve auſſi des tempéramens ſi bien conſtitués, qu'ils réſiſtent à l'action de la plupart des miaſmes, & ſe familiariſent même avec les poiſons. Le tempérament & l'idioſyncraſie ſont donc le vrai champ des maladies, qu'enſemencent l'air, les eaux, & les autres choſes non naturelles: les ſoins du

Médecin qui en est le cultivateur, consistent à en écarter habilement tout ce qui est nuisible, ou à ôter aux semences, (qui sont immuables) l'aliment qui peut les féconder, en changeant la disposition du corps. C'est encore la constitution naturelle qui rend, par exemple, les Turcs sujets à la peste, les Anglois à la suette, &c. Il faut donc que le Médecin s'applique à bien connoître les tempéramens qui sont la source de bien des affections; & il doit ne pas se livrer tout entier, comme le font certains, à l'étude des épidémies, & des maladies de certains Pays, dont ils nous donnent d'amples & de riches descriptions, qui sont à-peu-près toujours les mêmes, tandis qu'ils négligent l'histoire du corps vivant: en un mot, il importe moins au Médecin de savoir quelles constitutions de l'air causent les épidémies, que de connoître les tempéramens qui peuvent en être affectés. Que tout Médecin, dit Hyppocrate, s'applique à connoître l'homme, non pas seulement par rapport à ce qu'il mange ou boit; car ce seroit peu de chose, par exemple, de savoir que le fromage lui est contraire: l'homme est sujet à bien d'autres causes de maladies. D'ailleurs le fromage n'est pas un aliment mauvais de sa nature; s'il étoit tel, il incommoderoit tout le monde : or pourquoi cela n'arrive-t-il pas ? Quelle eſt la diſpoſition du corps capable de réſiſter à ſes mauvais effets ? Voilà ce qu'il faut principalement ſavoir.

XXXV. Occupons-nous des cauſes prochaines & immédiates des maladies, & des léſions réciproques entre les organes. De tout temps les Médecins Cliniques ſont convenus que l'eſtomac & les viſceres circonvoiſins, ſont les organes les plus féconds en maladies. Il y en a peu en effet où l'eſtomac ne joue au moins le ſecond rôle, & dans leſquelles il ne devienne bientôt principal acteur, à cauſe de la correſpondance qu'il a avec toutes les parties ; correſpondance prouvée par une foule de faits, dont nous avons rapporté une partie ailleurs, & dont l'autre partie eſt aſſez connue. C'eſt pourquoi les Médecins, dans le traitement des maladies, s'appliquent ſur-tout à bien connoître l'état de l'eſtomac, & ne comptent ſur la convaleſcence que lorſque ce viſcere eſt bien rétabli. C'eſt d'après ces vérités connues, qu'Horace a dit que Promethée avoit pourvu l'eſtomac d'une faculté merveilleuſe ; que Galien a regardé cet organe comme l'entrepôt de l'action des autres parties ; & que Wanhelmont l'a conſidéré, non point, dit-il, à la façon de Galien, comme un ſac ou un vaiſſeau deſtiné à cuire les alimens, mais comme un organe vivant, qui, de même qu'un animal, goûte, flaire, & a divers appétits, ainſi que ſes dégoûts, qui ſont quelquefois tels, qu'un homme aimeroit mieux mourir, que d'avaler une ſeule bouchée d'un aliment que ſon eſtomac abhorre. Voyons maintenant comment les affections de l'eſtomac en peuvent cauſer dans les autres organes, & comment ces dernieres deviennent idiopatiques, de ſympathiques qu'elles ſont d'abord. Il eſt ſur-tout bien néceſſaire de remarquer la durée de ces maladies ſympathiques, afin de les connoître quand elles ſont devenues idiopatiques.

XXXVI. Lorſque quelqu'un prend ou fait prendre des alimens en trop grande quantité, ou d'une nature oppoſée, il s'éleve un conflit dans le ventre, qui ſe ferme inférieurement, & les eſprits ſe portant dans toutes les parties, ils les refroidiſſent. Tel étoit le langage d'Hyppocrate; langage trop généraliſé, qui fait bien voir qu'il étoit homme, comme il le dit lui même. On auroit à lui demander par quelles voies les eſprits iroient de l'eſtomac dans les autres parties, leur imprimer le caractere de ſes maux ? Ceux qui ont attribué cet effet à des nuées de vapeurs, qu'ils ont ſuppoſées s'élever des entrailles, ont auſſi trop généraliſé leur opinion. Je n'en excepte point Wanhelmont, qui a imaginé ſon Archée, être métaphyſique, ſujet au caprice, à la colere & à l'enjouement; ni les Anatomiſtes & les Chymiſtes, qui ont mis en avant leurs fermens, auxquels on peut rapporter la ſaburre, ou les humeurs épaiſſes de l'eſtomac, ſource prétendue d'obſtructions, qui ne different des fermens que par le nom. Toutes ces opinions, qui appartiennent à des hommes célebres, ſont ſujettes à bien des difficultés : je ne penſe pourtant pas qu'on dût entierement les condamner & les rejetter. L'hypothèſe des eſprits, ou *l'impetum faciens* d'Hyppocrate, vient de nous être retracée depuis peu avec beaucoup d'habileté, par un Auteur très-diſtingué, devenu l'ornement de ſon Ecole, par ſon zele, & par les ſoins qu'il prend de l'épurer, & d'y faire germer la doctrine que ſon docte Collegue Van-Swieten a recueillie. Cette hypothèſe refleurira indubitablement, quand elle aura été touchée par une main auſſi habile. Qui peut ne pas admirer la fécondité & la profonde ſagacité de Wanhelmont ! Toutes ces productions méritent donc d'être tranſmiſes à la poſtérité.

XXXVII. Notre ſiecle eſt aſſez éclairé & aſſez ami du vrai, pour faire bientôt diſparoître les hypothèſes mal aſſurées. Il y a long-temps que nos Maîtres ſe ſont occupés ſérieuſement d'opinions très-rebattues. Hecquet ſoutenoit que les matieres épaiſſes & viſqueuſes ne pouvoient pas paſſer de l'eſtomac dans le ſang, par les orifices des vaiſſeaux lactés. Andry, convenant tacitement de cette vérité par rapport aux matieres groſſieres, uſa d'un ſubterfuge, en diſant que celles qui étoient très-fluides & tenues, pouvoient s'inſinuer dans les vaiſſeaux lactés, & aller épaiſſir les humeurs ou les diſſoudre, par leur acrimonie; mais il n'eſt pas vraiſemblable que des matieres auſſi tenues puiſſent épaiſſir. Par ces âcres, il faut entendre des corps hériſſés de pointes : c'eſt-là l'idée de l'acrimonie méchanique, ou de l'acrimonie produite par le broyement des globules du chyle. Or pourquoi ces pointes ne s'accrochent-elles pas, dès leur entrée, dans les tuyaux lactés, qui ont un plus petit diametre que les vaiſſeaux dans leſquels elles s'arrêtent & cauſent des inflammations? Quelle cauſe encore peut déterminer ces corps hétérogenes confondus dans la maſſe des humeurs, ſeulement vers une partie enflammée & douloureuſe ? De plus, on ne peut gueres ſe perſuader que, dans les fievres aiguës, où la peau & la langue ſont arides, les inteſtins dans un ſerrement convulſif, & preſque toutes les ſécrétions ſupprimées, les redoublemens ſoient cauſés par une humeur croupiſſante dans les inteſtins & abſorbée dans le ſang. Lors, dit-on, que la matiere fébrille, devenue aſſez épaiſſe, paſſe ſans interruption, des premieres voies dans le lit de la circulation, la fievre eſt continue ; quand elle n'y paſſe que par intervalles, ou qu'elle eſt plus abondante ou plus viciée dans certains temps qüe dans d'autres, elle produit des redoublemens. Mais ſeroit-il poſſible que dans le temps que toutes les parties ſont dans un état de ſerrement convulſif, les vaiſſeaux du chyle ſeuls s'acquitaſſent de leurs fonctions, & donnaſſent paſſage à des matieres viſqueuſes ou âcres, tandis que l'obſervation fait voir que dans certaines maladies aiguës, de l'eau ſimple même dont on uſe, eſt ou retenue dans les inteſtins, ou auſſi promptement évacuée par les ſelles, qu'elle l'eſt dans la lienterie ? On a beau prétendre & vouloir perſuader à certaines gens, accoutumés à ſe repaître de chimeres, qu'une matiere corrompue, nichée dans les premieres voies, devient, en paſſant dans le ſang, la cauſe la plus ordinaire des maladies. Cependant on ne peut pas douter que dans les maladies aiguës, il ne ſe trouve quelquefois dans l'eſtomac & les inteſtins, bien des matieres accumulées qu'il faut évacuer, & que le ſang n'y en dépoſe beaucoup d'autres, pendant la durée de ces maladies. On ne peut pas non plus nier qu'il ne ſe mêle quelquefois au ſang, même en ſanté, des matieres hétérogenes, ſoit qu'elles y parviennent par les voies du chyle, ou par d'autres : mais il eſt auſſi peu croyable que des humeurs épaiſſes, âcres, irritantes, & cauſtiques, puiſſent être reçues dans les vaiſſeaux lactés, principalement dans les fievres aiguës, qu'il l'eſt que de l'eau, ou toute autre choſe que de l'air, entre dans la glotte, de la bile dans les parotides, &c. Ces accidens ſont très-rares, & ne peuvent par conſéquent pas faire une regle générale ou ordinaire par rapport aux cauſes des maladies.

XXXVIII. L'économie animale, ſi nous la conſultons, nous apprendra bien mieux à connoître la cauſe que nous cherchons. Les nerfs de l'eſtomac & des inteſtins, fourniſſent cette cauſe. Ces nerfs, appellés nerfs gaſtriques, ſe diſtribuent à toutes les parties du corps ; ils peuvent par conſéquent porter les plus grands déſordres dans celles qui ſont les plus éloignées de l'abdomen. Telle eſt l'origine vraie de preſque toutes les maladies, l'action léſée des nerfs gaſtriques, origine qu'on peut reconnoître par l'inſpection des maladies, & en méditant ſur les obſervations des Praticiens. Quelle que ſoit donc la cauſe qui agace & irrite les membranes des inteſtins, ou tout autre viſcere de l'abdomen, ſoit un œdeme ou une éréſypele, ſoit une matiere muqueuſe & épaiſſe, qui tapiſſe leurs cavités & les obſtrue; elle change l'ordre de leurs mouvemens & celui des humeurs qui y circulent. Les nerfs de ces parties, dont l'Anatomie n'a encore démêlé qu'imparfaitement l'enchaînement merveilleux, étant irrités par les cauſes mentionnées, il ne peut ſe faire que le déſordre que ces parties éprouvent, n'entraîne celui de tous les organes de l'abdomen, & de tous les autres organes avec leſquels elles ſympathiſent. C'eſt ainſi qu'un jeune arbriſſeau, qui eſt couvert de neige, ſe ſent preſſé juſqu'à la moindre de ſes parties, & que quand on détruit quelqu'une de ſes racines, les feuilles correſpondantes ſe flétriſſent.

XXXIX. Il eſt une autre cauſe des maladies fort fréquente, & qui tient de fort près à la cauſe précédente,

précédente, à l'irritation. Hyppocrate a connu & désigné cette cause, en parlant de l'espece de suffocation qu'éprouvent certains Malades à l'occasion de l'irruption que font les visceres de l'abdomen contre le diaphragme : quelquefois c'est l'estomac qui se gonfle & se dresse le premier, comme pour s'opposer aux secousses que lui cause le diaphragme ; souvent c'est l'intestin colon que sa structure, sa situation & sa sensibilité rendent très-mobile, & la source de bien des maladies, comme la pratique le fait voir. Quand le colon est affecté, dit Aretée, tantôt la douleur se fait sentir vers les côtes supérieures, imitant quelquefois le point de côté, tantôt elle se fixe dans les fausses côtes, à droite ou à gauche, & donne à croire que le foie ou la rate sont affectés ; souvent aussi ce sont les intestins grêles qui se soulevent les premiers ; ils s'agitent, comme le pourroit faire un animal, comme une couleuvre qui auroit été blessée. Ici c'est le foie tuméfié, selon Hyppocrate, ou plutôt la rate qui est plus flexible & plus mobile, qui presse le diaphragme ; tantôt c'est la matrice, source de bien des maux, qui exerce sa fureur & sa tyrannie. Tous les visceres dont on vient de parler, se dressent ensemble ou séparément ;

l'état de ſpaſme où ils ſont alors & qu'augmentent ou entretiennent les ventoſités contenues dans les inteſtins, & les contractions irrégulieres qu'elles leur cauſent, les rend fort ſenſibles aux réactions du diaphragme, qui, de ſon côté, ſe trouvant preſſé & gêné dans ſes mouvemens, devient un obſtacle à la reſpiration, cauſe le gonflement des vaiſſeaux de l'abdomen, & fait aborder le ſang en plus grande quantité au cerveau. Ces phénomenes qui ſe paſſent preſque inſenſiblement dans les maladies chroniques, ſont plus prompts & plus marqués dans les aiguës. Soit donc que le diaphragme ſe trouve comprimé ſur ſes côtés, ſoit antérieurement, il eſt ou immobile, ou élevé vers le thorax. Dans ce dernier cas, l'angle qu'il formera par ſon élévation, gênera plus ou moins la portion du poumon qui s'y trouvera logée. Cette partie du poumon ne pouvant plus s'étendre comme de coutume, ou céder à l'effort de l'air, les humeurs y circuleront néceſſairement plus lentement, & le tiſſu cellulaire, également engagé, contractera des adhérences qui produiront des inflammations, des œdemes, des convulſions, ou toute autre affection de poitrine réſultante originairement de la compreſſion du diaphragme. En conſéquence de cette même compreſſion, les prolongemens de la plevre & du péritoine qui s'unissent au diaphragme, se trouvant distendus, il en peut résulter un grand nombre d'accidens ou de maladies dans les visceres de l'abdomen, qui seront plus ou moins importantes, selon le dégré de l'étranglement qu'ils éprouveront. Enfin la tête & les extrémités se ressentiront de tous ces désordres, soit par la voie des nerfs, soit par celle des compressions successives du tissu cellulaire; & comme le foie, la rate, le mésentere & les reins y causent des tumeurs, des douleurs, ou des convulsions, chacun suivant la nature de leur département, le désordre des autres parties de l'abdomen peut aussi y produire de semblables affections. La correspondance du diaphragme avec les organes du ventre, dit Baillou, & son adhérence avec la plevre, & celle de la plevre avec les côtes, rendent raison des fausses affections de poitrine, que la cacochimie produit, & des douleurs que sentent vers les mamelles, le sternum, ou les côtes, les personnes sujettes aux ventosités, enfin des oppressions de poitrine qui ont lieu au commencement des paroxismes, dans l'incube & dans les embarras d'entrailles. Si l'on examine bien l'action qu'ont les poches du tissu cellulaire, respectivement les unes sur les autres, il ſera facile de concevoir cette chaîne de compreſſions morbifiques dont nous parlons, qui ſe font du dedans au dehors, & du péritoine, & de la plevre vers la tête, la ſurface du corps & ſes extrémités ; ſur-tout ſi on ſe rappelle la diſtribution des nerfs & les ſympathies qui en naiſſent. C'eſt donc ainſi que la plus petite partie du corps peut, comme l'obſerve Hyppocrate, rapporter ou tranſmettre à ſes proches le bien ou le mal qu'elle éprouve.

XL. Ces cauſes de maladies, ces compreſſions que font les viſceres ſur le diaphragme, ne ſont pas de pures poſſibilités ; elles ſont fondées ſur des faits certains, non rares, & qu'on peut reconnoître moyennant un peu d'attention. Ainſi j'ai ſouvent eu la ſatisfaction de voir dans des ouvertures de corps, des taches, des échymoſes, des gangrenes dans les inteſtins, le diaphragme, le poumon & même la peau, qui n'étoient dues qu'aux compreſſions dont je parle. Il ne ſera pas inutile d'avertir ici qu'il faut apporter bien des précautions dans les inſpections des cadavres, & que rien ne paroît plus difficile que d'y découvrir ce qu'on cherche, quand on eſt en garde contre les opinions communes. Il y a en effet bien de ces ſortes d'inſpections que l'impéritie, l'ennui

& la précipitation rendent inutiles & abſolument infructueuſes ; de ſorte que pluſieurs de ceux qui s'applaudiſſent de leurs découvertes en ce genre, deviennent la riſée des perſonnes inſtruites, qui ſavent qu'il n'eſt rien de plus délicat en Anatomie, & je ne crains pas de dire, fondé ſur ma propre expérience, qu'il eſt plus aiſé de faire une opération ſur le vivant, que de porter un jugement ſolide d'après l'inſpection d'un cadavre. Dans le premier cas, l'uſage a déterminé certaines regles que l'on ſuit : mais dans le ſecond, ces regles reſtent encore à tracer.

XLI. Une des principales cauſes prochaines des maladies, & que l'on peut appercevoir, eſt le vice des organes de l'abdomen, qui ſe communique à toutes les parties du corps, & à ſa circonférence, par le moyen de leurs correſpondances réciproques, & ſoit qu'il y ait augmentation ou diminution dans les mouvemens. Cette correſpondance d'action qu'ont les viſceres de l'abdomen avec les autres parties, fait concevoir pourquoi le dévoiement produit de bons effets dans les maladies des yeux. Attribuera-t-on ces effets à une évacuation de matieres épaiſſes, âcres & inflammatoires, qui, de l'eſtomac, s'étoient portées aux yeux par les routes du chyle ? C'eſt ſur le même principe qu'eſt fondée l'utilité du vomiſſement dans la migraine. Ceux qui prétendroient que cette maladie eſt toujours cauſée par les vapeurs qu'envoie au cerveau la matiere qu'on vomit, devroient également dire, que dans une plaie ou une violente commotion du cerveau, le vomiſſement qui ſurvient, eſt l'effet de certaines matieres morbifiques que cet organe dépêche vers l'eſtomac. C'eſt auſſi la raiſon de la correſpondance dont il s'agit, que ceux qui ont la fievre avec le point de côté, ſont guéris par des ſelles abondantes de ſéroſités ou de bile. La même cauſe fait que l'Art comme la Nature remédient au crachement de ſang, accompagné du point de côté, en excitant le vomiſſement ou la diarrhée, qui ramenent le calme dans les entrailles. C'eſt pour la même raiſon auſſi que les douleurs aux épaules, qui s'étendent juſqu'aux mains & y produiſent de la ſtupeur, ſont emportées par un vomiſſement de bile noire. La même cauſe encore donne lieu à la ſurdité, à laquelle ſont ſujettes les perſonnes atteintes de la fievre, & dont le ventre eſt reſſerré : elle rend auſſi raiſon des accidens quelquefois très-graves, & qui ſont ſur-tout très-remarquables dans la colique des Peintres & autres ſpaſmes, que les remedes violens, les poiſons, les vers logés dans les inteſtins, produiſent dans les parties les plus éloignées de ces organes. Enfin c'eſt pour la même cauſe, la raiſon de la correſpondance des entrailles avec toutes les autres parties, que même les perſonnes qui jouiſſent de la meilleure ſanté, éprouvent ordinairement, quand le ventre manque de s'acquitter de ſa fonction, des douleurs dans les membres, une peſanteur de tête, une gêne dans la reſpiration, & du mal-aiſe dans tout le corps. Les exemples que nous venons de citer, & beaucoup d'autres que nous pourrions leur aſſocier, ne prouvent-ils pas qu'on doit chercher la ſource de preſque toutes les maladies dans l'étendue du domaine de l'eſtomac? Ils le prouvent ſans doute, & la choſe ſera parfaitement bien confirmée dans la ſuite.

XLII. Il y a des maladies de l'abdomen qui s'y bornent entierement, ou y ſont circonſcrites, ou bien qui n'affectent les autres parties que ſympathiquement. De ce nombre ſont les digeſtions laborieuſes, les indigeſtions, vraies fievres ſtomacales, qui ſont très-communes, & forment une claſſe fort nombreuſe: ces maladies, dis-je, ſe terminent ou finiſſent dans l'abdomen même, & quelquefois auſſi elles ſe jettent ſur d'autres parties. On ne peut gueres diſtinguer les trois temps dans les fievres purement ſtomacales : le troiſieme temps, celui de l'évacuation, peut ſeulement y être bien apperçu, parce qu'alors l'effort eſt toujours général. Quand une de ces fievres ſe change en une autre maladie, elle a fini ſon premier temps; & devenue dès-lors idiopatique, ou propre à l'organe qu'elle affecte ſecondairement, ſoit qu'elle ſoit inflammatoire, ou non inflammatoire, elle parcourt ſes temps ordinaires avec plus ou moins de véhémence, ſuivant la nature de l'organe affecté, & le dégré d'affection. Ainſi la fievre ſtomacale ſimple, la pectorale, la capitale, la cutanée, l'articulaire, peuvent chacune en particulier émaner de la même ſource, ou d'une ſeule & même affection. De cette théorie naît une diviſion féconde des maladies, tant chroniques qu'aiguës, qu'une obſervation exacte fait connoître, & qui mérite de grands égards dans la pratique.

XLIII. Le Médecin doit, dans le traitement de chaque maladie, s'appliquer à la ſimplifier autant qu'il eſt poſſible, à lui donner une marche & une terminaiſon ſemblables, par exemple, à celles de la digeſtion : cette converſion des maladies compliquées en ſimples, des malignes en bénignes, eſt ſans contredit un objet des plus importans dans l'Art de guérir. Le Médecin doit encore, ſi les forces du Malade, le dégré, & le caractere des maladies le permettent, changer les chroniques en aiguës, les invétérées en récentes, les particulieres en générales. Quant à celles qui ſont incurables de leur nature, qui forment un tempérament, ou une conſtitution immuable, ou qui font décidément mortelles, il doit éviter de les entreprendre, & ſur-tout de les combattre de front, puiſque l'Art n'y peut preſque rien. Il faut donc qu'il ſache bien diſtinguer les maladies guériſſables des incurables, & qu'il connoiſſe auſſi les ſignes diagnoſtics bien évidens de chacune en particulier, ſoit ſtomacale, pectorale, &c. & ceux de leur progreſſion. Mais exiſte-t-il de ces ſignes, tellement démonſtratifs ou évidens, qu'on puiſſe dire d'une fievre pectorale, par exemple, qu'elle eſt dans le temps d'irritation, ou dans celui de coction, qu'elle parviendra dans peu, ou tard, à l'expectoration, & ainſi du reſte?

XLIV. L'on peut raiſonnablement comparer une maladie, à la fonction d'une glande, & nommer ſon dernier temps, temps d'excrétion; puiſqu'il eſt certain que toute affection, ſoit aiguë ou chronique, qui ſe guérit bien, ou ſelon les vœux de la Nature, finit toujours par quelque évacuation. Les plus célebres des Anciens, donnoient à cette évacuation le nom de crise ou de solution, & celui d'appareil critique à la fievre qui la prépare, ou à la troisieme fievre dont nous avons parlé ailleurs : dans toute maladie où l'effort critique, c'est-à-dire la troisieme fievre est assez considérable, la crise a lieu ou devient sensible, & elle est insensible quand l'effort est lent & peu vif. Nous remarquerons ici que le mot d'excrétion est moins ambigu que celui de crise, qui grossit trop l'idée figurée & systématique du combat que la Nature livre à la maladie. Poursuivons. Comme il se fait dans l'état de santé, des évacuations qui, loin d'être utiles, sont préjudiciables, telles qu'une sueur forcée, & pareille excrétion de sémence ou de lait, il se fait aussi des crises imparfaites & nuisibles, dépendantes de la Nature ou de l'Art. De plus comme certaines excrétions naturelles, par exemple, celles de la sémence, sont accompagnées de la convulsion du corps, laquelle répond à l'étendue du domaine de l'organe excrétoire, tandis que d'autres se font peu à peu, & presque imperceptiblement, comme la séparation de la bile & celle du suc pancréatique. Il y a également des crises qui sont précédées de mouvemens très-apparens, & d'autres dont l'appareil est insensible. Toute crise encore, ainsi que toute excrétion, suppose une préparation des humeurs, laquelle est l'ouvrage de la vie dans les deux cas ; & comme tout organe excrétoire, dans l'état naturel, s'érige & est aidé de l'action des autres organes, avant & pendant l'évacuation ; de même dans les crises parfaites qui s'operent précisément dans les mêmes organes que les excrétions, toutes les parties du corps conspirent avec l'organe qui est en travail. La plupart des excrétions ou sécrétions s'achevent dans l'espace de vingt-quatre heures ; les crises ont aussi leurs temps, & peut-être leurs jours & leurs heures marqués : enfin comme il y a grand sujet de croire, que l'ordre des excrétions répond à celui de la digestion ; pareille conformité a lieu entre les progrès de la crise & les redoublemens de la fievre qui l'accompagne. C'est ainsi qu'en poussant plus loin la comparaison des crises avec les excrétions, on résoudroit bien des problêmes qu'on n'a pu expliquer jusqu'ici, & dont la solution répandroit un grand jour dans la Médecine.

XLV. Il faut noter que la crise se fait assez facilement dans certaines affections, & très-difficilement dans d'autres ; ce qui fournit une diftinction des maladies, très-importante, qui mérite d'être méditée fans ceffe. La crife, pour être entiere & parfaite, doit s'accomplir comme l'excrétion dans un temps déterminé, avec aifance & avec tous les autres caracteres louables qui lui appartiennent ; de maniere que le corps refte en état de bien faire fes fonctions : mais rien ne nuit tant au travail des excrétions, foit en fanté ou en maladie, que la trop grande fenfiblité des nerfs, ou leur agacement, qui eft fouvent caufé par les affections de l'ame. Les maladies, où cette redoutable difpofition du genre nerveux, fe rencontre, font nommées nervales ; & on nomme humorales celles où elle n'a pas lieu, & où la crife fe conduit bien. Cette confidération en général fur l'état des nerfs, ne doit jamais être perdue de vue dans la pratique ; elle fert à diftinguer les maladies bénignes des malignes, les longues des courtes, celles qu'on doit brufquer d'avec celles que le temps, la patience, le régime, & quelques autres légers fecours, guériffent.

XLVI. L'Art guérit les maladies, en préparant & en excitant la crife, foit qu'il procure l'augmentation de la fievre, ou d'autres fymptômes qui en tiennent lieu, comme quand on fait vomir, qu'on purge fortement, ou qu'on provoque la ſueur, (augmentation qu'on pourroit nommer appareil critique artificiel,) ſoit qu'il détermine quelque excrétion lente, que les Anciens appelloient fluxion, fût-elle occaſionnée par la Nature ou par l'Art. Le grand Art du Médecin eſt d'accélérer ou retarder les criſes à propos, & par conſéquent de bien connoître les cas où il doit employer l'un ou l'autre moyen. De plus l'Art peut & entreprend quelquefois de changer une maladie qui menace de prendre une mauvaiſe tournure; il peut, dis-je, par certaines évacuations, ou par d'autres moyens, la ſuſpendre, l'étrangler, & écarter des criſes qui feroient funeſtes, ſi la maladie étoit livrée à ſon cours. Il faut pourtant avouer que ces tentatives ſont pleines de danger, & qu'il vaut ſouvent mieux, dans un cas douteux, ſe prêter aux mouvemens de la Nature, qui vient heureuſement à bout, à la longue, de ce que l'Art ſembleroit pouvoir faire en un ſeul coup. Un Médecin, par excellence, qui poſſéderoit véritablement les tréſors de l'Art, & dont les Anciens auroient pu dire, à bon droit, qu'il eſt comparable à un Dieu, ſeroit celui qui pourroit bien prévoir les ſuites d'une maladie, que l'Art auroit changée de la maniere que je l'ai dit, & qui sauroit déterminer tous les cas où ce moyen seroit praticable.

XLVII. Ce qui a été dit, fait comprendre la ressemblance qu'il y a entre une maladie aiguë & une maladie chronique, puisque la différence de leur forme & de leur marche, ne change rien à leur essence, suivant laquelle elles sont toutes un effort excrétoire, terminable par une évacuation, si le Malade ne meurt : elles ont aussi trois temps principaux. Toute affection qui se change difficilement en aiguë, ou dont la coction a peine à se faire, est une affection chronique. Celle qui est aiguë, devient chronique, quand on l'étouffe ou qu'on supprime le travail de la crise. On peut ainsi monter par dégrés de la maladie la plus simple à la plus compliquée. Il faut espérer qu'on sera un jour assez heureux pour connoître l'ordre & les révolutions des maladies chroniques, comme on connoît celles des aiguës, où il reste pourtant encore des recherches à faire. Chaque changement d'âge ne seroit-il point une crise, ou ne la favoriseroit-il pas ? Si la chose étoit ainsi, on pourroit regarder la puberté, dans les personnes des deux sexes, comme la crise de l'enſance & de ſes infirmités. Hyppocrate remarque que le *pachiſme* duroit au moins ſix ans ; qu'une eſpece ſe guériſſoit dans ſix mois , & une autre eſpece dans deux ans. Baillou demande s'il n'y auroit pas des maladies d'un an & de ſept ans. Notre Art ſera bien plus beau & plus parfait , quand on connoîtra ſurement celles qui doivent durer des jours , des mois & des années , & la méthode de les traiter. Ce dernier point eſt vraiment important , & d'autant plus deſirable , qu'aujourd'hui , comme autrefois , on voit trop ſouvent des traitemens diſcordans , confus & tumultueux , ſuivant les expreſſions de Celius Aurelianus , & de Baillou.

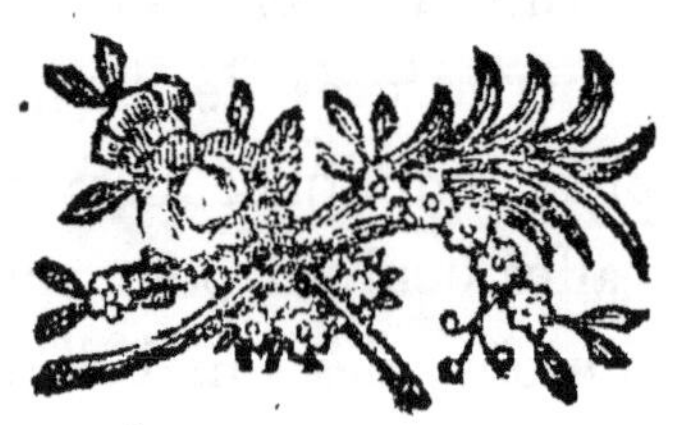

SECONDE PARTIE.

Les maladies ou fievres passageres de la région épigastrique. Celles de la masse des intestins ; quelques-unes du foie, de la rate ; quelques affections hémorrhoïdales ; quelques coliques & affections de matrice. Les pâles couleurs ; les accidens hyppocondriaques ; leurs changemens en maladie aiguë & fievreuse lors de leurs terminaisons. La colique de Poitou ou des Potiers, espece de fievre abdominale. Le hoquet ; les irritations de la poitrine dépendantes des entrailles ; leurs efforts contre le diaphragme ; les palpitations de cœur dûes aux mêmes causes. La toux de même espece ; l'asthme non confirmé, & d'autres incommodités. & fievres pectorales. Effets des entrailles sur le gosier ; l'organe de la voix ; les gencives ; la migraine, & autres douleurs de tête, produit des strictures & du labeur des visceres du bas-ventre. Les développemens critiques de ces infirmités ; les maladies sympathiques des extrémités ; les douleurs ; les rhumatismes ; leurs crises ; leurs efforts fievreux. La couënne du sang dans ces maladies de la surface du corps ; leurs rapports

ports avec les entrailles, avec le tissu cellulaire en général. Les forces centripetes & centrifuges. L'énergie & les efforts, ou les contre-coups des visceres du bas-ventre sur toutes les autres parties; les efforts ou spasmes nerveux; les flatuosités; les maladies plus ou moins fixes, radicalement dues à cette action & réaction de l'intérieur & de l'extérieur. Accidens, incommodités, maladies sympathiques.

TACHONS d'éclaircir & de confirmer notre théorie, par l'expérience, afin d'élever, s'il se peut, un édifice solide, que le laps du temps, ou le faux éclat des hypothèses, ne puisse détruire ni pervertir.

OBSERVATION PREMIERE. Un jeune homme qui se portoit à merveille, tomba de sa hauteur sur la partie inférieure du sternum, & se meurtrit les parois de l'épigastre : tous les secours qu'on lui donna furent inutiles : il y avoit trois mois entiers que le vomissement, la fievre, & une douleur considérable de la partie contuse, persistoient, avec un dégoût absolu pour les alimens. Les eaux chaudes de Bareges qui furent données en boisson, procurerent le calme à l'estomac, &

dès le troisieme jour, l'appétit & la digestion allerent assez bien. Cependant les accidens ayant reparu le dixieme ou douzieme jour, avec plus de force, on suspendit l'usage des eaux qui fut repris au bout de quelque temps: on y joignit celui des bains tempérés; & le Malade fut parfaitement bien rétabli, dans l'espace de trente jours.

OBSERV. IIe. Une femme du peuple fut attaquée, après ses couches, d'une foiblesse d'estomac, & d'un vomissement, avec fievre & perte d'appétit. Les eaux Bonnes ayant procuré une augmentation sensible de fievre, dès la premiere semaine, elles tirerent la Malade d'affaire en très-peu de temps, c'est-à-dire dans dix ou douze jours.

OBSERV. IIIe. Un Particulier ressentoit continuellement, près de la région de l'estomac, un poids, une stupeur, & une douleur qui le rendoient fort inquiet sur son état, se figurant toujours avoir ce viscere en suppuration: sa respiration étoit jour & nuit laborieuse, & elle le devenoit sur-tout quand les autres symptômes s'augmentoient. Il fut guéri dans l'espace d'environ vingt jours, par l'usage des eaux chaudes en boisson & en bain, qui rendirent la flexibilité à sa peau, auparavant rude & aride.

OBSERV. IVe. Une jeune femme, d'un tempérament aſſez robuſte, & en proie aux affections de l'ame, tomba, trois mois après ſes couches, dans une ſorte d'engourdiſſement, & dans une foibleſſe d'eſtomac, provenans de ſes couches, qui la mirent dans l'impuiſſance d'agir, & la dégoûterent du ſoin de ſes affaires domeſtiques. Quand elle avoit mangé, tous ſes maux ſe réveilloient; les douleurs de l'eſtomac étoient véhémentes, & elle reſtoit immobile & roide, comme ſi elle eût été frappée de quelqu'accident funeſte; mais à peine l'avoit-on étendue ſur ſon lit, qu'elle recouvroit ſes eſprits. De plus, elle avoit les fleurs blanches qui couloient toujours, & ſes regles étoient arrêtées. On avoit tenté inutilement toutes ſortes de moyens; les eaux chaudes de Bareges en boiſſon, produiſirent un effet ſalutaire, qui fut marqué dès le quatrieme jour: on y joignit les bains tempérés; les regles coulerent en abondance; & vers le vingtieme jour, la Malade recouvra ſa brillante ſanté & toutes les graces de ſon eſprit: bientôt elle devint groſſe.

OBSERV. V^e. Un homme ſec & vorace, qui s'étoit livré aux plaiſirs de la table & de Vénus, éprouvoit, pendant le travail de la digeſtion, une douleur plus aiguë dans certains temps que dans d'autres. Après beaucoup de remedes employés envain, les eaux chaudes de Bareges, bues le matin, produisirent une augmentation de la maladie, qui dura dix jours, & elles exciterent une fievre assez forte. Le Malade ayant ensuite fait usage de ces eaux en boisson, à ses repas, & pris des bains tempérés, il fut parfaitement guéri vers le trentieme jour. Quand, pendant le traitement, il manquoit de boire les eaux au dîner ou au souper, la douleur sévissoit presque avec sa violence ordinaire, & elle ne disparut entierement qu'après le recouvrement parfait des forces de l'estomac.

OBSERV. VIe. Un Espagnol éprouvoit des digestions très-laborieuses, accompagnées de nausées, souvent même du hoquet, & des douleurs très-aiguës dans les parois de l'épigastre. Il fut guéri en buvant les eaux chaudes de Bareges, qui procurerent d'abord des redoublemens de douleurs. Ces eaux guérirent aussi, dans le même temps, un homme bilieux, d'une douleur d'estomac, & de rapports aigres, auxquels il étoit fort sujet : vers le septieme jour, son estomac fit à merveille ses fonctions, & sans la moindre peine.

T. XLVIII. Toutes ces maladies ſont ſtomachales, ſimples. La premiere obſervation apprend qu'elles dépendent d'une échymoſe de l'eſtomac, ou de ſes parties environnantes, ou bien d'une diſtribution irréguliere des humeurs qui y circulent, ou d'un mouvement déréglé des mêmes parties & de leur irritation. La 2e. 5e. & 7e. obſervations, prouvent que quelquefois une affection chronique ſe guérit en ſe changeant en aiguë; toutes démontrent & confirment l'influence de l'eſtomac ſur les autres parties.

OBSERV. VIIe. Une femme ſéche & hiſtérique, fut, après une diſſenterie, attaquée de la lienterie; elle vomiſſoit auſſi quelquefois les alimens qu'elle avoit pris l'avant-veille. Les eaux chaudes de Bareges, dont elle uſa, lui cauſerent des convulſions de tout le corps, l'inſomnie, le hoquet, & des rougeurs éréſypélateuſes ſur la peau: mais le traitement continuant toujours d'être le même, la Malade fut délivrée de tous les accidens au bout d'environ quarante jours, & l'uſage du lait acheva de la rétablir.

OBSERV. VIIIe. Un homme de la meilleure conſtitution poſſible, gourmand & rempli d'embonpoint, étoit travaillé depuis ſix mois, d'une diarrhée, de laquelle il fut très-bien guéri, c'eſt-à-dire dans l'espace de vingt jours ou environ ; par les eaux de Cauterès, de la source de *la Râliere*, en boisson. Ces eaux guérirent aussi plusieurs personnes du vomissement, dans lequel elles sont fort efficaces.

OBSERV. IXe. Un homme gros & charnu, grand mangeur, étoit sujet à des dérangemens d'entrailles, à une sorte de diarrhée périodique, avec difficulté de respirer, & changement dans les urines ; il but les eaux de Bagneres de la fontaine de Lane, qui lui firent rendre, dès les premiers jours, une quantité prodigieuse de matieres par les selles, & le mirent, vers le vingtieme jour, en état de reprendre son ancien train de vie.

OBSERV. X[e]. Un Gentilhomme, d'un tempérament bilieux & fort chaud, qui mangeoit beaucoup, éprouvoit fréquemment des attaques de coliques, que des évacuations abondantes du ventre terminoient. Depuis trois ans qu'il fait usage des eaux de Bagneres, des sources Salut & Dupré, en boisson & en bain, il se porte bien, hormis qu'il est fort maigre.

OBSERV. XIe. Un homme sec & bilieux, éprouvoit tous les jours, pendant la digestion, une colique, qui se terminoit par une diarrhée des alimens pris la veille. Il fut guéri, ainſi qu'un autre homme qui étoit atteint de la même maladie, ſouvent avec vomiſſement, par les eaux chaudes en boiſſon. Ces eaux guérirent auſſi un homme de lettres ſujet à des diarrhées, & à des maux de ventre, en lui cauſant d'abord une vive chaleur dans tout le corps.

OBSERV. XIIe. Une jeune fille nubile éprouvoit, après avoir mangé, des ſecouſſes douloureuſes vers l'épigaſtre & la région lombaire; mais quand elle s'abſtenoit de toute nourriture, elle ne ſouffroit point de douleur, & faiſoit bien d'ailleurs toutes ſes fonctions. La boiſſon des eaux Bonnes la rétablit parfaitement.

OBSERV. XIIIe. Un Gentilhomme exténué par une diarrhée dont il étoit travaillé depuis ſix mois, fut radicalement guéri dans l'eſpace d'environ quarante jours, par l'uſage des eaux Bonnes en boiſſon. Pareil uſage de celles de Bagneres, de la fontaine Dupré, rétablit un appétit perdu depuis deux ans, & acheva de guérir une débilité d'eſtomac, & deux lienteries.

T. XLIX. Ces maladies, qui proviennent des mouvemens déſordonnés & tumultueux des inteſtins, peuvent facilement ſe ranger dans la claſſe des précédentes : elles ſont le fondement vrai de ce que nous avons avancé dans le 39e. Théorême. Il feroit bien à fouhaiter qu'on pût clairement reconnoître les mouvemens généraux & particuliers des inteftins, foit ceux de contraction ou de relâchement. Les Obfervations 2e. 5e. 7e. confirment l'aphorifme d'Hyppocrate, que la fievre emporte le fpafme, & elles appuyent beaucoup nos maximes du Théorême 44e. Les Obfervations 10e. & 12e. font voir quelle eft l'action de l'inteftin colon.

OBSERV. XIVe. Un homme âgé d'environ 38 ans, maigre & fec, fain d'ailleurs, qui vivoit honnêtement, fut peu à peu attaqué d'une jauniffe, à laquelle les affections de l'ame, la débauche & le libertinage n'avoient point de part : pour toute incommodité, il n'éprouvoit qu'un certain dégoût, dont les progrès fe faifoient lentement. Les eaux de Bagneres, de la fontaine Salut, qu'il but le matin, & même affez fouvent, le refte de la journée, lui rendirent l'appétit au bout d'environ trente jours, en procurant une évacuation de bile par les urines & par les felles, & rétabliffant l'ordre dans les mouvemens du foie.

OBSERV. XVe. Un homme mélancholique, robufte, étoit fujet à un flux hémorrhoïdal, dont la ſuppreſſion lui cauſa l'ictere noir : il en fut délivré par la boiſſon des eaux de Bagneres, de la fontaine Laſſerre, qui débarraſſerent les inteſtins d'une grande quantité de matieres noires, non ſans lui faire éprouver de l'abattement dans les forces, de la douleur & de la fievre.

OBSERV. XVIe. Un jeune homme qui éprouvoit des gonflemens & des mouvemens irréguliers de la rate, devint verd par tout le corps. Les eaux de Cauterès, de la fontaine la Raliere, lui procurerent un appétit exceſſif, lequel donna lieu bientôt à des digeſtions laborieuſes, accompagnées d'une petite fievre : depuis, ces mouvemens de la rate ſe calmerent, & le Malade recouvra la couleur de ſa peau, & ſes forces, au bout d'environ vingt jours.

OBSERV. XVIIe. Un homme ſain du corps, mais tourmenté par les affections de l'eſprit, devenoit, dans le temps de la digeſtion, jaune comme de la bile ; il étoit d'ailleurs preſque ſans forces, aſſez décharné, & ſans appétit, ayant conçu un certain dégoût pour les fonctions de la vie. Il fut guéri par les eaux chaudes & Bonnes, en boiſſon & en bain, leſquelles réveillerent l'action de l'eſtomac & du foie, & celle du pouls qui ſe faiſoit à peine ſentir pendant la maladie.

OBSERV. XVIIIe. Un ictere qui avoit résisté à tous les traitemens ordinaires, & à l'usage de plusieurs eaux minérales, fut guéri par les eaux de Bareges.

T. L. Les maladies qui viennent d'être rapportées, appartiennent au foie & à la rate : quand elles ne sont fondées que sur une légere lésion, sur un léger dérangement de ces organes & de leurs fonctions, sans gonflement, on les guérit assez facilement. Je parlerai ailleurs d'autres maladies des mêmes organes, qui ne sont que trop rébelles. L'Observation 17e. prouve parfaitement l'action du foie sur l'estomac ; elle démontre aussi, de même que les 14e. & 16e. la sympathie de l'estomac, avec le foie & la rate.

OBSERV. XIXe. Un homme de quarante ans, d'un tempérament fort sec & fort chaud, & sujet à un tressaillement continuel du genre nerveux, fut atteint d'hémorrhoïdes qui pourtant ne fluoient que rarement ; il étoit sans cesse tourmenté d'un mal de tête violent, & souffroit de presque tout le corps, comme s'il eût été battu de verges, ou d'un bâton : ses digestions se faisoient mal ; il dormoit peu, & jasoit sans fin. Divers remedes qu'il avoit pris, sur-tout certains qu'on lui avoit donnés à Montpellier, dans la vue de lui procurer quelque ſoulagement, l'avoient jetté dans un abattement extrême, & les ſymptômes alloient de mal en pis. Il fut parfaitement guéri, non la premiere année, mais la ſuivante, par l'uſage des eaux tiédes de Bareges, en boiſſon & en bain, qui lui cauſerent une grande agitation dans tout le corps, des ſueurs, & un flux d'urine abondant.

OBSERV. XXe. Un homme bilieux, qui étoit travaillé de coliques violentes, & de maux de tête & de reins, inſupportables, fut guéri par les eaux de Bagneres, des fontaines Salut & Dupré, dont il uſa en boiſſon & en bain ; mais il fut ſujet depuis à des hémorrhoïdes qui fluoient de temps en temps.

OBSERV. XXIe. Une femme quadragénaire, devint enflée de tout le corps, à la ſuite d'une ſuppreſſion des regles, & elle perdit entierement l'appétit. Les eaux de Cauterès, de la fontaine de la Raliere, qu'elle prit en boiſſon, lui rendirent la ſanté, en lui procurant un flux hémorrhoïdal qui en fut le préſage.

OBSERV. XXIIe. Un homme d'une riche complexion, âgé de cinquante ans, & ſujet au flux hémorrhoïdal, trouve une reſſource prompte dans l'uſage des eaux Chaudes, chaque fois que ſon flux vient à ſe ſupprimer, en conſéquence des alimens dont il ſe gorge. Cette alternative durera juſqu'à ce que les excès de la bouche rendent le déſordre incurable pour une bonne fois.

OBSERV. XXIIIe. Les eaux de Bagneres, de la ſource Laſerre, en boiſſon & en bain, rétablirent, dans un jeune homme fort ſanguin, les hémorrhoïdes qui avoient diſparu depuis deux ans. Celles de la fontaine Salut guérirent auſſi un homme de lettres, d'une grande chaleur d'entrailles.

OBSERV. XXIVe. Un Gentilhomme exténué par une vie débauchée, fut attaqué d'abord d'un dégoût abſolu pour les alimens, & enſuite d'hémorrhoïdes borgnes ou ſeches fort douloureuſes. La fievre s'étant enſuite déclarée, & le Malade étant regardé comme ſans reſſource, attendu l'inefficacité des remedes qu'il avoit pris, il fut guéri par les eaux chaudes de Bareges, mêlées avec le lait. La boiſſon des eaux Bonnes guérit auſſi, en quinze jours, l'épouſe de Bernard II, Comte du Bigorre, d'un incube né d'hémorrhoïdes ſupprimées. Or qu'eſt l'incube, ſinon un conflit entre le diaphragme & les viſceres de l'abdomen?

OBSERV. XXVe. Un homme de 36 ans, mélancholique, étoit affligé d'un flux hémorrhoïdal fort abondant, & d'une lienterie qui l'avoit rendu si maigre & si foible, qu'il avoit désespéré de la vie, & ne vouloit pas même qu'on lui en rappellât le souvenir : les eaux chaudes de Bareges, bues seulement aux repas, & les bains tempérés qu'il prit ensuite, le guérirent dans l'espace de trente jours. Je guéris également un Mélancholique hémorrhoïdaire, & qui vomissoit le sang, par la boisson des eaux Bonnes, & par des saignées.

T. LI. J'ai dit autrefois que les eaux de notre Pays produisoient toujours quelque bon effet ; mais ce langage figuré, sentiroit ici le sectaire. Mon pere, instruit, par l'expérience, de bien des maux que causent les hémorrhoïdes dans nos Provinces, a toujours peu compté sur ses eaux dans ces affections. L'Ecole de Stahl nous a donné de fort belles remarques sur les hémorrhoïdes ; mais ces remarques sont trop génériques, & fondées sur un principe qui prête trop à la Nature. Les affections hémorrhoïdales ont, ainsi que toutes les autres affections, leurs temps & leurs périodes qu'elles parcourent ; elles se guérissent, ou par résolution, comme dans les Obſervations 24e. & 25e. ou en procurant un flux hémorrhoïdal habituel, qui prévienne les effets de la pléthore ſanguine, comme dans les Obſervations 21e. & 22e. ou bien en ſupprimant tout-à-fait ce flux, quand il eſt exceſſif & occaſionné par le dérangement de quelque viſcere, comme dans l'Obſervation 25e. Il en eſt de toute hémorrhagie, comme du ſaignement de nez, à l'égard duquel nous n'avons point de ſignes certains qui indiquent s'il eſt ſalutaire ou ſymptomatique. Ces ſignes ſont-ils même poſſibles à connoître ? Et y a-t-il un Praticien qui puiſſe les déſigner ? Qu'on ne nous diſe pas qu'ils doivent ſe tirer du tempérament, de l'âge, & de l'idioſyncraſie, ou de la diſpoſition particuliere du corps ; ce ſont-là des moyens trop vagues, & trop incertains ; nous demandons des ſignes bien démonſtratifs. L'eſtomac paroît toujours ſouffrir quelque dérangement dans les maladies dont nous faiſons l'hiſtoire ; deſorte qu'on pourroit aſſez bien mettre ces maladies au rang des ventrales.

OBSERV. XXVIe. Une jeune fille, âgée de quinze ans, en qui les regles n'avoient pas encore paru, étoit, depuis trois mois, atteinte d'une foibleſſe & d'un dégoût extrêmes qui avoient déja beaucoup terni l'éclat de ſon teint, & qui la maigriſſoient à vue d'œil. La boiſſon des eaux chaudes détermina, vers le huitieme jour, l'écoulement des regles, qui fut, peu après, ſuivi du recouvrement entier de ſa ſanté.

OBSERV. XXVIIe. Une fille de l'âge de vingt-ſix ans, qui n'avoit aucune incommodité, ſe plaiſoit à courir inconſidérément, dès le point du jour, au travers des prés, à la roſée, pour ſe rafraîchir; elle perdit ſes regles, & fut attaquée dès-lors de foibleſſe & de perte d'appétit, de maux d'eſtomac, & d'un mal-aiſe général. Les remedes d'uſage ordinaire ayant été employés inutilement, la Malade eut recours aux eaux de Bagneres, qu'elle prit en boiſſon, & enſuite aux bains tempérés de la fontaine Laſerre, qui ramenerent les regles le vingtieme jour, avec la ſanté.

OBSERV. XXVIIIe. Une femme maigre, ſaine d'ailleurs, fut guérie, d'une hémorrhagie de la matrice, par les eaux chaudes de Bareges coupées avec du lait; car lorſqu'elle les buvoit pures, elles lui cauſoient une chaleur & une fievre trop fortes.

OBSERV. XXIXe. Une autre perſonne, moins robuſte que la précédente, & attaquée de la même maladie, fut réduite à une telle extrémité par l'ufage des eaux de Bagneres, qu'on avoit défefpéré de fa vie, lorfqu'on la tranfporta à Cauterès. Les eaux de la fontaine de la Raliere, en boiffon, ayant beaucoup diminué l'hémorrhagie, dès le commencement du troifieme jour, & augmenté les forces de la Malade, elle recouvra entierement fa fanté, dans l'efpace d'environ vingt jours.

OBSERV. XXXe. Une femme robufte eut, après fa quatrieme couche, une perte qui s'augmentoit de temps en temps; fa matrice fe gonfloit & étoit dure, mais non fquirrheufe. Les eaux Bonnes, en boiffon & en bain, diffiperent la maladie. C'eft ainfi, comme on le rapporte, que fut guérie autrefois l'époufe de Roger V, Comte de Foix. Nos eaux ont donc le double avantage de pouffer les mois, & d'en modérer le flux exceffif. Ce que j'ai dit dans mes Effais, fur les eaux Bonnes, doit s'entendre, avec quelques reftrictions dont je parlerai ailleurs, des autres eaux de nôtre Pays. Je puis, d'après l'expérience que j'en ai fait, affurer qu'elles ont toutes des propriétés fingulieres au fujet des menftrues: il y a pourtant des exceptions à faire.

T. LII. Quel eft le Médecin qui n'a pas été témoin des ravages caufés par la matrice? En

En effet ſon département qui eſt très-étendu, la rend la ſource de bien des maux : faute d'être développée dans l'enfance, elle reſte ſans action : dans la vieilleſſe, elle eſt flaſque, & pour ainſi dire, à charge : dans l'âge moyen, comme le dit Wanhelmont, elle fait ſans ceſſe entendre ſa voix ; elle a ſon empire particulier qu'elle exerce ; elle donne des loix, ſe mutine, entre en fureur, & reſſerre & étrangle les autres parties, tout ainſi que le feroit un animal en colere : enfin il eſt rare qu'à cet âge la matrice n'ourdiſſe pas quelque maladie. Ceux donc qui ont cru qu'elle eſt purement paſſive, & que l'exercice de ſes fonctions dépend de la plethore du ſang, n'ont apperçu que des poſſibilités dénuées de tout fondement : la matrice eſt active ; elle ſent à ſa maniere : ainſi l'opinion de la plethore croule ; la médecine méchanique perd ici ſes droits, comme elle les perd dans bien d'autres cas ; car ſuivant les termes de Baillou ; l'eſpece d'orgaſme, & le grand nombre de ſymptômes qui précédent l'écoulement des regles, proviennent du mouvement ou de l'effort particulier que fait l'organe, qui par ſa nature eſt deſtiné à produire cet écoulement.

T. LIII. Quand la matrice ſe développe

d'une maniere réguliere, elle opere la crise des maladies de l'enfance : étant parvenue à son point de maturité, elle met depuis vingt jusqu'à trente jours environ, pour produire ses révolutions ordinaires. L'ordre de son travail est à-peu-près celui d'une fievre périodique, & l'évacuation qu'elle est destinée à produire, offre l'image de toutes les crises ou évacuations critiques qui ont lieu dans le corps vivant. Il est des maladies où la matrice n'a encore nulle part, comme dans l'Observation 26e. D'autres naissent du dérangement de son travail excrétoire, comme dans l'Observation 27e. Les 28e. & 29e. Observations démontrent que ce viscere favorise quelquefois l'hémorrhagie, loin de s'opposer à son cours ; ce qui vient de certains changemens que sa structure éprouve, & dont nous donnerons l'histoire dans la suite. Les maladies dépendantes de la menstruation, sont plus ou moins du ressort de l'estomac ; ce qu'on ne doit jamais perdre de vue, à cause de l'étroite liaison qui regne entre ces deux organes ; de maniere qu'on est en droit de rapporter les maladies mentionnées, à la classe des fievres stomachales, comme le prouvera le parallele que nous allons faire ci-après, des unes & des autres. C'est d'après les fondemens que nous venons d'établir, que Baillou a dit que les femmes en qui les regles sont supprimées, se plaignent d'une douleur d'estomac, & disent sentir un poids dans ce viscere.

OBSERV. XXXIe. J'ai vu beaucoup de malheureux hyppocondriaques, qui s'ennuyoient d'une vie qu'ils passoient dans mille traverses, mille craintes, s'observant avec la derniere rigueur, depuis la tête jusqu'aux pieds, & sentant des douleurs plus ou moins aiguës dans tous les membres; quelques-uns souffroient des douleurs dans le dos, des vertiges, & rendoient des vents par haut & par bas; d'autres étoient tremblans de tout leur corps, & leur figure décharnée avoit l'air de celle d'un cadavre; ils respiroient avec peine, & éprouvoient dans leurs intestins une grande agitation, accompagnée d'un sentiment d'une vive chaleur, qui changeoit à chaque instant de place; leur ventre se gonfloit & s'applatissoit irrégulierement, & ils se plaignoient d'un poids vers l'épigastre, comme s'ils y avoient eu un morceau de bois; ils jasoient sans cesse, assailloient les passans, & consultoient, comme c'est assez l'ordinaire, tous les Médecins indistinctement: de ces Malades, dis-je, quelques-uns parurent être guéris par l'usage des eaux chaudes, en boiſſon & en bain, & beaucoup d'autres en furent ſoulagés. J'ai parfaitement remarqué que ceux à qui ces eaux cauſoient une grande chaleur dans les entrailles, guériſſoient radicalement, s'ils perſévéroient dans leur uſage.

OBSERV. XXXIIe. Un homme quadragénaire, chagrin de n'avoir pas réuſſi dans ſes études, dans leſquelles il avoit employé beaucoup de travail, devint mélancolique, la vie & le commerce des hommes lui étoient à charge, & il ne trouvoit de tranquillité d'eſprit que dans une continuelle & profonde ſolitude. Il fut guéri par les eaux de Bagneres, de la fontaine Salut.

OBSERV. XXXIIIe. Une femme de qualité, âgée de 43 ans, étoit toujours, après ſes couches, travaillée d'envies de vomir, d'aigreurs, & d'un picotement dans l'eſtomac, pareil à celui qu'auroient cauſé des épines; elle fut radicalement guérie par les eaux de Bagneres, de la ſource Dupré.

OBSERV. XXXIVe. Les eaux Bonnes, en boiſſon, guérirent une fille de 25 ans, qui, quand elle avoit l'eſtomac vuide, éprouvoit un ſerrement vers la foſſette du cœur, avec de fréquens bâillemens, & une grande agitation dans les inteſtins, accompagnée de borborygmes fort incommodes, & qui étoient aiſément entendus des aſſiſtans.

OBSERV. XXXVᵉ. Un homme bilieux, fort appliqué à l'étude, & ſujet à de fréquentes & cruelles convulſions d'entrailles, but les eaux chaudes de Bareges, qui exciterent une fievre qui dura depuis le troiſieme juſqu'au ſeptieme jour : ayant enfin, après bien des ſouffrances des inteſtins, rendu des matieres albumineuſes ou gelatineuſes par haut & par bas, il parut être guéri après ces déjections.

OBSERV. XXXVIᵉ. De deux femmes, l'une qui étoit d'un eſprit vif & pénétrant, ſouffroit des convulſions cruelles dans le bas-ventre, avec des trémouſſemens de tout le corps, qui duroient des ſemaines entieres, & qui la reprenoient enſuite avec plus ou moins de violence, des vomiſſemens, & une oppreſſion de poitrine ſuffocative : l'autre, d'un tempérament plus délicat, étoit atteinte à-peu-près des mêmes ſymptômes : toutes deux étoient aſſez bien reglées, & avoient épuiſé les reſſources de l'Art ; elles avoient fait uſage d'adouciſſans, d'apozèmes, & du lait à grandes doſes, & enfin des eaux de Cauterès. Ayant été appellé, je jugeai à propos de leur faire quitter le lait, & de leur faire boire les eaux en plus grande quantité ; ce qui procura une chaleur beaucoup plus forte, & une fievre que terminoient des sueurs copieuses. Les bains tiedes qui furent ensuite mis en usage, rappellerent leur appétit, qu'elles avoient perdu presque tout-à-fait auparavant, & leurs forces & leur gaieté : la premiere fut trois mois sans éprouver la moindre convulsion, & la derniere se porta encore mieux.

OBSERV. XXXVIIe. Les pâles couleurs de toute espece, soit qu'elles attaquent les femmes mariées, ou les filles, soit qu'elles se rencontrent avec le flux des regles, ou pendant leur suppression, ou avec un flux menstruel excessif, rouge ou blanc, soit qu'elles soient compliquées avec mille autres accidens, parmi lesquels la dépravation de l'estomac & des intestins tient le premier rang ; (car, remarque Baillou, dans les pâles couleurs, l'estomac paroît relâché & avoir entierement perdu ses forces ;) ces affections, dis-je, sont tous les jours guéries par nos eaux, & l'on peut sur cela y recueillir de nombreuses Observations.

T. LIV. Les maladies que nous avons rapportées depuis la 31e. Observation, jusqu'à la 37e. approchent, par leur caractere, de toutes celles qui les précédent; les dernieres dépendent de la lésion des organes de l'épigastre, mais surtout de celle de l'estomac, comme dans les cas 33, 34 & 37. A cette lésion des organes sont jointes les affections de l'ame, poison subtil auquel bien des mortels, principalement les gens de lettres, sont en proie, leur esprit s'égare & semble rompre son lien physique; ils ne digerent point; & comme si leur savoir s'étoit changé en stupidité, ils ne savent pas seulement respirer, ni maîtriser l'impétuosité de leurs entrailles, qui leur suggere tant de folies. Il est fort ordinaire que les jeunes filles éprouvent de grands maux qui ont leur source dans la matrice, & portent le ravage dans tout le corps. Les pâles couleurs, suivant Baillou, tiennent un peu du vice de la rate: Hyppocrate joint à cette cause l'estomac & les reins; & Aretée l'intestin colon. Les fureurs de la matrice n'épargnent point les femmes mariées; mais les pâles couleurs ne reconnoissent pas toujours chez elles, cet organe pour cause. Cette affection, qu'on a appellée fievre d'amour, à cause de ses symptômes, & qui, dit Baillou, a je ne sais quoi qui rend sa dénomination impossible, est une fievre abdominale, qui tient le milieu entre les maladies aiguës & les chroniques;

elle parcourt ſes trois temps, & ſe termine ſouvent d'elle-même, ſi elle n'en eſt empêchée par des remedes mal adminiſtrés, qui l'irritent & l'aggravent : quand elle eſt parvenue à ſon dernier temps, on peut, ſans craindre d'offenſer les viſceres, tenter de la guérir par des évacuations. Le ſuccès n'eſt pas auſſi certain dans le ſecond temps ; & dans le premier, on courroit riſque de l'aigrir en donnant des remedes. Cette fievre demande donc, pour être bien gouvernée, un Médecin très-prudent & très-éclairé, un Médecin qui ſache la conduire au temps de l'excrétion ; ce qui n'eſt pas toujours aiſé, ſur-tout dans les femmes en qui les remedes operent difficilement, s'ils ne nuiſent pas. Au reſte, nos eaux adminiſtrées avec une ſage précaution dans cette maladie, y produiſent ſouvent de bons effets.

T. LV. Les Obſervations 31e. 36e. &c. démontrent que les pâles couleurs, comme toutes les autres affections, connues ſous le nom d'hypocondriaques, quand elles ſont invétérées & enracinées, peuvent & doivent, pour être promptement guéries, être changées de chroniques en aiguës. Ces mêmes Obſervations appuyent la maxime, que la fievre fait ceſſer le ſpaſme, & que de particuliere elle peut être rendue générale.

On pourroit peut-être auſſi en inférer, que les remedes adouciſſans, que pluſieurs preſcrivent avec excès dans l'hyppocondriaſie, n'y conviennent pas, au moins dans tous les états de la maladie; qu'ils ne font que l'étouffer, l'aſſoupir & la défigurer, ſans la conduire à ſa fin; & qu'ils la font dégénérer ſouvent de ſimple & réguliere qu'elle eſt, en une ſource féconde d'autres maux. Pourquoi donc redoute-t-on ſi fort l'uſage des remedes actifs? Pourquoi ne voit-on qu'avec indignation & effroi, des ſymptômes qui, quoique violens, ſont exempts de danger, & la marque d'un vigoureux effort de la Nature prête à achever ſon ouvrage, en procurant une évacuation complette? L'art de guérir une maladie auſſi promptement & auſſi ſurement qu'il eſt poſſible, c'eſt de la conduire par tous ſes temps, ſur-tout depuis celui de ſa maturité, juſqu'à celui de l'excrétion, quand cette excrétion peut s'obtenir. L'aménité dans le traitement, eſt la derniere choſe dont s'occupe un Médecin, qui veut efficacement triompher des maladies; il craint de les aggraver, en affoibliſſant les forces, comme cela arrive quelquefois. Il eſt certain que quoique les remedes échauffans augmentent les forces, ils cauſent quelquefois moins de chaleur, que les rafraîchiſſans même qu'on vante ſi fort. La médecine, dit mon pere, qu'on plie au goût des Malades, n'eſt pas le dernier des jeux de l'enfance, & la maxime reçue, que ce qui plaît au goût, fait du bien à la poitrine, aux reins, à l'eſtomac, eſt mal fondée, pour ne pas dire abſurde. Rafraîchir, c'eſt réſoudre : or la réſolution eſt l'ouvrage de la fievre. De même des choſes très-contraires, ne le ſont point quelquefois, eu égard au tempérament. Cependant, pour ne pas autoriſer à vexer les Malades par des remedes trop violens, ou trop dégoûtans, nous dirons que l'excès en tout eſt un mal que l'homme ſage ſait éviter.

T. LVI. Les maladies de l'abdomen, dont nous parlons actuellement, ſe terminent, pour l'ordinaire, par les hémorrhoïdes, par un flux menſtruel, ou par des ſueurs, ou bien par la ſortie d'une matiere albumineuſe, qui ſe trouve logée dans les inteſtins. Ces maladies ſont donc de vrais efforts excrétoires, qu'il eſt beſoin quelquefois de ſolliciter vivement. Parlons de la colique des Peintres. Quelques-uns (d'après l'expérience) combattent cette maladie par les forts purgatifs, & prétendent que les huileux & les adouciſſans, y ſont nuiſibles. D'autres, au contraire, n'employent que les adouciſſans, la ſaignée, & les huileux, & condamnent ou abandonnent l'uſage des purgatifs forts. L'obſervation peut terminer ce différend. La colique des Peintres, ſuivant que je l'ai remarqué, a ſes trois temps, ſes jours & ſes heures, qu'elle parcourt régulierement. On peut, dans le commencement, employer les remedes huileux, qui alors ne font pas toujours reverdir la maladie, mais auſſi qui ne la jugent pas. Il eſt d'ailleurs une maxime favorable à l'uſage des adouciſſans; ſavoir, que l'Art guérit quelquefois une maladie par une ſage inaction. Les forts purgatifs guériſſent la colique dont il s'agit, étant donnés ſur la fin du ſecond temps, & mieux encore dans le troiſieme : donnés dans le premier, ils l'étranglent à leur maniere, tout comme les huileux, qui énervent auſſi, d'une maniere particuliere, l'action des entrailles, & reſtent ſouvent ſans effet. Le mieux eſt donc, pour ordonner ces ſortes de remedes, d'attendre quelques jours; cette attente au moins n'a point d'inconvéniens. On a beau purger au commencement de la maladie, elle va ſon train pendant les quatre ou ſix premiers jours; elle s'augmente enſuite ordinairement juſqu'au 9e. ou 12e. jour, & au-delà; & enfin elle finit par ſes évacuations.

Les huileux qu'on donne dans le ſecond & le troiſieme temps, ſont nuiſibles, parce qu'ils s'oppoſent au travail de l'excrétion; les purgatifs feroient moins mauvais, même au commencement de la maladie; mais tout cela demande du jugement & de la ſagacité. Il ne faut pas omettre de dire qu'il y en a qui ſont guéris de la colique en queſtion, ailleurs que dans les endroits où l'on n'a de foi que dans les purgatifs. Il eſt vrai auſſi que les remedes de cette nature, violens, n'y cauſent pas peu de récidives. Il y a donc encore bien des choſes, & plus qu'on ne penſe communément, à éclaircir ſur cette matiere. Le point eſſentiel feroit de déterminer les vrais ſignes qui indiquent ou contr'indiquent, ſoit les purgatifs même très-actifs, ſoit l'opium, l'expectation, les véſicatoires, les ſudorifiques, ou la ſaignée. J'ai quelque lieu de croire qu'on pourra un jour, à l'aide de l'obſervation, reconnoître ces ſignes, quoique je n'oſaſſe pas répondre qu'on y parviendra. Au reſte la colique des Peintres eſt une vive image de beaucoup de maladies, qui ont leur ſiege dans les hyppocondres: elle confirme ce que nous avons dit dans le texte précédent; & on peut la ranger, ainſi que les autres affections de l'abdomen, dans la classe des nervales, ou dans celle des humorales, selon le caractere qu'elle prend, & auquel on doit faire attention dans le traitement. C'en est assez sur ces maladies de l'abdomen : faisons voir maintenant qu'elles sont la source d'autres affections.

OBSERV. XXXVIIIe. Un homme d'un tempérament bilieux, qui étoit attaqué, depuis deux ans, d'un hoquet si violent, qu'il ne pouvoit fort souvent parler ni respirer, fut guéri par un long usage des eaux de Bagneres de la fontaine Dupré, en boisson.

OBSERV. XXXIXe. La boisson des eaux Chaudes guérit radicalement une fille des pâles couleurs & du hoquet, en rétablissant ses regles.

T. LVII. Le hoquet, dont la cause appartient quelquefois, soit à l'ésophage, soit à l'estomac, est toujours un soubresaut du diaphragme, irrité ou immédiatement, ou par les visceres circonvoisins. Cette irritation, cette compression qu'éprouve le diaphragme dans le hoquet, ne dépendroit-elle point du déplacement des parties ? Traitant autrefois, avec un autre Médecin, une personne atteinte de cette maladie, nous mîmes inutilement en usage tous les moyens que l'expérience, la raison, & les livres purent nous fournir : ce ne fut qu'au bout de quinze jours que nous la guérîmes sur le champ, en serrant très-fortement les hyppocondres, l'épigastre, & le dos du Malade, avec une serviette. Ce fait, & quelques-autres semblables que je pourrois citer, ne donneroient-ils pas sujet de penser, que la médecine méchanique, qui consiste dans les ligatures, les pincemens, les compressions, & l'application des topiques, est trop négligée par quelques Modernes ? Et ne pourroit-on pas accuser Freind d'avoir un peu trop légérement taxé ces remedes, de remedes vains ? Il conviendroit peut-être mieux de dire que leurs vertus, & la maniere de les appliquer, sont encore presque tout-à-fait ignorées.

OBSERV. XLe. Les eaux Bonnes guérirent une jeune fille qui éprouvoit des tremblemens du diaphragme, & des secousses violentes de toute la région épigastrique ; avec une rétraction des fausses côtes en-dedans, & une grande difficulté de respirer quand elle marchoit.

OBSERV. XLIe. Parmi les maladies de l'Observation 37e. qui sont fort souvent accompagnées de convulsions de l'épigastre & de difficulté de respirer, une sur-tout qui affligeoit une jeune fille, mérite d'être rapportée : elle avoit tant de peine à respirer, qu'elle ne pouvoit faire aucun pas sans craindre d'être suffoquée; & quand elle s'efforçoit de monter, elle pâlissoit, suoit, & tomboit de foiblesse, tellement qu'on l'eut prise, dans cet état, pour morte : elle fut guérie par les eaux Chaudes, en boisson.

T. LVIII. Voilà des exemples du combat qui s'éleve quelquefois entre les intestins & le diaphragme. C'est de ces dissentions que naissent ces douleurs vives, qu'on sent bien souvent vers la cloison transversale. J'ai vu une jeune fille robuste, dont le ventre s'applatit tellement peu d'heures après avoir été saignée du bras, aux approches de ses regles, que les muscles de l'abdomen touchoient l'épine, & qu'on appercevoit l'aorte à l'endroit du nombril : le diaphragme s'étant en même-temps retiré vers les côtes supérieures, il causa l'étranglement du cœur & du poumon, & ensuite une apoplexie, de laquelle la Malade mourut le troisieme jour. Hyppocrate distingue quelquefois les maladies par le siege qu'elles occupent, soit au-dessus ou au-dessous du diaphragme. Cette distinction mérite de grands égards; car il y a bien des maladies que l'on croit exister au-dessus du diaphragme, & qui réellement existent au-dessous, comme ſont la plupart des affections aiguës du poumon. Ne pourra-t-on jamais bien connoître les maladies, que produit le diaphragme, par ſon refoulement vers le thorax, & trouver le moyen de le ramener à ſa courbure naturelle? Les bons effets qui réſultent ſi ſouvent de l'uſage de l'émétique, ne proviendroient-ils pas de l'applatiſſement qu'il cauſe au diaphragme?

OBSERV. XLIIe. Une fille âgée de 28 ans, fut guérie d'une palpitation de cœur, habituelle, par les eaux de Bagneres de la fontaine Laſerre, en boiſſon & en bain. Parmi les Malades de l'Obſervation 31 & 37e. dont pluſieurs étoient affligés de palpitations de cœur, une fille ſur-tout qui n'étoit pas réglée, éprouvoit des ſecouſſes ſi violentes de ce viſcere, que tout ſon corps en étoit ébranlé, & qu'on eut dit, pour nous ſervir des expreſſions de Baillou, que ſon cœur extravaguoit; ce qui arrive ſouvent dans les pâles couleurs, ajoute le même Auteur: elle fut guérie par la boiſſon des eaux Chaudes, qui donna lieu à l'écoulement des regles.

T. LIX. Il eſt très-évident que ces palpitations tiroient uniquement leur ſource de l'abdomen, & que par conſéquent on doit les y rapporter. Les Médecins Cliniques n'ignorent pas la grande ſympathie

ſympathie qui regne entre l'eſtomac & le cœur. Il ſeroit fort à ſouhaiter que quelqu'un donnât la théorie du pouls, en l'étayant ſur ces obſervations & autres ſemblables. Certainement le cœur ſe reſſent des changemens qui ſe paſſent dans l'épigaſtre; car outre que le pouls ſouffre différentes modifications pendant le travail de la digeſtion, le cœur lui-même bat ſouvent irrégulierement dans beaucoup de perſonnes, ſur-tout ſi la digeſtion eſt un peu laborieuſe: mais puiſque les organes de la digeſtion produiſent des changemens très-remarquables dans l'action du cœur, l'on peut tenir pour certain qu'ils en produiſent auſſi dans toutes les autres parties; c'eſt-à-dire que toutes les parties du corps empruntent de ces organes plus ou moins de leurs forces & de leurs mouvemens, & qu'on doit eſtimer dans le même rapport leur état ſain & leurs léſions.

OBSERV. XLIIIe. Une femmelette d'un tempérament phlegmatique, fut guérie d'une chaleur de poitrine inſupportable, par les eaux de Bagneres de la fontaine Dupré, qui lui procurerent d'abondantes excrétions du ventre. Pluſieurs de ceux dont il eſt parlé dans les Obſervations 31e. & 37e. qui éprouvoient de pareilles ardeurs de poitrine, des difficultés de reſpirer & des aſthmes légers, furent également guéris par nos eaux souffrées, qui peuvent être regardées comme une ressource assurée & presque unique dans ces maladies.

OBSERV. XLIVe. Un sujet d'un tempérament bilieux, sec & ardent, qui souffroit une douleur & un serrement de poitrine continuels, fut parfaitement guéri en buvant abondamment des eaux de Cauterès de la fontaine la Raliere, qui exciterent vivement l'action de l'estomac, & procurerent un grand appétit au Malade, appétit qui étoit auparavant fort languissant.

T. LX. Les Malades imputent bien souvent à leur poitrine des maux qui dépendent de l'estomac, ou d'autres visceres de l'abdomen grippés contre le diaphragme. Je voudrois que les Médecins méditassent souvent ces paroles de Skenkius; que le foie, la rate ou l'estomac, quittant leur place, s'élevent quelquefois jusques dans la cavité de la poitrine, en surmontant l'effort du diaphragme, & qu'ils causent l'étranglement du cœur, du poumon, & de la trachée artere : on conçoit par-là pourquoi les lavemens causent souvent de bons effets dans ces sortes d'étranglemens : ils ramenent en bas le colon s'il est plein de matieres; car sans la présence de ces matieres, les lavemens pourroient nuire. Il arrive aussi quelquefois dans ces cas, que les Malades sentent sur un des côtés, ou par tout le corps, une pression qui se fait de bas en haut, comme si on les enlevoit, ou comme s'ils devoient s'envoler, ainsi qu'ils le disent eux-mêmes. J'ai vu des Médecins être au comble de leur joie, quand ils rencontroient de ces sortes de cas, fut-ce même des maladies très-aiguës, dans lesquels les matieres contenues dans les intestins paroissoient l'être dans la poitrine. Ces faits qui déconcertent certains Praticiens, cadrent très-bien avec l'expérience, par exemple, avec les Observations qui attestent la fréquente utilité de l'émétique & des purgatifs dans les maladies aiguës de la poitrine.

OBSERV. XLVe. Les eaux Bonnes sont, pour ainsi dire, spécifiques dans les affections catarrhales, vulgairement connues sous le nom de rhumes : leur maniere d'agir est d'exciter une petite fievre qui mûrit promptement la maladie, & amene l'expectoration.

OBSERV. XLVIe. Un homme & une femme furent guéris d'un catarrhe chaud qui les fatiguoit depuis plusieurs années, par une longue boisson des eaux de Bagneres de la fontaine du Prieur. Se feroit-il des amas de pituite dans la poitrine ?

OBSERV. XLVIIe. Une femme étoit attaquée, depuis sa derniere couche, d'une toux, avec une forte oppression de poitrine, & une grande cuisson à la gorge, & de plus son estomac faisoit difficilement ses fonctions : l'usage du lait l'ayant fait enfler par tout le corps, & rendue sujette à des sueurs nocturnes, elle but, (c'étoit alors le troisieme temps de la maladie,) les eaux Bonnes qui procurerent une expectoration abondante, & dissiperent tous les symptômes dans l'espace de quinze jours.

OBSERV. XLVIIIe. La renommée porte que Fagon, premier Médecin du Roi, guérit radicalement un asthme par les eaux de Bareges, qu'il fit prendre d'abord en boisson. Ce fait a été depuis consigné dans l'histoire. Quant à moi, voici ce que j'ai vu. 1°. Quatre Asthmatiques, deux vieux & deux jeunes, à qui les eaux de Bareges, en boisson, procurerent une expectoration abondante, & du soulagement. 2°. Deux autres Asthmatiques que les eaux de Bareges incommoderent d'abord, & en qui elles ne produisirent depuis aucun effet sensible. 3°. Un vieillard sujet autrefois à un flux hémorrhoïdal, & à un asthme avec une grande oppression, lequel fut beaucoup soulagé par une abondante expectoration, excitée par les mêmes eaux. 4°. Un Gentilhomme bilieux, lequel étoit atteint depuis douze ans, pendant l'été, d'un asthme qui disparoissoit aux approches de l'automne : la boisson des eaux chaudes de Bareges, sans lui causer ni excrétion, ni commotion sensible dans la poitrine, le préserva cette année de son attaque. 5°. Une jeune fille affligée de violentes convulsions de la poitrine, du diaphragme & du cœur, laquelle se trouvoit bien de l'usage des eaux de Cauterès, où elle avoit été envoyée de celles de Bareges, dont la boisson avoit fait craindre la suffocation de matrice.

OBSERV. XLIXe. Une Dame de qualité devint rauque après ses couches, & elle ressentoit une telle oppression de poitrine, que le mouvement seul de la promenade la suffoquoit ; ses regles avoient aussi manqué de paroître dans le temps. N'ayant retiré aucun soulagement des remedes ordinaires, elle but les eaux Bonnes qui dégagerent la poitrine, & rétablirent l'écoulement menstruel.

OBSERV. L^e. Une forte toux périodique, accompagnée de difficulté de respirer, & souvent d'un vomissement de matiere pituiteuse, fut guérie radicalement par la boiſſon des eaux de Cauterès de la fontaine la Raliere.

T. LXI. La toux, la difficulté de reſpirer, certains accès d'aſthme qui ſont autant de ſymptômes ou de phénomenes d'une fievre pectorale, ſe guériſſent ſouvent par les crachats ; ſouvent même le catarrhe le plus léger, quoi que l'on faſſe, n'élude pas cette voie de terminaiſon, & les adouciſſans n'en procurent pas toujours une guériſon parfaite. D'ailleurs les perſonnes affectées de ces maladies, éprouvent quelquefois dans les entrailles des changemens ou un bien être, dont un Médecin attentif peut s'appercevoir, & qui eſt très-favorable à la criſe qui doit ſe faire. Les toux ſtomacales, comme étoit celle de l'Obſervation 50e. attaquent fort ſouvent les enfans, & les adultes n'en ſont pas tout-à-fait exempts. J'ai oüi parler, dit Baillou, de douleurs d'eſtomac ſi vives, occaſionnées par la toux, & principalement par les toux ſeches, qu'on avoit été contraint de rémédier promptement aux déſordres de ce viſcere lui-même. On a vu même, ſuivant le rapport de Baſſius, l'inteſtin duodenum produire un aſthme périodique par ſa grande expanſion.

OBSERV. LIe. Une jeune fille qui avoit, depuis un mois entier, tout-à-fait perdu l'usage de la voix & de la parole, à la suite d'une fievre putride, étoit languissante & fort triste. Elle faisoit assez bien ses autres fonctions, mais elle n'étoit occupée jour & nuit que du recouvrement de sa voix, ainsi qu'elle le faisoit entendre par des signes bouffons. On ne voyoit dans la cavité de sa bouche, ni dans sa gorge, rien qui dénotât la maladie. Vers le 7e. ou 8e. jour de l'usage des eaux de Bagneres de la fontaine la Reine, en boisson, & de celles de Salies, en gargarisme, la Malade prononçoit distinctement quelques mots par hazard, parmi le grand nombre qu'elle essayoit de dire à voix basse. Enfin ayant parfaitement recouvré la parole, en continuant le même traitement, elle se dédommagea abondamment du silence qu'elle avoit été obligée de garder. Une autre Malade fut également guérie en buvant les eaux de Bagneres de la fontaine Dupré.

OBSERV. LIIe. Une femme desséchée par le marasme, & dont la voix étoit presque éteinte, fut guérie par les eaux & les bains tempérés de Bareges. C'est ainsi que les Malades des Observations 31 & 37e. dont plusieurs étoient attaqués d'aphonie, d'enrouement, mais sur-tout de serrement & de tumeurs dans la gorge, étoient tous guéris par nos eaux, dès qu'elles avoient emporté la maladie principale.

T. LXII. Les maladies du larinx & du pharinx, dont il s'agit, doivent donc être rangées dans la classe des symptomatiques, & rapportées à une lésion de la matrice, ou de quelqu'autre viscere. C'est ce que l'on sait assez, quoiqu'on ne connoisse pas encore parfaitement le méchanisme de la voix & de la parole, ni bien des maladies de la gorge dépendantes des organes de l'abdomen. Il est au moins certain, ainsi que l'observe Baillou, que dans ces affections, on doit toujours faire attention à l'état des hypocondres. Au reste on ignore trop communément que les membranes de l'abdomen, de la poitrine & de la tête, se réunissent au col, où elles forment un merveilleux entrelacement, qui le rend sujet à un grand nombre de maux. Certains Médecins regarderent l'aphonie de l'Observation 5e. comme le produit de la pesanteur de l'estomac. Ainsi l'on voit des convalescens, après des maladies aiguës, à qui la faim, accompagnée d'une démangeaison dans les organes de l'épigastre, ôte la voix. Ne pourroit-on pas attribuer à de ſemblables ſources, le changement de la voix qui ſe fait à l'âge de puberté, ſouvent preſque ſubitement ? Les Médecins Praticiens ſavent que la langue eſt l'interprete fidele de l'état des entrailles ; ce qui s'explique, ſi je ne me trompe, par la réunion des membranes entr'elles : du moins l'Obſervation prouve-t-elle que cette réunion favoriſe le tranſport des oſcillations de l'eſtomac & de l'éſophage aux parties ſupérieures : cette même ſympathie des membranes explique auſſi pourquoi dans une forte angine, le relâchement ſubit du ventre eſt mortel. J'ai vu ſe faire, dans un cas de cette eſpece, un affaiſſement de la région épigaſtrique, ſi prompt, qu'on ne pouvoit pas douter de ſa correſpondance avec le col.

OBSERV. LIIIe. Un jeune homme d'un tempérament bilieux, qui avoit une horrible puanteur de bouche, fut guéri, ainſi qu'un autre qui avoit une amertume de bouche habituelle, par la boiſſon des eaux de Bagneres de la ſource Dupré.

OBSERV. LIVe. Une jeune fille, dont les gencives étoient fort gonflées, & qui ſalivoit beaucoup, fut guérie par la boiſſon des eaux de Bagneres de la fontaine Dupré. Ces eaux remédient aux douleurs des dents, & en préviennent les retours, en ranimant les fonctions de l'estomac, que l'on sait être bien souvent la cause de ces douleurs périodiques, sans parler de la matrice qui y a aussi, sans contredit, sa part, suivant le témoignage même des femmes, qui disent que dans leur grossesse, ou dans les maux qu'elle entraîne, leurs gencives se gâtent, & leurs dents s'affectent de carie. Comme je traitois un jour un flux de bouche presque séreux, avec les topiques ordinaires, vint un vieux Routier, qui ayant fait prendre un purgatif, pour abattre, disoit-il, les fumées de l'estomac, & prescrit les eaux Chaudes en boisson ordinaire, vint à bout, dans quatre jours, de nétoyer la bouche parfaitement. Cette méthode, que j'ai employée depuis, me réussit. Des exemples semblables qui reviennent dans la pratique, peuvent servir beaucoup à ceux qui savent tirer parti des plus petites choses. Ceux, dit Hyppocrate, dont le nez flue, sont soulagés par le vomissement & la diarrhée; par conséquent ces flux du nez, de la bouche, & du gosier, tirent ordinairement leur source de l'estomac & des intestins. Vous donc, personnes du beau sexe, pour avoir moins besoin de recourir aux topiques pour les dents, soyez plus réservées sur l'usage & l'apprêt des viandes! Outre que ces remedes ne guériſſent pas les maux que votre eſtomac énervé produit ſur vos gencives, vous courriez riſque de vous attirer, par votre indiſcrétion, quelque maladie funeſte de la part de ce viſcere. J'ai vu une femme qui prévoyoit les attaques d'un mal de dents auquel elle étoit ſujette, par un ſentiment d'aigreur qu'elle éprouvoit du côté de l'épine du dos, vis-à-vis de la foſſette du cœur, à l'endroit où ſe termine l'éſophage. Il y a auſſi des affections des gencives qui déſignent le côté affecté d'un viſcere.

OBSERV. LVe. Un Eccléſiaſtique âgé de 35 ans, ſec & bilieux, fut atteint d'une cruelle migraine, dont les accès, aſſez rares d'abord, devinrent enſuite journaliers, & le prenoient régulierement tous les ſoirs. Après mille remedes tentés inutilement, les eaux de Chaudes employées en boiſſon & en bain pendant trente jours, l'ont garanti depuis un an de tous les aſſauts de cette maladie rébelle.

OBSERV. LVIe. Une femme, quoique bien réglée, devint ſujette à une migraine, dont les retours étoient conſtamment précédés d'une conſtipation du ventre, abſolue. Les eaux de Bagneres de la fontaine Salut, bues pendant le jour, & celles de la fontaine la Reine, le matin, ouvrirent le ventre, & firent diſparoître la migraine.

T. LXIII. Perſonne n'ignore que la migraine naît très-ſouvent de l'eſtomac : ceux qui y ſont ſujets diſent eux-mêmes qu'une diarrhée ou un vomiſſement, accompagnés ordinairement d'une fievre critique bien marquée, les délivrent entierement : mais je ne penſe pas qu'il ſoit poſſible de prouver que cette maladie doit ſon exiſtence à des matieres viſqueuſes & âcres, introduites des premieres voies dans le ſang, par les vaiſſeaux lactés, & portées enſuite au cerveau, où, en cauſant des irritations & des obſtructions, elles déterminent les accès de différente durée, d'un, de quatre, ou de ſept jours. N'y a-t-il pas plus de probabilité à attribuer la migraine à l'irritation qu'éprouvent les nerfs gaſtriques, dont quelques rameaux ſe diſtribuent à la membrane pituitaire, ou bien aux ſecouſſes des membranes qui ſont communes au cerveau & à l'eſtomac? Ainſi la migraine dépendra, ſans parler des cauſes particulieres à la membrane pituitaire, d'un vice de l'eſtomac produit par une matiere ſaburreuſe ou bilieuſe, qui ſuſcite la fievre, & irrite la portion de ce viſcere correſpondante à la tête. Ce que remarque Hyppocrate, que la maladie réſide dans la partie ſouffrante ou en travail, n'eſt donc pas vrai ſans exception ; car, dit Baillou, ce n'eſt pas toujours à l'endroit où l'affection a fondé ſon ſiege, qu'on ſent la douleur, comme ce n'eſt pas toujours dans la partie douloureuſe que la maladie ou ſa cauſe premiere réſident. Hyppocrate n'ignoroit pas, ſans doute, ces vérités, puiſqu'il dit qu'on doit remonter à la cauſe premiere, au principe des maladies, maxime qui a paſſé en axiome parmi les dogmatiques.

T. LXIV. Il eſt bien important de remarquer que la migraine, ou ſes accès ne ſont bien ſouvent qu'un ſymptôme du redoublement de quelque maladie chronique, qui a ſa marche particuliere, ſes périodes & ſes temps qu'elle parcourt, & qu'il ſeroit difficile & même dangereux de vouloir changer. Bien ſouvent auſſi la migraine eſt le fruit des révolutions de l'âge. De ce qu'elle eſt entée ſur quelque maladie chronique, il n'eſt pas ſurprenant qu'elle ſoit très-familiere aux hémorrhoïdaires, aux femmes qui ſont privées de leurs regles, ou qui ſont affectées de quelque maladie lente de l'abdomen, ainſi qu'il arrive ſouvent ; quelquefois elle ſe change d'elle-même en une autre affection, ou bien elle lui ſuccede, & alors quoiqu'elle ne montre pas d'abord un caractere bien décidé, elle n'eſt pas moins une maladie de la claſſe de celles qui ſont énoncées dans le texte 43. Il eſt maintenant facile de dire pourquoi la véſicule du fiel a été trouvée gorgée de bile, & fort diſtendue dans des perſonnes mortes de la migraine. La douleur de tête qu'on nomme le clou, à cauſe de ſa reſſemblance avec celle que pourroit cauſer un clou qui ſeroit enfoncé dans les chairs ; la céphalalgie, les tintemens d'oreilles, les vertiges, & les autres affections de cette eſpece, reconnoiſſent toutes la même ſource que la migraine.

OBSERV. LVIIe. Les regles s'étant ſupprimées dans une fille, elle fut attaquée de la fievre & d'une cruelle douleur de tête, au côté droit : les remedes ordinaires ſemblerent d'abord lui faire quelque bien ; mais bientôt la douleur ſe réveilla avec plus de violence. L'uſage des eaux de Cauterès, en boiſſon & en bain, ne tarda pas à procurer un bon appétit, une tranſpiration abondante, & le rétabliſſement des regles ; de maniere que la Malade diſoit qu'on lui rendoit ſa tête, & qu'elle même étoit rendue à la ſanté.

OBSERV. LVIIIe. Une femme de 35 ans, aſſez bien réglée, étoit depuis long-temps en proie à une migraine : malgré les remedes qu'elle prenoit, ou peut-être pour raiſon de leur mauvaiſe administration, la douleur s'empara de toute la tête ; cette douleur étoit périodique : elle fut parfaitement guérie par les bains tempérés de Bareges, & ſes eaux chaudes en boiſſon, qui vers le 15ᵉ. jour, procurerent des déjections critiques purulentes par les narines.

OBSERV. LIXᵉ. Un Hypocondriaque & une jeune fille, tous deux attaqués du vertige, burent les eaux Chaudes, qui, par leur effet énergique, leur ôterent d'abord le ſommeil, mais qui leur rendirent la ſanté, en diſſipant la pareſſe de leur ventre.

OBSERV. LXᵉ. Les eaux Chaudes & les autres, priſes en boiſſon & en injection, guériſſent ſouvent certaines duretés d'oreilles, & certaines eſpeces de ſurdités. Suivant la tradition, on regardoit anciennement les eaux de Bagneres de la fontaine Saint Roch, comme ſpécifiques dans ces affections. J'ai vu une fille tout-à-fait ſourde depuis deux ans, être guérie par les eaux de Bareges : le retour des regles rendit cette guériſſon radicale, en achevant la criſe de la maladie.

OBSERV. LXIᵉ. Une femme mal reglée, étoit attaquée d'une ophtalmie, & d'une fievre irréguliere, avec des maux d'estomac presque continuels : les vésicatoires, les sudorifiques, les adoucissans, le laitage, les mercuriaux & les anti-scorbutiques, n'ayant produit aucun soulagement, la boisson & les bains des eaux de Cauterès de la fontaine la Raliere, emporterent dans dix-huit ou vingt jours, la fievre & l'ophtalmie, & rappellerent l'appétit que la Malade avoit entierement perdu.

OBSERV. LXIIe. Un homme âgé de 34 ans, d'un tempérament fort chaud & fort sec, fut guéri d'une vive chaleur d'entrailles, & d'une rougeur aux yeux par les eaux de Bagneres de la fontaine Salut.

T. LXV. D'après les faits que j'ai rapportés, & que tout Médecin a vus, ou peut voir dans sa pratique, je ne pense pas qu'on puisse douter de l'influence des lésions des visceres de l'abdomen, sur la tête & la poitrine. En effet les organes de ces parties doivent être considérés, comme une masse qui a le diaphragme pour base, base dont le propre est d'être mobile, & d'exercer des mouvemens doux & réguliers dans l'état de santé : par conséquent les différens désordres des visceres du ventre ne manqueront pas d'en produire sur le diaphragme, qui à son tour, soit en irritant les

les membranes du cerveau & de la poitrine, soit en les distendant ou en les relâchant, doit nécessairement porter le trouble dans ces parties : ce qui appuye nos maximes du T. 40e.

T. LXVI. Hyppocrate a remarqué que les affections des parties inférieures sont difficiles à guérir, & dangereuses; mais l'expérience fait voir que celles des parties supérieures, tant aiguës que chroniques, le sont encore davantage; car quoiqu'elles ne paroissent d'abord intéresser qu'une seule partie, l'œil, la bouche ou le gosier, il arrive souvent que toute la masse cellulaire, située au-dessus du diaphragme, & qui appartient à ces différens organes, est plus ou moins affectée, serrée ou comprimée. C'est par le moyen de cette masse cellulaire, que les rhumes se jettent sur la poitrine; que les éréspyeles du visage se guérissent par les crachats, & que l'angine se change en péripneumonie : ce changement, quand il arrive subitement, est mortel; il indique la ruine totale du diaphragme, celle du tissu cellulaire, & de tous les organes auxquels il sert d'appui, organes qui manquent dès-lors d'un ressort suffisant pour opérer une bonne crise.

T. LXVII. Je ne dis ni ne puis penser que dans

ces métastases la matiere de l'excrétion coule toujours & sans interruption, d'un lieu dans un autre ; elle se gonfle & mûrit par dégrés, & de couche en couche, de lame en lame, elle parvient jusqu'à l'endroit où se forme le noyau de la maladie. Une femme enceinte, dit Brassevole, qui mangeoit souvent de la glace, fut attaquée d'une violente toux & d'une douleur d'estomac, & elle digéroit avec beaucoup de peine : sa guérison s'opéra dans l'ordre qui suit ; la toux cessa la premiere, la douleur disparut ensuite, & enfin l'estomac recouvra ses forces. Ainsi voilà trois maladies, la toux, la douleur d'estomac, & la difficulté de digérer, qui se guérissent l'une après l'autre ; la poitrine, comme la plus éloignée, fut la premiere délivrée, ensuite cessa la douleur qui étoit occasionnée par la difficulté de digérer. Je ne citerai pas mes propres observations à cet égard, qui pourroient être suspectées ; mais je dirai qu'on peut appercevoir un ordre semblable dans la guérison de la plupart des maladies, pourvu qu'on sache en démêler les phénomenes. Ainsi dans les maladies aiguës, le bout de la langue rougit & se nétoye le premier ; ce qui peut indiquer autre chose, que ce qui est indiqué lorsque la superficie se pele par parcelles, ou que sa pointe se séche à diverses reprises. Ainsi dans l'éréſypele, & la petite vérole, la dessication se fait d'abord au visage, ensuite au col, & successivement à la poitrine & aux extrémités inférieures. De même des narines humides annoncent quelquefois l'expectoration dans les maladies aiguës : les yeux & le visage annoncent aussi au Médecin intelligent l'état des entrailles, & sur-tout les révolutions heureuses qui s'y passent. Il semble encore, dans certaines affections du cerveau, à en juger par l'abattement extrême du visage, que la mort commence par les parties supérieures, le front, les yeux, & qu'elle descende ensuite. Telle est donc, quelle qu'en soit enfin la cause, la marche ordinaire des révolutions morbifiques, de commencer par les extrémités de la masse cellulaire située au-dessus du diaphragme, & de s'étendre par dégrés jusqu'à lui : on peut, d'après ces principes, expliquer un fait de pratique intéressant, savoir pourquoi une partie est la premiere, & ensuite la derniere affectée, ainsi qu'il arrive souvent, dans les maladies aiguës. C'est une remarque de Mercurial. L'explication de tous ces phénomenes est encore à trouver, si je ne me trompe, dans la théorie ordinaire.

T. LXVIII. Nous voici arrivés aux maladies

ſympatiques & ſymptomatiques des extrémités du corps ou de ſa circonférence. Toutes ces maladies compoſent une claſſe particuliere, ou même un genre de maladie connue ſous le nom de rhumatiſme, ou de fievre des jointures, ou des extrémités. On pourroit, avec raiſon, appeller cette fievre, dont le caractere & la marche ne ſont pas faciles à décrire, maladie vague & errabonde. Il convient de ſe rappeller ici ce que nous avons dit ailleurs du tiſſu cellulaire, qu'il eſt la vraie enveloppe de toutes les parties du corps, enveloppe perméable en tout ſens, & par conſéquent propre à favoriſer le tranſport des humeurs, ſur-tout de la matiere de la tranſpiration, quelque direction qu'elles veuillent prendre dans les métaſtaſes. D'ailleurs l'organe cellulaire forme, par le moyen de ſes productions, une liaiſon intime avec les organes de toutes les cavités; il lie les muſcles aux viſceres & à la peau, & détermine enfin l'étendue du département de chaque organe. Ces notions peuvent répandre un plus grand jour ſur l'hiſtoire du rhumatiſme, & le ramener à la claſſe des maladies du Théorême 43.

OBSERV. LXIII. Un Mélancolique éprouvoit, pendant le travail de la digeſtion, de vives ſecouſſes dans les entrailles, les jambes, les pieds & les mains; celles-ci étoient auſſi fort ſouvent enflées & douloureuſes. Dans toutes les parties muſculaires de ſon corps que je palpois, j'y ſentois un trémouſſement pareil à celui d'un animal qui vient d'être aſſommé. Les remedes de toute eſpece n'ayant produit aucun effet, le Malade eut recours aux bains tempérés, & à la boiſſon des eaux de Bareges, & il parut en peu de temps être guéri.

OBSERV. LXIVe. Un jeune homme ſec & bilieux, fut atteint, à la ſuite d'un grand effort, d'une douleur au milieu de la feſſe gauche, qui, dans le temps du travail de la digeſtion, s'étendoit juſqu'à l'eſtomac, & occaſionnoit ſouvent le vomiſſement. La boiſſon des eaux chaudes de Bareges, ſes bains tempérés & ſes douches tiédes augmenterent d'abord la douleur, & il s'en éleva une nouvelle dans l'oreille du même côté, la ſuppuration s'étant depuis établie dans cet organe; & un flux hémorrhoïdal étant ſurvenu, le Malade parut être guéri.

OBSERV. LXVe. Un homme affligé d'une douleur d'eſtomac, ou du fer chaud, & d'un rhumatiſme aux bras qui s'augmentoit dans les changemens du temps, fut guéri par les eaux chaudes & les bains tempérés de Bareges.

T. LXIX. Il résulte évidemment de ce qui a été dit, que l'estomac, dont les sympathies sont assez assurées par l'observation, souffre un dérangement plus ou moins notable dans les affections mêlées de douleur ; car puisque la matiere de la transpiration de la peau est diminuée en proportion de l'augmentation des évacuations du ventre, ainsi que l'a remarqué Hyppocrate, & *vice versâ*, il est certain qu'il y a une voie ouverte à la matiere de la transpiration, de la peau au ventre, & du ventre à la peau. D'ailleurs on a vu des personnes tomber en défaillance, quand elles se baignoient à jeun. Galien cite l'exemple d'un homme qui éprouvoit une sensation vive dans l'estomac, s'il se baignoit avant d'avoir mangé un morceau de pain ; tout cela démontre que l'estomac & l'extérieur du corps ont des correspondances d'action réciproques : cette action, qui est double de part & d'autre, consiste dans un flux alternatif d'oscillations, ou dans un exercice constant des forces centripetes & centrifuges, accompagné de l'émission d'une espece de rosée. Le dérangement qui survient dans l'ordre des oscillations, ou des forces susdites, est la cause du rhumatisme, dans lequel l'estomac doit nécessairement avoir sa part.

T. LXX. Voici des faits qui éclairciront davantage la matiere dont il s'agit. Il y a des personnes sujettes aux vents, qui sentent un frémissement, lequel part du pied, s'avance jusqu'à l'estomac, & produit des rots: d'autres qui sont attaquées de douleurs vagues, éprouvent un trémoussement dans les membres douloureux, à mesure qu'elles toussent ou que leurs intestins se remuent : enfin une partie souffrante communique ses maux, la rougeur, le froid, les convulsions, l'œdématie, à ses parties correspondantes, ou bien qui sont placées dans son département; ces vices se communiquent tout ainsi que dans un os carié : par exemple, les chairs qui le recouvrent, se gonflent, deviennent douloureuses, & se mortifient en conséquence des altérations que le tissu cellulaire souffre de proche en proche. C'est de cette maniere que le mauvais état des visceres produit le rhumatisme.

OBSERV. LXVIe. Une femme qui depuis un mois, époque de ses couches, étoit sujette à des sueurs copieuses, & à une fievre lente, ayant eu l'imprudence de se baigner les jambes dans de l'eau froide, elle fut bientôt attaquée par tout le corps, mais sur-tout à la région lombaire, d'un rhumatisme violent, avec fievre, & une espece de suffocation. Les eaux de Cauterès de la fontaine la Raliere, en boisson & en bain, rétablirent son appétit, ses regles & sa santé, dans l'espace de quinze jours.

OBSERV. LXVIIe. Un Paysan attaqué depuis deux mois d'un rhumatisme, avec engourdissement du côté droit du corps, fut guéri par les bains de Cauterès de la source Dubois, qui exciterent des sueurs copieuses. Des douches faites avec les eaux de la même source, sur les parties affligées, délivrerent un autre Paysan d'un rhumatisme qui occupoit la partie antérieure de la poitrine, & la région épigastrique.

OBSERV. LXVIIIe. Une femme quinquagénaire, fut, après la suppression de ses regles, atteinte de douleurs très-vives à l'épaule, au coude, & au carpe, gauches, dont les accès étoient fréquens & se terminoient par une diarrhée bilieuse; les bains de Cauterès de la fontaine Dubois, & la boisson de celles de la Raliere, lui ayant procuré des sueurs fort copieuses, elle en reprit, la saison suivante, l'usage qui produisit les mêmes effets, & la guérit radicalement.

OBSERV. LXIXe. Un Militaire, homme fort robuste, avoit gagné dans les campagnes de Boheme, une cruelle sciatique, qui le rendoit maigre & languiſſant ; les douleurs étoient preſque continuelles, & s'étendoient depuis le haut de la feſſe gauche juſqu'au genou du même côté, qui étoit œdémateux. Il n'avoit pas pu être guéri par les remedes ordinaires. Les eaux de Cauterès de la fontaine la Raliere, en boiſſon, & les bains de la fontaine du Petit-Bain lui procurerent des ſueurs abondantes, & la guériſon.

OBSERV. LXXᵉ. Un homme bilieux, de l'âge de 43 ans, fut guéri d'un rhumatiſme au bras, par les eaux de Bagnieres de la fontaine du mont Cazaux. Un autre fut délivré d'une ſciatique, par les bains du roc de Lane ; & un troiſieme qui traînoit la même maladie depuis pluſieurs années, fut guéri par les bains de la fontaine Darqué.

T. LXXI. La fievre rhumatiſmale a donc ſes temps d'excrétion, & ſon appareil critique qui ſe termine, tantôt par une ſueur abondante, comme dans l'Obſervation 69ᵉ. tantôt par un flux menſtruel, ou par d'autres évacuations, ſelon la nature & l'uſage de l'organe affecté : ce mouvement excrétoire dont nous parlons, ou cette troiſieme fievre, ainſi que nous l'avons appellée ailleurs, & que nos eaux procurent, ne doit pas être troublée, puiſqu'elle eſt l'inſtrument de la guérison. Selon ce qui vient d'être dit, la fievre de rhumatisme doit se ranger de droit dans la classe des maladies du Théorême 43.

OBSERV. LXXIe. Plus la fievre de rhumatisme est aiguë, plus elle demande d'être traitée avec précaution. Un Moine, consumé par le marasme, à la suite d'une fievre putride, fut attaqué, dès sa convalescence, d'une douleur aux bras & aux articulations, avec enflure & fievre lente ; la boisson des eaux de Bareges procura le quatrieme jour, une diarrhée qui dura jusqu'au septieme ; les bains qu'on n'avoit pu mettre en usage, à cause de l'extrême foiblesse du Malade, que vers le vingtieme jour, calmerent un peu les douleurs, mais elles se réveillerent au printemps suivant. Le traitement précédent ayant été continué pendant trois ans, ce ne fut qu'au bout de ce temps que la santé du Malade fut bien rétablie, parce que l'ouvrage excrétoire se faisoit chez lui lentement.

OBSERV. LXXIIe. Une femme âgée de 28 ans, d'un tempérament assez délicat, fut attaquée, long-temps après ses couches, d'un rhumatisme qui occupoit la partie antérieure de la poitrine, le derriere du col, la tête & les épaules ; ces parties étoient enflées & érésypélateuses. A ces accidens étoit jointe la fievre que l'uſage des eaux Bonnes, en boiſſon, augmenta, & que termina une excrétion abondante de crachats purulens & de mucoſité par le nez, dont la Malade reçut un très-grand ſoulagement.

T. LXXII. L'expérience nous apprend que la fievre dont il s'agit, a ſouvent ſon ſiege principal dans les entrailles; fréquemment, ſur-tout ſon noyau, réſide dans la poitrine, d'où il eſt emporté par l'excrétion. Il faut donc, dans le rhumatiſme des parties ſupérieures, avoir une grande attention à l'état des poumons. J'ai même remarqué que ſi dans le troiſieme temps de la maladie, qui eſt ordinairement fort orageux, il ne ſe fait pas une évacuation critique par les excrétoires des organes ſuſdits, il y a beaucoup à craindre pour la récidive, laquelle n'épargne pas toujours ceux même qui crachent beaucoup, parce que le rhumatiſme devient bientôt idiopatique, ayant ſes accès dans le changement des ſaiſons, & ſelon que l'eſtomac & l'ame ſe trouvent diſpoſés. J'ai de plus obſervé, ou du moins j'ai cru obſerver ſouvent que le rhumatiſme tient une marche aſſez réguliere, quelques remedes que l'on y employe. Je penſe auſſi que quand les douleurs occupent les parties inférieures, la cauſe eſt dans les viſceres de l'abdomen, plutôt que dans la poitrine, & que c'eſt entre ces deux cavités, dans la région de l'eſtomac, qu'il faut chercher le foyer du rhumatiſme, comme celui de bien d'autres maladies; car les douleurs qui ſéviſſent à l'extérieur du corps, ne ſont que des effets de la cauſe principale, qui les produit de la maniere que nous l'avons expliqué dans les Théorêmes 66 & 68.

T. LXXIII. Comme dans le rhumatiſme & dans preſque toutes les maladies, le travail de la nutrition, ouvrage des ſolides, ne ſe fait qu'imparfaitement, il arrive ce que nous avons dit plus haut, que le ſuc nourricier ſurabonde dans le ſang, où il eſt mêlé avec la matiere de la tranſpiration, laquelle eſt, ainſi que lui, retenue par le ſerrement ſpaſmodique des organes excrétoires, & évacuée à la fin de la maladie, par celui de ces organes qui entre le premier en action. Si la marche de la maladie eſt trop lente, ce qui retarde le travail de la criſe, on doit l'exciter, & on doit la réprimer, ſi elle eſt trop précipitée : par conſéquent il n'eſt pas poſſible de décrire une méthode de traitement invariable. Ainſi celle des Anciens, qui ſuivoient conſtamment la Nature, ne pouvoit être qu'erronée & ſuperſtitieuſe. Celle des Modernes qui veulent qu'on n'attende pas nonchalamment les crises, croyant pouvoir maîtriser la Nature, n'est ni nouvelle, ni mieux fondée, ni moins dangereuse que la premiere. Il y a dans cela, comme nous l'avons fait observer ailleurs, un milieu à tenir. Quoi qu'il en soit dans toutes les maladies, & principalement dans les symptomatiques, desquelles nous avons parlé jusqu'à présent, il a été reconnu par une observation exacte, que les mouvemens du corps, ou de ses vaisseaux, & de ses plus petites fibres, se portent du centre à la circonférence, d'où ils reviennent au centre par une infinité de détours, & qu'enfin ils s'élancent de nouveau du centre à la circonférence, avec un surcroit de force. Cette alternative des mouvemens a également lieu dans la santé.

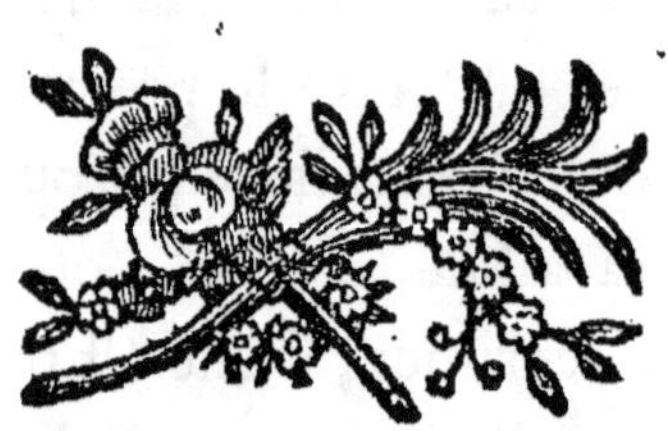

TROISIEME PARTIE.

Maladies idiopathiques. Le ſtrictum & le laxum. Flux variqueux ; varices, dilatations du genre veineux. Les hémorrhoïdes. Les hémorrhagies. Flux aqueux & pituiteux. Effets des ſtrictures internes. Flux muqueux. Fleurs blanches ; leurs voies. La douleur. L'amaigriſſement des parties. L'obſtruction. Les ulceres. Les cicatrices. La réſolution des tumeurs. Expulſion des corps étrangers. Les fiſtules. Les maladies des os ; leur ramoliſſement. Les calus ; les anchyloſes commençantes. Ulceres des inteſtins. Embarras & ulceres de la matrice, de la rate, du foie. Fiſtules au poumon ; ulceres dans cette partie ; abcès dans ſon tiſſu. Eſpece de conſomption dorſale. La conſomption Angloiſe. Convulſions & paralyſies légeres. Les maladies idiopatiques ont quelque choſe de ſympathique, & qui tient plus oü moins aux entrailles, aux forces épigaſtriques.

L'ANCIENNE doctrine du *ſtrictum* & du *laxum*, dont Themiſon fut l'Auteur, doctrine que les facultés de Galien, & ſes qualités humorales tant célébrées, ne purent abolir, & que les efforts des Chymiſtes qui vinrent long-temps après Galien, ni les Fauteurs de la circulation du ſang, ne purent ébranler, ſe montre de nouveau avec éclat dans les écrits de quelques Modernes d'un mérite recommandable. On ne peut pas douter que cette doctrine ne ſoit une ſource féconde de vérités. C'eſt par elle que la ſage Ecole de Staahl, qui ſe guida ſur-tout par l'obſervation, aima d'être nommée & diſtinguée, & il n'eſt point de Défenſeur du ſyſtême des ſolides, contre celui des Humoriſtes, qui pût rougir de l'avoir adoptée: elle embraſſe aſſez bien tout ce qui regarde la pathologie; elle ſemble remplir l'objet des vœux de Deſcartes, qui ne demandoit que de la matiere & du mouvement pour l'explication de tous les phénomenes de la phyſique. Enfin il n'y a pas de Médecin à qui la doctrine du ſerrement & de la laxité, ne ſerve ſouvent de flambeau dans le traitement des maladies.

T. LXXIV. Il y a fort peu de maladies qui ſoient produites par le ſerrement ſeul, ou par le ſeul relâchement. Ces deux vices ſe rencontrent ordinairement enſemble, ſoit qu'ils occupent des parties antagoniſtes, ou qu'ils s'emparent des fibres du même organe; dans ce cas le combat qui s'éleve, eſt très-dangereux; s'il ne ceſſe promptement. Quand les vices dont nous parlons ſe déplacent d'eux-mêmes, ou autrement, & qu'ils vont affecter des organes qui ont de la correſpondance avec les parties où ils ſiégeoient d'abord, ils donnent lieu à des maladies ſympathiques, qui ſont celles dont nous avons traité dans la Partie précédente de cet Ouvrage. Si ces vices reſtent long-temps fixés dans la partie où ils ont pris leur exiſtence, & qu'ils en pervertiſſent le ton, la conſtitution, ou la force naturelle, il en réſulte des maladies idiopathiques, qui ſont celles dont nous allons maintenant nous occuper. Les unes & les autres ſont quelquefois tellement confondues enſemble, qu'il eſt bien difficile de les pouvoir diſtinguer. Pour procéder avec méthode, nous allons d'abord voir l'effet que produiſent le ſerrement & la laxité dans les groſſes veines.

OBSERV. LXXIIIe. Un homme bilieux étoit affligé d'un violent rhumatiſme à la cuiſſe droite, lequel ſe termina par une groſſe tumeur qui occupoit toute la jambe du même côté, & qui étoit ſur-tout remarquable par un grand nombre de varices qu'on y appercevoit : les eaux de Bareges en douches, en bain, & en boiſſon, rétablirent

rétablirent la jambe assez bien, dans l'espace de deux ans; il n'y resta qu'une espece de grosseur qui ne nuisoit en rien.

OBSERV. LXXIVe. Une femme fut attaquée, peu de temps après la suppression de ses regles, d'un rhumatisme à l'aine gauche, lequel se termina par des varices à la cuisse & à la jambe du même côté, qui l'empêchoient entierement de marcher. Elle fut guérie par les eaux de Bareges, prescrites comme dans le cas précédent.

T. LXXV. La laxité des veines qui a lieu dans les varices, & qui provient principalement de la destruction du ton de leur tissu cellulaire propre, annonce le serrement dans quelque viscere. Cette lésion du ressort des veines qui fait que le sang s'y arrête, & qui est la source de beaucoup de maux, est connue parmi les Praticiens, sous le nom de flux variqueux: on lui donneroit plus à propos celui d'orgasme des veines. Ce vice ne paroît entretenu par la présence d'aucun miasme ni d'aucun virus; il semble dû seulement à la mauvaise disposition des organes. Le flux dont il s'agit, ou l'effort qui le produit, affecte quelquefois tout le système veineux; souvent aussi il se porte de l'intérieur à l'extérieur, où il cause un gonflement des veines, général &

permanent. On voit arriver de ces ſortes de gonflemens, en telles ou telles parties, chez bien des femmes, aux approches de leurs regles; & quand ils ſubſiſtent trop long-temps, comme lorſque la matrice manque d'agir dans le temps marqué pour ſon action, ou qu'elle a tout-à-fait ceſſé d'agir, ils donnent ſouvent lieu à des affections chroniques de la poitrine ou de l'abdomen. Cependant le flux variqueux extérieur ſe borne ordinairement à une ſeule partie, & le plus ſouvent il ſe place aux jambes, ſur-tout chez les perſonnes adultes.

T. LXXVI. Les hémorrhoïdes ſont abſolument du reſſort du flux variqueux; elles dépendent d'un ſerrement du foie, ou de la veine-porte. Cette veine étant ſoumiſe à l'action des nerfs gaſtriques, on ne doit pas toujours attribuer, comme Stahl l'a fait, la cauſe du flux hémorrhoïdal, à la ſimple pléthore, ni regarder toujours ce flux comme critique. Ce ſentiment des Stahliens, ſe détruit à-peu-près par les mêmes raiſons qui renverſent l'opinion de Freind, ſur les cauſes de la menſtruation.

OBSERV. LXXVe. Un homme bilieux étoit réduit à un triſte état, par une affection hémorrhoïdale qui revenoit ſouvent, & qui étoit accompagnée, autour de l'anus, de tubercules plus ou moins durs : il recouvra ſon appétit & ſes forces, & la partie affectée, ſon état naturel, par l'uſage des bains tempérés de Bareges, des mêmes douches, & des mêmes eaux en boiſſon.

OBSERV. LXXVIe. Dans une femme qui avoit eu pluſieurs couches, le ventre ſe couvrit de tumeurs variqueuſes, & devint tellement enflé & douloureux, qu'on craignoit qu'il n'y eut déja un commencement d'inflammation. Les bains des eaux & des douches de Bareges firent diſparoître les varices & l'enflûre du ventre.

OBSERV. LXXVIIe. Pluſieurs gonflemens variqueux des vaiſſeaux ſpermatiques qui venoient d'efforts violens, ou d'un commerce impur, & qui groſſiſſoient conſidérablement & comme par redoublemens, un entr'autres dans un Mélancholique, à qui le chagrin avoit cauſé cette maladie, furent guéris par les eaux Chaudes.

OBSERV. LXXVIIIe. Une femme chargée de graiſſe, & cachectique, âgée de 40 ans, ayant ceſſé d'être reglée, ſon vagin ſe relâcha, & pendoit à l'orifice extérieur de la vulve, en maniere de boule, ſans aucune douleur, elle fut guérie par les eaux de Bagneres de la fontaine Dupré en boiſſon, & par les demi bains

& les douches de la ſource Saint Roch, dans l'eſpace d'environ vingt jours.

OBSERV. LXXIXe. Un vieillard ſujet à une ſtrangurie, qui étoit ſuivie d'un piſſement de ſang, & à des varices au fondement, trouvoit ſon ſoulagement dans les bains tempérés de Bareges, & dans l'uſage de ces eaux en boiſſon, coupées avec le lait.

T. LXXVII. Il ſuffira ici aux Médecins Cliniques, de leur rappeller que toutes les maladies des cas précédens, appartiennent au flux variqueux; d'ailleurs il y a tant d'affections de ce genre, ſoit critiques ou ſymptomatiques, qui dépendent ſi clairement de l'abdomen, qu'il n'eſt pas poſſible de former le moindre doute ſur cette vérité, qui a auſſi été reconnue par des Auteurs de poids, tels qu'Alberti, & d'autres, ſur-tout les Stahliens.

OBSERV. LXXXe. Parlons maintenant d'autres maladies, qui ſont de même nature, mais qui ont un autre ſiége. Une fille étoit ſujette à un ſaignement de nez, qui revenoit régulierement chaque mois, préciſément avant & après l'apparition de ſes regles; elle fut guérie par les eaux de la fontaine Salut, en boiſſon & en bain. Pareil uſage des eaux Bonnes eut à-peu-près le même ſuccès dans une fille qui crachoit le ſang.

OBSERV. LXXXIe. Un jeune homme fort charnu, & adonné au libertinage, devint ſujet à des douleurs de tête très-vives, & à de fréquens ſaignemens du nez. L'intérieur de cette partie étoit rempli d'eſpeces de croutes polypeuſes, pour leſquelles le Malade vint aux eaux de Bareges; leur uſage procura en partie la chute des croutes, & diminua les douleurs de tête.

OBSERV. LXXXIIe. Un jeune homme bilieux, ſujet à un crachement de ſang, preſque ſans fievre apparente, & une femme atteinte de la même maladie, avec ſuppreſſion des regles, étoient fort ſoulagés par la boiſſon des eaux Bonnes.

T. LXXVIII. Les varices de l'Obſervation 74e. font voir l'étendue du département de la matrice, qui les produiſoit par ſon ſerrement. Le crachement de l'Obſervation 80e. étoit dû à un violent effort qu'avoit fait la Malade en levant un fardeau, pendant lequel elle diſoit avoir ſenti dans l'intérieur de l'épigaſtre, de la douleur & un bruit particulier. Quelquefois le flux variqueux qui dépend de la matrice, ſe jette ſur les poumons. J'ai vu une fille dont les regles couloient par un ulcere qu'elle avoit au pied; lorſqu'elles vouloient paroître, le pied se couvroit d'une grande quantité de varices. Voilà, pour le dire en passant, un phénomene qui acheve de renverser l'opinion de Freind sur les causes de la menstruation. Dans un jeune homme qui crachoit le sang, dit Baillou, l'on sentoit des pulsations se porter des hyppocondres vers les parties supérieures, comme si la colonne de sang (ou la force qui la poussoit) y eût été dirigée avec la main, & elles causoient un frémissement plus ou moins vif.

T. LXXIX. Les veines paroissent être plus sujettes au flux variqueux que les arteres; on sait qu'elles sont toujours gonflées, quand le flux se porte à l'extérieur : mais pourquoi les veines de l'intérieur n'éprouveroient-elles pas de semblables engorgemens ? Les phénomenes des maladies, prouvent que le reflux du sang dans les veines, a lieu : ainsi on voit assez souvent les veines jugulaires être gonflées, lorsque les entrailles sont dans un état de serrement : dans l'agonie le sang reflue des troncs des veines dans leurs branches; celles qui manquent de valvules ne peuvent pas s'opposer à ce reflux, que favorisent la situation des veines pulmonaires, leur structure, & même la disposition des vulves qui sont à la base du cœur ; & de plus les diverſes anaſtomoſes, telles que celle de la veine-cave avec la veine-porte dans le foie & dans l'hypogaſtre, & celles des ſinus veineux de l'épine. Il faut donc diſtinguer, autant qu'il ſe peut, l'hémorrhagie artérielle de la veineuſe. Au reſte il y a, ſelon la remarque d'Hyppocrate, des hémorrhagies propres à chaque âge. Dans l'enfance & la jeuneſſe, elles arrivent ordinairement par les parties ſupérieures, & par les inférieures, dans la vieilleſſe & l'âge viril. Ce paſſage d'Hyppocrate fournit une nouvelle preuve en faveur de la ſympathie des organes & de la marche réglée qui s'obſerve dans les maladies, & leurs phénomenes. Les plus petits vaiſſeaux, tant les artériels que les veineux, ſont auſſi ſujets à devenir variqueux : ce qui dépend de la force avec laquelle le ſang peut indifféremment y couler en fluant ou refluant.

OBSERV. LXXXIIIe. Les flux aqueux & pituiteux, dont nous allons parler maintenant, ſont un amas d'eau, de mucus, de ſéroſité, ou de lymphe, qui ſe forme entre les lames de l'organe cellulaire. Un homme d'une conſtitution mollaſſe, âgé de 47 ans, dont les jambes & les cuiſſes étoient enflées, fut guéri par les eaux de Bagneres de la fontaine de Salut : celles de la ſource de Lane guérirent auſſi un ſujet cachectique.

OBSERV. LXXXIVe. Parmi les Malades de l'Obſervation 30e. dont pluſieurs avoient le viſage, les jambes & tout le corps enflé, nous remarquerons une femme qui, après une ſuppreſſion des regles, fut bientôt atteinte d'un gonflement à la cuiſſe; elle recouvra ſa ſanté par la boiſſon des eaux Chaudes.

OBSERV. LXXXVe. Un homme d'une complexion aſſez robuſte, devint enflé de tout le corps, après des accès de fievre. Il fut guéri par les eaux de Bagneres de la ſource Theas, qui lui procurerent des ſueurs copieuſes, & par les eaux de la fontaine la Reine, qui entraînerent beaucoup de matieres par les ſelles.

T. LXXX. Il eſt très-important de ſavoir ſi les flux ſont le produit du relâchement du tiſſu cellulaire de la partie affectée, ou ſi au contraire ils dépendent d'un ſerrement des vaiſſeaux de cette même partie, ainſi que cela arrive dans certaines inflammations. Comme il eſt d'ailleurs très-certain que l'édématie eſt preſque toujours produite par la pléthore, & par l'effort ſpaſmodique de quelque viſcere qui fait couler les humeurs au travers des cellules du tiſſu muqueux, il eſt vrai auſſi que cet effort procede ordinairement de l'épigaſtre. C'eſt du vice de reſſerrement que naiſſent les leucophlegmaties actives qui attaquent les jeunes filles, & qui ſont accompagnées d'une fievre aſſz forte : la leucophlegmatie qui ſe joint quelquefois à la fievre maligne ; l'enflure de la face, & celle des mains, qui ſurviennent dans la péripneumonie, les fievres vermineuſes, & dans certaines ſuppreſſions des regles, dépendent de la même cauſe, ainſi que les métaſtaſes & les flux édémateux, qu'on voit ſouvent ſuccéder à de mauvaiſes criſes. Dans tous ces flux, la partie vers laquelle les oſcillations ſe dirigent, s'enfle preſque tout-à-coup, & ſon tiſſu cellulaire eſt baigné d'humeurs ; tandis que le reſte de la peau eſt ſerré & aride : enfin preſque tous les édémes dénotent l'affection de quelque viſcere, & d'un viſcere qui eſt ordinairement ſitué dans le côté qu'ils occupent. Tout cela paroît trop connu pour que nous nous y arrêtions plus long-temps. Mais ne pourroit-on pas, d'après ce qui vient d'être dit, établir une théorie de l'hydropiſie plus lumineuſe que ce qu'on dit ordinairement ?

T. LXXXI. Les flux que nous avons rapportés juſqu'ici, ne ſont gueres que ſéreux ; les organes ſpongieux qu'ils affectent, dit Hyppocrate, tels que les poumons, la rate, les mammelles, &c. s'amolliſſent, ſe gonflent & ſe diſtendent. Quand c'eſt la mucoſité qui aborde & s'amaſſe dans une partie, le flux s'appelle alors muqueux ou pituiteux, du mot de pituite imaginé par les Anciens, & reſpectable pour les Modernes. Le propre de la matiere muqueuſe, quand les parties où elle s'eſt épanchée, n'ont pas la force de s'en débarraſſer, eſt de les coller entr'elles, & de les convertir, ainſi que leur tiſſu cellulaire, en une ſubſtance dure & cartilagineuſe; elle eſt aſſez ſemblable au blanc d'œuf cuit, ou à une cicatrice. Ces parties collées, conſervent quelquefois leur volume ordinaire; mais d'autres fois elles en acquierent un plus grand. J'ai vu un pied ainſi durci & tuméfié, ſans douleur, à la ſuite d'une petite vérole. Pareil accident arriva à une jambe, après une ſaignée du pied. La matiere de ces gonflemens eſt le ſuc nourricier qui a ſouffert peu de changement. Sa congeſtion & ſa détention dans une partie, eſt dûe à la fauſſe direction que prennent les mouvemens des organes, & qui eſt connue communément ſous le nom d'erreur de lieu.

OBSERV. LXXXVIe. Au flux pituiteux appartiennent inconteſtablement certaines tumeurs des articulations. Dans un homme âgé de 36 ans, & affligé d'une douleur rhumatiſmale au bras, il ſe forma à l'articulation du coude, une congeſtion abondante de pituite, qui le délivra de ſa douleur, en lui ôtant l'uſage du bras; l'articulation étoit dure & tendue, ſans douleur ni bouffiſſure. Après l'uſage de beaucoup de remedes qui n'avoient fait qu'aigrir le mal, celui des douches de Bareges, précédées des bains tempérés, procura la réſolution entiere de la tumeur, & rendit au bras ſon mouvement.

OBSERV. LXXXVIIe. Un autre ſujet fut atteint de la même maladie, après une douleur de ſciatique; la cuiſſe & la jambe paroiſſoient flotter dans l'humeur: les douches de Bareges firent reprendre à cette humeur ſon cours ordinaire.

T. LXXXII. L'obſervation m'a démontré que ces congeſtions étoient muqueuſes; car ayant vu ouvrir une articulation du genou, qui n'auroit pas dû l'être, il en ſortit une matiere glutineuſe ſemblable au blanc d'œuf. Telle eſt l'origine de l'anchyloſe; la matiere qui la produit eſt le vrai ſuc nourricier qui, en s'épaiſſiſſant peu à peu, occaſionne la ſoudure des os. L'hiſtoire de ces flux, fournit l'explication de bien des maladies : quand ils se dirigent vers des parties qui sont pourvues d'excrétoires, il se fait des évacuations critiques ou symptomatiques, d'une matiere, soit séreuse, soit pituiteuse, ou de l'une & l'autre tout ensemble. C'est-là la cause des écoulemens sans nombre qui se font par les yeux, la bouche, le nez & les oreilles : c'est celle des sueurs des aisselles & des pieds, des catarrhes intérieurs, & des vomissemens, & des diarrhées qu'éprouvent les Asthmatiques, à raison de la foiblesse de leurs poumons, qui les rend sujets à des congestions pituiteuses : le flux hémorrhoïdal muqueux, les fleurs blanches, &c. viennent de la même source. Dans toutes les maladies, le suc nourricier qui se trouve mêlé avec plus ou moins de sérosité, se porte vers les endroits libres, non pas de lui-même, ou par une faculté qui lui soit propre, mais parce qu'il y est déterminé par le mouvement oscillatoire, dont l'ordre naturel est dérangé. Quand quelque cause vient à supprimer tout-à-coup ces flux, il en naît souvent des accidens très-graves. Il y a donc en eux une espece d'ordre établi, que reglent l'âge, le tempérament, & plus encore la premiere maladie, dont les flux doivent être regardés comme un effort critique ou symptomatique.

OBSERV. LXXXVIIIe. Un homme éprouvoit tous les jours un vomissement de matiere glutineuse : il fut guéri par les eaux Chaudes en boisson. Celles de Bagneres, de la fontaine Dupré, guérirent un crachement abondant, causé par une affection catarrhale, ou flux de gorge pituiteux. Une femme qui éprouvoit un serrement extraordinaire, avec des douleurs très-vives dans la région de l'estomac, fut guérie par des selles copieuses que procura la boisson des eaux de Bareges. J'ai souvent vu ces eaux produire le même effet ; elles ont sur-tout la propriété, données en lavement, de débarrasser le ventre des glaires qui s'y amassent. J'ai guéri avec ces mêmes eaux, une diarrhée glutineuse, qui avoit plus de vingt jours de date, & qu'un vomissement pituiteux accompagnoit quelquefois. Cette espece de vomissement pituiteux n'est pas rare dans les pâles couleurs ; il est quelquefois très-abondant, & arrive même après le repas ; la matiere qui le produit sort de l'ésophage ou de la gorge ; l'estomac n'y a aucune part. Je l'ai souvent vu céder à l'usage de nos eaux.

OBSERV. LXXXIXe. Les eaux de Bagneres

de la fontaine de Salies, guérirent un flux de bouche opiniâtre ; & celles de la source la Reine un diabetes. Un homme sujet à des sueurs fréquentes qui l'affoiblissoient beaucoup, quoique d'ailleurs ses fonctions se fissent bien, fut guéri par les eaux Chaudes en bain & en boisson. Ces mêmes eaux firent disparoître dans une fille âgée de 14 ans, exténuée & fort foible, des fleurs blanches, & des douleurs dans le dos & dans l'épigastre, en excitant l'écoulement de ses regles. Une femme de 44 ans, fort affligée par les fleurs blanches, reçut un grand soulagement des eaux de Cauterès, qui guérirent aussi de la même maladie plusieurs autres personnes de l'Observation 38e. Les eaux chaudes de Bareges en boisson, & les bains & demi-bains de ses eaux tempérées, guérirent, dans une femme d'un tempérament fort chaud, des fleurs blanches qui couloient depuis six mois sans relâche, avec une suppression entiere du flux menstruel. A ces symptômes, se joignoient la fievre, la maigreur, la foiblesse, & un grand dérangement dans les fonctions de l'estomac. Dès les premiers jours du traitement, les fleurs blanches furent beaucoup plus abondantes, qu'elles ne l'étoient auparavant : ce qui me donna lieu d'attendre une fievre critique, laquelle parut effectivement avec une légere ſueur. Cette fievre fut de courte durée, & l'eſtomac ne tarda pas à recouvrer ſes fonctions. Enfin les reglés coulerent vers le 40e. jour, & la Malade ſe retira bien guérie. Une autre femme qui étoit ſujette à des fleurs blanches depuis deux ans, fut guérie par les eaux de Bagneres de la fontaine Laſſerre.

T. LXXXIII. L'on pourroit douter ſi les fleurs blanches opiniâtres émanent de petits ulceres de la matrice ; car il eſt ſouvent fort difficile de diſtinguer les excrétions pituiteuſes d'avec le pus, quant à leur couleur, & quant aux phénomenes qui les accompagnent. Mais je ne vois pas pourquoi certains Auteurs confondent les fleurs blanches avec la gonnorrhée virulente : la matiere des fleurs blanches paroît être un mêlange de ſucs aqueux & pituiteux, & le produit du travail de tout le corps, comme on peut le juger par les douleurs, les laſſitudes ſpontanées, la foibleſſe, la maigreur, & les grands dérangemens de l'eſtomac qui accompagnent ce flux, dont Baillou rapporte la qualité gélatineuſe à la diſſolution des parties.

OBSERV. XC^e^. La veſſie eſt ſujette à de fréquens flux pituiteux. Un vieillard affligé d'une ſtrangurie, fruit de la débauche de ſes jeunes ans, & dont les accès ſe terminoient par l'évacuation d'une matiere albumineuſe, trouvoit ſon ſoulagement dans la boiſſon & dans les bains tempérés des eaux de Bareges. Il y a long-temps que les eaux de Bagneres de la fontaine Salut, ont été employées avec ſuccès dans la ſtrangurie & la dyſurie. Aujourd'hui l'on eſt aſſuré par l'expérience, que toutes nos eaux guériſſent ſouvent les diverſes affections de la veſſie, & des parties environnantes, ou que du moins elles les diminuent beaucoup.

T. LXXXIV. Il n'eſt pas rare dans les maladies aiguës & chroniques, de voir ſortir dans le temps de la criſe, une grande quantité de ſuc muqueux avec les urines. Si on le ſépare de l'urine, il reſſemble à du blanc d'œuf, & par ſa conſiſtance, & par la propriété qu'il a de s'épaiſſir au feu. J'ai eu occaſion d'en donner à un chien; il le mangea avidement, comme ſi ſon inſtinct y eut reconnu la matiere d'une vraie nourriture. Cette matiere eſt donc le ſuc nourricier qui a ſubi peu de changement. Je l'ai vue abonder chez certains Valétudinaires, & reparoître dans toutes leurs excrétions. Quoique dans ces perſonnes l'eſtomac faſſe aſſez bien ſes fonctions, cependant l'état l'état de ferrement & de sécheresse dans lequel se trouve leur tissu cellulaire, rend la circulation & l'application de la substance nourriciere impossibles. De-là vient qu'ils tombent si vîte dans une maigreur extrême, & que le sang qu'on leur tire dans l'accès de la fievre, ne laisse presque point voir de couëne, ou pellicule muqueuse, attendu que la pléthore de suc nourricier, refluant dans le sang, manque.

T. LXXXV. C'est une chose très-connue & de conviction certaine, que les humeurs de toute espece, peuvent, en croupissant, s'épaissir & s'altérer dans le corps vivant. Il n'est pas également certain que celles qui s'évacuent des diverses parties, y fussent tenues en dépôt; car en accordant que les humeurs contenues dans les glandes de la vessie, des narines, des poumons, &c. peuvent, par leur séjour, se dépouiller de leur sérosité, cette cause ne suffiroit pas pour opérer les excrétions subites qui se font de ces parties, & pour les rendre aussi abondantes qu'elles sont. En un mot, il est difficile de croire qu'une grande quantité de matiere muqueuse, qui sort pendant plusieurs jours, de la vessie, de la matrice, ou de l'anus, fût contenue dans ces organes; il faut donc qu'elle y soit amenée par une cause particuliere, & il n'est pas vrai que le séjour l'ait produite. Elle arrive dans les parties par maniere de fluxion.

T. LXXXVI. Comme les parotides & les autres organes excrétoires, ont chacun leur faculté érectoire, en vertu de laquelle ils exécutent leurs fonctions & attirent à eux le courant des humeurs, de même chaque partie devient apte & sujette au flux pituiteux, de quelle maniere que la chose arrive. Cette aptitude des parties naît sur-tout du penchant qu'affectent vers elles les oscillations de tout le corps ; c'est pourquoi les flux pituiteux de l'anus, de la vessie, de la matrice, des poumons, des narines dépendent souvent d'une maladie qui affecte sourdement tous les organes : de plus les personnes sujettes à ces flux, sont maigres, & elles éprouvent presque toujours quelque indisposition, à raison du vice qui est constitué dans quelque organe principal; car plus certaines parties sont abreuvées de mucus, dit Baillou, plus on est maigre & languissant. De-là vient qu'une affection chronique du foie, est souvent accompagnée de flux muqueux qui prennent leur cours par le gosier ou par les hémorrhoïdes. C'est aussi pour la même raison, que ceux qui ont des tubercules au poumon, éprouvent fréquemment des écoulemens du nez séreux ou pituiteux ; l'estomac surtout est affecté dans toutes ces maladies, à cause du vice de resserrement qui regne intérieurement, & qui produit ou entretient toujours le relâchement dans quelque organe excrétoire.

T. LXXXVII. Quant aux voies de transport de ces flux, ceux qui sont purement séreux peuvent prendre leur cours au travers des lames du tissu cellulaire. C'est ce que prouve, entr'autres choses, la manœuvre des Bouchers, qui, par le moyen d'un soufflet, répandent l'air dans toutes les parties des animaux qu'ils tuent. Il y a quelque temps qu'à Montpellier, des libertins ayant trouvé un soldat ivre, qui dormoit profondément, lui firent une ouverture à la jambe, par laquelle ils le soufflerent à la maniere d'un animal mort, & le firent enfler prodigieusement. Le soldat s'étant bientôt éveillé, il eut assez d'avisement & de courage, pour se faire lui-même avec un couteau, plusieurs incisions qui dissiperent promptement son emphysême, & lui rendirent la santé. Mais puisque l'air pénetre ainsi le tissu muqueux, à plus forte raison la sérosité, la matiere de la transpiration, &c. doivent-elles le pénétrer. On ne disconviendra pas que le suc pituiteux ne puisse parcourir les cellules du tissu muqueux, si l'on fait bien attention à la ténuité de ce suc, à celle qu'il doit avoir, par exemple, pour produire les croutes qu'on trouve sur la surface extérieure des poumons, ou des autres organes, dans des personnes mortes d'inflammation. La tendance que prennent les humeurs dans ces divers cas, dépend de la fievre ou de quelque maladie particuliere, qui en dirige les mouvemens. Consultez sur ces flux, l'ouvrage de Charles Pison, qui est un livre d'or pour la pratique.

OBSERV. XCI[e]. J'ai vu souvent les bains des eaux Chaudes, ceux de Bareges & Cauterès, appaiser sur le champ, des douleurs cruelles des lombes, des épaules, des dents, &c. les bains & les douches dissipent presque toujours ces maux sans retour. J'en ai vu aussi beaucoup céder promptement à l'usage d'une tuile, ou d'un sachet, composé de millet, d'avoine, appliqués chaudement sur les parties souffrantes.

T. LXXXVIII. Le vrai caractere de la douleur, paroît si difficile à saisir, & avoir été si mal défini, que rien n'est moins bien connu. En la considérant du côté matériel, n'étant pas de notre ressort de l'examiner dans les rapports qu'elle a avec notre ame, il faut bien prendre garde de trop inculper le déchirement des fibres, qui peut, à la vérité, quelquefois avoir lieu. La vie des organes consiste dans la sensibilité de leurs fibres, à laquelle se trouve nécessairement jointe la mobilité. Il y a ceci de remarquable, que la sensibilité semble pouvoir, ainsi que la mobilité, se diriger toute vers une seule partie, & s'y accumuler : ce qui feroit penser que la douleur est une sensation vive & prompte, dépendante de la sensibilité concentrée dans une partie, sans mesure, & aux dépens des autres parties; car il est certain qu'on n'éprouve jamais deux sensations à la fois, sur-tout deux sensations vives : au contraire, certain accord régnant dans l'action des parties, ou dans leur sensibilité concentrée, fonderoit le sentiment du plaisir, lequel se changeroit en douleur, en proportion du dérangement de ce concert déterminé. Quelquefois la force sensitive diminue & s'engourdit, ou reste ensevelie, pour reparoître ensuite; elle a des retours périodiques & une marche réglée, comme on le voit dans l'enfantement, les rhumatismes, la goutte, la colique & la néphrétique. On observe aussi que ces affections finissent par une attaque de douleur plus forte, comme par une crise de douleur. Il reste encore à expliquer pourquoi la douleur n'accompagne pas constamment sa cause, par exemple, la présence du calcul dans les reins. Cependant les nerfs dont sont pourvus ces organes, doivent les rendre sujets à telle ou telle impression de la part des corps irritans : par conséquent il n'est pas raisonnable de vouloir juger de la sensibilité des parties, seulement par l'effet qu'y produisent des irritations méchaniques ; car il y en a de sensibles sur lesquelles une piqûure ne produit ni irritation, ni douleur. Comme chaque partie sent à sa maniere, elle doit avoir un genre de plaisir & de douleur particulier, qu'on ne parviendra jamais à connoître ou évaluer par des irritations méchaniques. Il y a plus, tout le monde sait qu'après l'amputation d'un membre affecté de douleur, on éprouve, ou l'on croit éprouver cette douleur au même endroit. Il existe donc dans le cerveau, à l'origine commune des nerfs, ou ailleurs, un principe de ces affections spécieuses. J'ai vu, entr'autres exemples d'amputation, celui d'un homme atteint de douleurs rhumatismales à un pied ; l'amputation du pied étant devenue nécessaire, cet homme se plaignit des mêmes douleurs qu'auparavant Il résulte de ces ſortes de faits, que le principe de la douleur peut exiſter ailleurs que dans la partie qui ſouffre. Au reſte, tout ainſi que la chaleur artificielle & l'application des ventouſes, calment ſouvent les douleurs ſubitement, nos eaux y produiſent auſſi des changemens ſalutaires, ſur leſquels nous ne nous étendrons pas davantage, quant à préſent.

OBSERV. XCII^e. Occupons-nous actuellement de l'amaigriſſement des parties, du maraſme, qui eſt la quatrieme eſpece de maladie ſimple. Dans une femme dont l'articulation ſupérieure de l'humerus s'étoit luxée, le bras s'amaigrit conſidérablement, les tendons ſe deſſécherent & ſe raccourcirent, & les doigts devinrent crochus : les douches de Bareges, quelques-uns de ſes bains tempérés, & ſes eaux en boiſſon, rendirent à la partie ſon mouvement & ſon premier état. Un homme mélancolique & atteint du maraſme à la cuiſſe, à la ſuite d'un rhumatiſme opiniâtre, fut guéri par les eaux de Bareges, qui furent employées ſuivant la méthode ordinaire, pendant trois ans. Un fort long uſage des mêmes eaux, en douches & en bains, guérit deux femmes, dont l'une avoit les extrémités inférieures exténuées, & les jambes retirées jusqu'aux fesses : l'autre étoit attaquée d'un pareil amaigrissement à la jambe droite, & d'une tumeur lymphatique au haut de la cuisse. Les eaux Bonnes & les autres, ont souvent guéri des marasmes des pieds, des mains & des doigts, provenans, soit de l'esprit-de-vin dans le traitement des luxations, soit de la piqûure des tendons, ou de cause interne, après la destruction de la maladie premiere.

T. LXXXIX. Il est plus que probable que la mauvaise disposition des nerfs d'une partie, contribue beaucoup à son amaigrissement. On ne peut pas douter que ces nerfs ne soient en quelque sorte paralysés, attendu que les membres affectés s'affoiblissent par dégrés, & diminuent de volume en même proportion. A quelle autre cause pourroit-on rapporter ces accidens qui arrivent dans le marasme, sur-tout quand il vient de cause interne ? Il faut se rappeller ici ce que j'ai dit sur les causes des flux & de la douleur. Quand ces causes agissent dans une partie avec un certain dégré d'intensité, le tissu cellulaire se déprave au point qu'il ne peut plus se prêter à aucun effort critique ; il bride le mouvement des nerfs & des arteres, & empêche ainsi la partie lésée de prendre nourriture. Il y a par conséquent dans le marasme un serrement particulier qui gêne le mouvement des fibres & des organes, puisque ces parties, au lieu de s'étendre & de se développer, se rapetissent & se dessèchent. Ce serrement est quelquefois le produit d'une fausse crise; & dans ce cas, il s'établit promptement: mais ordinairement il est lent à se former, soit qu'il vienne de cause interne, soit de cause externe, comme j'ai eu occasion de l'observer dans six sujets. Le dessèchement dont la cause étoit la piqûure des tendons, commençoit par l'extrémité des doigts, d'où il s'étendoit à leur racine.

T. XC. Le dessèchement, la douleur, & les flux œdémateux, pituiteux ou variqueux, plus ou moins compliqués entr'eux, ou avec le spasme, & accompagnés d'inflammation ou des accidens de l'inflammation, fournissent la source de toutes les maladies idiopatiques. On peut rapporter à ce genre de maladies, tout ce qu'on a écrit sur les obstructions & les tumeurs. Il paroît que ces mots d'obstruction & de tumeurs, sont encore vagues & indéterminés. Toute tumeur est variqueuse, œdémateuse, ou calleuse. Quel caractere pourra donc avoir en particulier l'obstruction? L'obstruction qu'on doit bien distinguer de la pléthore des vaisseaux, présente l'idée d'un conduit bouché par un corps ſolide, ou par un liquide endurci. Telle eſt l'obſtruction calculeuſe des ureteres, du canal choledoque, &c. mais on ne ſauroit légitimement mettre dans cette claſſe, les œdemes, l'inflammation, ni les flux pituiteux. Il n'eſt pas croyable non plus, que les humeurs puiſſent, par le ſeul changement de leur figure ſphérique, occaſionner une obſtruction; il faut qu'elles ſe pétrifient pour la produire; & cet accident qui arrive quelquefois, eſt trop rare, pour en faire, comme on fait, un cas de pratique ordinaire, qui peut fort ſouvent induire en erreur.

OBSERV. XCIII^e^. L'ordre veut que nous parlions maintenant des principaux accidens par leſquels les maladies idiopatiques ſe terminent. Commençons par les ulceres. Les eaux Bonnes, & celles de Bareges, ont de tout temps, été regardées comme ſpécifiques pour la guériſon de ces affections. J'en ai vu de toute eſpece, & dans toutes les parties, invétérées ou récentes, céder à leur uſage. Quand donc les ulceres ne ſont pas entretenus par une cauſe interne indeſtructible, la maniere ordinaire d'y appliquer nos eaux, eſt en lotion, en douches, en bain, & en boiſſon.

OBSERV. XCIV^e^. Un Payſan qui éprouvoit

un grand dérangement dans les entrailles, en fut délivré par une abondante éruption de varices à la jambe, où il se forma depuis un ulcere qui résistoit à tous les remedes ordinaires; la jambe grossissoit de plus en plus, & étoit par fois douloureuse : l'usage des eaux Bonnes, tant intérieur qu'extérieur, guérit radicalement l'ulcere dans l'espace de deux étés, & remit la jambe dans son état naturel.

OBSERV. XCV^e^. Un Espagnol qui avoit les jambes fort enflées, & couvertes de vieux ulceres, dont on comptoit vingt-quatre à une seule jambe; fut guéri dans soixante jours par les eaux de Bareges, auxquelles il eut recours, après avoir fait inutilement usage de beaucoup d'autres remedes.

T. XCI. Mais comment nos eaux procurent-elles la formation des cicatrices? Une cicatrice ressemble parfaitement aux callosités que laissent après elles les tumeurs mal résoutes, & qui ressemblent elles-mêmes à la couëne qu'on apperçoit dans le sang des pleurétiques, quand il est reposé. La cicatrice diminue chaque jour de volume, jusqu'à ce qu'elle ait acquis la dureté d'un ligament; lorsqu'elle est de bonne espece, on voit paroître, quand elle se forme, de petits grains charnus qui grossissent à la maniere des stalactites ; le suc nourricier qui en est la matiere, s'épand dans les interstices de la partie affectée, & s'étend assez souvent jusqu'aux os. On peut nommer force cicatrisante, l'action qui fait aborder le suc nourricier dans cette partie, & qui l'y fait s'agglutiner. Or nos eaux Bonnes & de Bareges, suscitent merveilleusement cette action, attendu qu'elles augmentent le ton du tissu cellulaire, ainsi qu'il est démontré par la maigreur qu'elles occasionnent dans ceux qui en font usage. Elles empêchent donc le suc nourricier de se distribuer comme à l'ordinaire ; & il y a assez sujet de croire qu'elles le font refluer du tissu cellulaire dans le lit des humeurs : car j'ai remarqué que le sang de quelqu'un qui avoit employé les douches tiédes pendant deux cents jours, ressembloit entierement à celui des pleurétiques, c'est-à-dire qu'il abondoit en suc nourricier. Mais comme l'irritation & l'inflammation qui accompagnent la blessure d'une partie, y déterminent l'effort d'action, & le courant des humeurs, la lymphe nourriciere doit y aborder en plus grande quantité que de coutume. Or les eaux de Bareges & Bonnes, dont nous parlons, excitent une petite fievre, & favorisent la crise qui doit la terminer. L'effet de cette crise, c'est la congestion du suc nourricier dans la partie affectée, c'est la formation de la cicatrice : d'ailleurs il est évident que cette congestion doit se rapporter au flux pituiteux. Le travail d'une cicatrice présente trois temps distincts. Dans le premier, le tissu cellulaire reçoit l'action capable de faire refluer le suc nourricier dans la masse du sang. Dans le second, il s'établit une louable suppuration qui détruit les callosités vicieuses, ou qui les fait tomber en maniere d'escarres. Le troisieme temps enfin, est celui où se forme la cicatrice, en vertu, tant de la préparation & de l'influx du suc nourricier, que de son application. On apperçoit maintenant la raison de la maigreur qui accompagne la formation des grandes cicatrices, comme elle est celle d'un membre amputé. Au reste, qu'est-ce qui rend souvent funeste la plus petite quantité d'alimens solides qu'on prend pendant la fievre de cicatrisation, au point qu'elle cause quelquefois une mort assez prompte? c'est le désordre que met dans le méchanisme excrétoire, le travail de la digestion. Quiconque a une notion exacte de la fievre en général, voit la solution de bien d'autres phénomenes qui appartiennent à la fievre de cicatrisation; il faut se garder de l'exciter à contre-temps , de la croiser lorsqu'elle est établie.

OBSERV. XCVI^e. Un Ouvrier qui avoit avalé une pointe de fer, crut l'avoir rendue par les selles; mais deux ans après, le bord de l'anus s'enfla & devint calleux. Par l'usage des eaux Bonnes en boisson, en injection & en bains, la suppuration s'établit vers le quatrieme jour, ensuite le corps étranger sortit, & il se fit une bonne cicatrice. Un Particulier fut bien guéri d'une fistule à l'anus, fort compliquée, par les douches & la boisson des eaux de Bareges. Voyez à ce sujet les Observations publiées par mon pere, (*Dissert. sur les eaux Bonnes;*) elles prouvent manifestement que nos eaux peuvent dispenser de l'opération, dans certains cas de fistules à l'anus; mais ces cas restent encore à déterminer.

OBSERV. XCVII^e. Il y a des callosités dont nos eaux procurent la résolution; mais un grand nombre résistent à leur action. Une tumeur au col, dans un enfant, venue à la suite de la petite vérole, fut guérie par les eaux de Bareges. Ces eaux diminuerent une autre tumeur à la fesse, que la suppression des regles avoit occasionnée; l'écorce de la tumeur se résolvoit, mais le noyau reſtoit toujours le même. J'ai fort ſouvent guéri avec ces mêmes eaux, employées de diverſes manieres, des engorgemens lymphatiques, dans les glandes du col, les parotides, les glandes des aiſſelles, & de celles des mammelles.

T. XCII. Décrivons les caracteres de la réſolution, afin de diſtinguer, autant qu'il ſe peut, les tumeurs qui peuvent ſe réſoudre, de celles qui ſont *irréſolubles*, & qui ne ſont pas en petit nombre. Une tumeur qui eſt ſur le point de ſe réſoudre, acquiert ordinairement plus de volume; elle ſe gonfle, & ſe durcit au point d'effrayer les perſonnes peu expérimentées. Il s'éleve toujours une fievre (au moins) locale qui ſert à remettre en mouvement les humeurs que la tumeur retient en dépôt, & à redonner aux fibres leur ton & leur action. C'eſt ce qui arrive ſurtout dans un œdéme, & dans tout empâtement léger. Cependant il ſeroit difficile de dire comment les ſolides peuvent, dans tous les cas poſſibles, recouvrer leur ton, à moins d'admettre que la fibre a abſolument, dans tous les âges, la force intrinſeque, & une diſpoſition égale au mouvement, & que les différences reſpectives qu'on y remarque, dépendent entierement du tiſſu cellulaire. Ainſi, dans les enfans, ce tiſſu étant encore gelatineux & gluant, embarrasse & amollit leurs fibres ; il les roidit au contraire chez les vieillards, à cause de sa sécheresse ; & enfin dans le moyen âge, où le tissu cellulaire offre moins d'obstacles, les fibres jouissent de toute la vigueur dont elles sont capables. Or l'œdéme produit sur les organes le même effet que la mollesse produit chez les enfans, & les callosités présentent les mêmes difficultés, que la sécheresse dans les vieillards. La résolution doit donc se faire plus aisément chez les premiers, dans un œdéme, & plus encore dans une pléthore des vaisseaux, qui les distend au-delà de leur ton naturel. La premiere attention doit être d'évacuer le superflu des humeurs, & ensuite de faire aborder le suc nourricier dans la partie, pour la réparer & la fortifier. Il ne s'opere jamais de résolution la plus parfaite possible, qui ne soit précédée d'une sorte d'inflammation de la partie affectée, & il n'est gueres de tumeur résoute qui ne laisse après elle quelque callosité ; de maniere qu'une partie qui a été enflammée, ne reprend jamais parfaitement son état sain. C'est-là la cause de la récidive de beaucoup de maladies. Quand une tumeur est pituiteuse ou calleuse, il est très-difficile, pour ne pas dire impossible,

impoſſible, de la réſoudre; mais elle ſuppure bien ou mal : or il n'eſt pas rare que les eaux de Bareges favoriſènt cette ſuppuration. Enfin la réſolution & la ſuppuration peuvent quelquefois ſe ſuppléer l'une par l'autre. Je ne dois pas oublier de dire, que nos eaux diminuent pourtant un peu certaines calloſités, & que certaines cicatrices s'exténuent & ſe deſſéchent par leur uſage. C'eſt ainſi qu'on voit des cicatrices qui, par leur volume, cauſoient des compreſſions ſur les nerfs, diminuer par les eaux de Bareges. Peut-être que la réſolution eſt dûe en partie à l'abord du nouveau ſuc nourricier, qui, (comme un métal fondu, en fond un autre qui eſt ſolide,) rend fluide celui qui eſt concret, & le met en état d'obéir au mouvement des organes, pour être enſuite évacué par tels ou tels excrétoires. C'eſt donc à favoriſer la ſéparation de la matiere des calloſités, & ſon évacuation, que conſiſte la vertu réſolutive d'un remede. Or les eaux de Bareges & les Bonnes produiſent ſouvent ces effets.

OBSERV. XCVIII[e]. Nos eaux procurent ſouvent l'expulſion des corps étrangers cachés dans le tiſſu des chairs : le méchaniſme de leur action eſt ici le même, que dans la réſolution & dans la ſuppuration. L'Obſervation 96e. démontre cette propriété dans les eaux Bonnes ; & une infinité de faits se réunissent pour la constater dans celles de Bareges. On a vu effectivement à Bareges quantité de balles de plomb & de morceaux de vêtemens que des Militaires, blessés en combattant pour leur patrie, y ont laissés, & qui sont autant de monumens de leur valeur, & de la vertu des eaux. Un de ces Braves fut atteint à la joue par une balle de plomb ; la plaie fut fermée, sans qu'on fit attention au corps étranger. Le Malade ayant depuis essuyé des saignemens de nez considérables, vint à Bareges pour y remédier. Les eaux procurerent d'abord une grande évacuation de sang par le nez, & ensuite la sortie de la balle qui s'étoit vraisemblablement logée dans quelque sinus ; & le blessé fut ainsi parfaitement guéri. Un autre reçut au côté droit de la poitrine, une balle qui atteignit seulement les muscles, sans endommager la cavité de la poitrine, ni les côtes. On voyoit deux plaies, l'une antérieurement, & l'autre postérieurement ; l'une & l'autre étoient tout-à-fait cicatrisées, lorsqu'il survint des especes de douleurs rhumatismales dans tout le côté blessé. Les douches & les bains de Bareges r'ouvrirent l'une des cicatrices, & en firent sortir la balle : ce qui rendit la santé au

Malade. Une jeune fille vint à Bareges pour s'y faire guérir d'un ulcere placé au côté droit de la poitrine, & que l'on croyoit avoir carié les côtes: les eaux tirerent de l'ulcere une aiguille de fer, & rendirent ainsi la santé à cette fille. Un homme tomba par terre, & se fit, près des levres, une plaie qu'aucun remede ne pouvoit cicatriser. Il fut guéri par les eaux de Bareges, qui firent sortir un morceau de bois de la plaie. Il y a une foule d'autres exemples de cette espece, qui sont très-connus sur les lieux.

T. XCIII. Les eaux de Bareges & les Bonnes excitent un mouvement fébrile; elles font en outre, couler les humeurs en abondance, vers la partie affectée. Peut-être que ces humeurs ont la faculté de fondre les cicatrices, comme on l'a dit ci-dessus. Une vieille cicatrice sera donc forcée de se r'ouvrir, pour faire place à la nouvelle qui remplira tout le vuide que la premiere aura laissé. Cependant toute fievre n'est pas propre à r'ouvrir les cicatrices: j'en ai vu qui avoient résisté à l'action du mercure, & que nos eaux ont r'ouvertes. Nos eaux ont donc quelque chose de particulier, qui manque à la fievre spontanée, & à celle que donne l'usage du mercure; c'est-à-dire qu'elles font aborder le suc nourricier

P 2

dans la partie affectée, pour former la cicatrice à l'aide de ce flux muqueux ou pituiteux. Certaines callosités, des ſquilles d'os, des tumeurs même ſont détruites & emportées, ou diſpoſées à l'être par la vertu de nos eaux. Malgré tous ces bons effets qu'elles produiſent, elles ne laiſſent pas d'être quelquefois pernicieuſes, par exemple, dans le cancer.

OBSERV. XCIX^e^. Les eaux de Bareges ont guéri : 1°. trois fiſtules placées à la partie ſupérieure de l'épaule ; elles avoient été cauſées par une balle d'arquebuſe, qui avoit traverſé la clavicule, & briſé l'omoplate : 2°. quatre autres fiſtules au genou, provenantes d'un abcès formé à la ſuite d'un rhumatiſme : 3°. deux trous, l'un à la partie du bas-ventre, l'autre à la feſſe, qui pénétroit juſqu'à l'os. J'ai vu également un ulcere fiſtuleux aux teſticules, guéri par les eaux Bonnes. Celles de Bareges en guérirent deux autres ſemblables, ainſi que des fiſtules du pied, venues à la ſuite d'une luxation. J'ai encore vu des tumeurs à l'articulation de l'épaule, ſuppurer & guérir par les eaux Bonnes.

OBSERV. C^e^. Parlons à préſent des maladies des os. Un homme du commun qui avoit vécu ſagement, fut, vers l'âge de 30 ans, attaqué de douleurs cruelles dans ses bras & dans ses jambes; il s'éleva sur celles-ci une tumeur qui s'enflamma, & suppura par l'usage des eaux de Bareges : il en sortit une squille d'os ; & le Malade fut guéri dans l'espace de soixante jours. Plusieurs personnes affectées de carie, à la suite de quelque maladie ; un genou cassé par une balle ; une cuisse cariée après une petite vérole, furent guéris par les eaux de Bareges ; & une carie des os innominés, le fut par les eaux Bonnes. Les premieres guérirent aussi une carie des vertebres des lombes, & plusieurs qui occupoient les côtes. Une carie du sternum fut emportée par les eaux Bonnes : d'autres caries de la clavicule de l'omoplate & de l'humerus, qui étoient les suites de la petite vérole, ou de quelque fracture, céderent à l'usage des eaux de Bareges : les Bonnes guérirent la même affection, dans une phalange du pied & de la main ; & l'une & l'autre dissiperent une carie de l'os ethmoïde, & plusieurs autres caries du menton, des orbites, des oreilles, & de tous les autres os, sans en excepter les cartilages du larynx, ceux de la trachée artere, & le coccix : car nous avons vu tous ces cas.

OBSERV. CI[e]. Ici viennent se ranger les fistules lacrimales : le ſuccès que j'y ai obtenu par les eaux de Bareges, employées en injections & en douches, ne confirme pas peu la méthode des Modernes dans le traitement de ces ſortes d'affections. J'ai vu guérir par les eaux Bonnes, une de ces fiſtules où le ſac nazal étoit dilaté, & où le pus ſortoit par le grand angle de l'angle. Le ſeul uſage des eaux en douches, procura l'ouverture du canal nazal.

T. XCIV. Il eſt certain que la matiere des divers flux aqueux, pituiteux, œdémateux, & autres, peut pénétrer la ſubſtance même des os : pluſieurs Praticiens veulent attribuer à des ſels acides, leur ramolliſſement & leur diſſolution. Ces accidens peuvent s'expliquer par ce que nous avons dit ailleurs ſur les divers flux dont les os ſont ſuſceptibles, comme les chairs. La réparation des os eſt due à un courant de matiere nourriciere, ainſi que leur ſoudure, qui n'eſt qu'un amas de ce ſuc nourricier. La ſéroſité qui abonde chez les enfans, & qui les rend les plus ſujets aux maladies des os, pourroit faire regarder leur âge, comme le printemps des os, & la vieilleſſe, comme leur hiver. Dans un os qu'on a amputé, la ſuppuration qui ſurvient aux chairs, y produit des changemens ; le ſuc nourricier le ramollit &

en procure là cicatrisation. Ces effets ne dépendent donc pas nécessairement de la présence d'un acide. L'on pourroit peut-être, d'après ces fondemens, expliquer certains phénomenes rares qui appartiennent aux affections des os. Il est du moins vrai que le périoste, qui est une membrane particuliere & comme musculeuse, peut, à raison des altérations qu'il éprouve, empêcher leur nutrition, ou la troubler. N'en pourroit-on pas également déduire une méthode de traiter le ramollissement des os, qui ne seroit compliqué ni avec carie, ni avec plaie ?

OBSERV. CII[e]. Nous pouvons maintenant parcourir sans peine les maladies idiopatiques des différens visceres, dépendantes des causes précédentes. Une hémorrhagie de la matrice, des douleurs & des mouvemens convulsifs, causés par une tumeur dure & indolente de cet organe, furent calmés par les bains & les injections des eaux de Bareges. Les eaux Bonnes guérirent un ulcere du même organe, qui étoit un accident de l'enfantement. Les premieres guérirent aussi un ulcere qui s'étoit fait jour au travers des muscles du bas-ventre ; de maniere que l'eau qu'on injectoit dans le vagin, sortoit par cette ouverture, & *vice versâ*.

OBSERV. CIII^e. Une plaie fiſtuleuſe du pubis, occaſionnée par une balle de plomb, plaie qui pénétroit dans la veſſie, & par laquelle l'urine s'écouloit, fut guérie par les eaux de Bareges. Un homme attaqué d'une affection des reins, rendit, après que les ſignes de la ſuppuration eurent paru, des urines mêlées de pus; il recouvra ſa ſanté par le moyen des eaux Bonnes.

OBSERV. CIV^e. Une femme affligée d'une dyſſenterie, & d'un ulcere dans les inteſtins, ſouffroit des douleurs ſi vives chaque fois qu'elle alloit à la ſelle, qu'elle pouſſoit des cris affreux; les matieres qu'elle rendoit étoient ſanguinolentes, purulentes; la Malade étoit conſumée par le maraſme & par la fievre, & elle étoit regardée comme ſans reſſource, attendu l'inefficacité de tous les remedes qu'elle avoit pris. Quatre jours d'uſage des eaux Bonnes, en boiſſon & en lavemens, calmerent la diarrhée & les douleurs, & la Malade ne tarda pas à ſe rétablir. Un homme atteint de la même maladie, contre laquelle il avoit inutilement employé, pendant huit mois, divers remedes; & une femme qui, peu de temps après ſes couches, rendoit le pus par le fondement, furent guéris par les eaux Bonnes. Nombre d'exemples démontrent la même efficacité dans les eaux de Bareges, contre les ulceres des inteſtins.

OBSERV. CV^e^. J'ai vu des jeunes gens attaqués de gonflemens glanduleux au méſentere, être fort ſoulagés par les eaux de Cauterès. Pareils effets ont été opérés par celles de Bagneres de la fontaine Salut. Un enfant exténué par le maraſme, & ſujet à une fievre quotidienne, qui ſouvent commençoit par des friſſons, & à un flux cœliaque, fut guéri par les eaux Bonnes. On rapporte que celles de Bagneres, de la ſource nommée le Petit-Bain, furent ſalutaires dans un pareil flux. Au reſte les tumeurs du méſentere approchent de bien près des affections ſcrophuleuſes, & rappellent cette maladie pour laquelle nous avons fait connoître l'efficacité de nos eaux, lorſqu'elle n'eſt pas à un certain dégré. (*Diſſert. ſur les écrouelles.*)

OBSERV. CVI^e^. Un enfant & un adulte furent guéris d'un gonflement de la rate, par les eaux Chaudes, & les bains tempérés de Bareges. J'ai vu de pareilles tumeurs, dures & indolentes, être conſidérablement diminuées par l'uſage des mêmes eaux en boiſſon & en bain ; elles diminuerent auſſi un gonflement du foie dans un hypocondriaque. La plénitude ou pléthore des vaiſſeaux, ſe guérit bien ſouvent par nos différentes sources. J'ai vu résoute par les eaux de Cauterès, une tumeur des hypocondres, qui paroissoit gêner les mouvemens du foie & de la rate. Ces tumeurs dépendoient-elles du colon ? Il est certain que les gonflemens de cet intestin, imitent ceux du foie & de la rate, & qu'ils peuvent en imposer à ceux qui n'y prennent pas garde. Enfin j'ai vu une tumeur de la vésicule du fiel, portée en dehors, être emportée par les eaux de Bagneres.

OBSERV. CVII^e. Un homme qui étoit très-robuste, tomba, après des exercices immodérés du corps & de l'esprit, dans une maigreur & une foiblesse fort grandes, avec fievre; sa jambe droite s'enfla, & il y survint un érésypele qui disparoissoit de temps en temps. L'on voyoit encore une tumeur qui, du foie, s'étendoit sur toute la région du ventre inférieur, & que d'habiles gens estimerent être commune au foie & à l'épiploon; les forces & l'appétit diminuoient chaque jour, & aucun remede d'usage ordinaire n'avoit soulagé: les eaux de Cauterès que le Malade but d'abord chez lui, & qu'il alla ensuite boire sur les lieux, dissiperent l'enflure de la jambe & celle de l'abdomen, & elles rétablirent parfaitement son appétit, ses forces & sa santé.

OBSERV. CVIII^e. Une femme d'une constitution mollaſſe, fut attaquée d'une jauniſſe périodique, & d'une fievre avec des redoublemens; la ſuppuration du foie étant ſurvenue, avec des friſſons & une douleur dans l'hypocondre droit; les eaux Bonnes qui furent miſes en uſage, augmenterent la fievre, & procurerent une abondante évacuation de pus par les urines; elle dura pendant trois jours. Les accidens s'étant réveillés vers le douzieme jour, on continua le même traitement, qui procura une nouvelle excrétion de pus par les ſelles, après laquelle la Malade recouvra parfaitement ſa vigueur & ſa ſanté.

OBSERV. CIX^e. Un Gentilhomme d'un tempérament ſec, & fort vif, qui avoit été percé d'un coup d'épée au poumon, crachoit le ſang & le pus. L'uſage des eaux de Cauterès aggrava l'ulcere; les Bonnes débarraſſerent la poitrine, & firent prendre un bon caractere aux crachats qui exhaloient une odeur fétide; de ſorte que le Malade ſe portoit beaucoup mieux lorſqu'il ſe retira de ces dernieres eaux.

OBSERV. CX^e. Un Gentilhomme, dont le frere étoit mort d'un ulcere au poumon, cracha le pus vers l'âge de 40 ans, (il avoit auſſi quelquefois craché le ſang); il avoit la fievre, & ſon appétit étoit preſqu'éteint. Des ſueurs nocturnes, la diarrhée, & la purulence dans les crachats, paroiſſoient déja ; enfin tous les accidens alloient chaque jour en empirant. Les eaux Bonnes réveillerent les forces & l'appétit, dégagerent la poitrine, & tarirent, dans l'eſpace de ſoixante jours, la ſource des crachats, que leur uſage avoit d'abord rendus plus abondans.

OBSERV. CXI[e]. Une femme qui, depuis trois mois, étoit affligée d'une violente toux, avec crachement de ſang, rendit en crachant, une pierre de la groſſeur d'un poix, & bientôt après, le pus; les eaux Bonnes guérirent l'ulcere, & ramenerent l'embonpoint de la Malade. J'ai connu un homme qui rendit auſſi en touſſant, un morceau de clou de fer, par quoi ſa poitrine & ſa gorge furent très-ſoulagées. L'uſage des mêmes eaux mit fin à l'excrétion.

OBSERV. CXII[e]. Un homme crachoit le pus, à la ſuite d'une péripneumonie ; il étoit exténué, foible & travaillé de la fievre. Les eaux Bonnes en boiſſon, rendirent d'abord l'excrétion du pus plus abondante, enſuite elles entraînerent avec la matiere des crachats, des pellicules qui n'étoient que des lambeaux de la vomique ; elles nétoyerent la poitrine, & rétablirent les forces & l'embonpoint.

OBSERV. CXIII^e. Un jeune homme de 36 ans, d'un tempérament délicat, ſec & bilieux, étoit attaqué d'un catarrhe violent, & crachoit peu ; depuis long-temps il ſentoit une chaleur brûlante dans la trachée artere, & il reſpiroit difficilement, & avec douleur. L'uſage des eaux de Cauterès de la fontaine la Raliere, procura la liberté de la poitrine, & une meilleure ſanté.

OBSERV. CXIV^e. Un homme d'une conſtitution humide & ſpongieuſe, avoit eu dans ſon enfance les yeux infirmes, & une eſpece de bouffiſſure de tout le corps. Ces accidens ayant diſparu par les progrès de l'âge, il fut attaqué d'un aſthme humide, dont les accès revenoient deux ou trois fois par jour ; les eaux de Cauterès de la fontaine la Raliere, ne procurant preſque pas d'expectoration, on eut recours à celles du Petit-Bain, qui diminuerent la fréquence des accès, & exciterent une quantité énorme de crachats : leur uſage ayant été continué pendant un mois & plus, le Malade fut long-temps ſans éprouver aucune atteinte de maladie. Cette guériſon étoit-elle radicale & parfaite ? Cette Obſervation ne démontre-t-elle pas clairement, & le travail des organes qui préparent inſenſiblement le germe de l'aſthme, & l'action des parties externes ſur les internes ?

OBSERV. CXVe. Un jeune homme bilieux, & ſujet à éprouver de temps en temps des fievres intermittentes, fut attaqué d'une fievre maligne, ſur la fin de laquelle ſa langue ſe paralyſa. La maladie habituelle ayant reparu, la langue ſe dénoua, & la poitrine contracta un embarras, qui fut diſſipé par une évacuation copieuſe de matiere purulente par les crachats : dès-lors ſurvinrent la fievre lente, la diarrhée, le maraſme & l'enflure des pieds ; d'ailleurs le Malade ne pouvoit, depuis trois mois, ſe tenir couché ſur le dos, & le moindre mouvement le mettoit hors d'haleine. Les eaux de Cauterès de la fontaine la Raliere, ne produiſirent preſque point d'effet, preſque point d'évacuation : celles de la ſource Mauhourat exciterent les crachats, & diminuerent par-là la ſuffocation : l'eſtomac fit auſſi ſes fonctions un peu mieux, & les forces du corps s'augmenterent. Au printemps ſuivant, le Malade cracha de nouveau le ſang & le pus ; la fievre & la ſuffocation ſe réveillerent. L'uſage des mêmes eaux de Cauterès de la fontaine Mauhourat, eut alors un ſuccès ſi heureux, que le Malade jouit depuis d'une ſanté robuſte, excepté que ſa langue eſt reſtée ſujette à des attaques de paralyſie qui reviennent de temps en temps. Le noyau de la maladie, encore exiſtant dans la poitrine, feroit-il chaque jour des progrès ?

OBSERV. CXVI[e]. Un jeune homme fut attaqué d'une pleuréſie à laquelle ſuccéderent la fievre lente, des ſueurs, la difficulté de reſpirer, la toux, la foibleſſe, & une grande maigreur. Tous les remedes adouciſſans & pectoraux, furent ſans effet. Le Malade, ſans prendre avis de perſonne, vint à Bareges, & but les eaux de la fontaine la Chapelle, qui réduiſirent bientôt ſon eſtomac à une langueur extrême. Outré d'un ſi mauvais ſuccès, il but pendant trois jours celles de la fontaine chaude; la quatrieme nuit de l'uſage en boiſſon de ces eaux, & la ſixieme de celui de la ſource tiéde, peu s'en fallut que le Malade ne fut ſuffoqué; il cracha une très-grande quantité de pus, & dans peu ſa ſanté devint meilleure, & elle fut très-brillante au bout de trois mois. Cet exemple eſt le ſeul que j'aie vu à Bareges. Il y a trente ans qu'un ſujet qui étoit attaqué d'un ulcere au poumon, & à qui mon pere avoit preſcrit les eaux Bonnes, fut guéri par les Chaudes, priſes dans le troiſieme temps de la maladie. C'eſt ainſi que le courage des Malades, leurs fautes, & les dangers auxquels ils s'expoſent, peuvent quelquefois ſervir à étendre les connoiſſances de l'Art.

OBSERV. CXVII[e]. Je ne dois pas omettre de dire ce que la renommée rapporte, qu'une cataracte fut réſoute par les eaux de Bagneres. J'ai vu cette maladie réſiſter opiniâtrément aux eaux de Bareges, & à toutes les autres eaux de notre Pays. Pour les petites cicatrices ou calloſités de la cornée qui proviennent d'une inflammation, j'ai obſervé que les eaux de Bareges & les Bonnes, les diminuent un peu. Lomnius parle d'après Hoffman, de la cataracte commençante qui provient de l'eſtomac, & aſſure que cette eſpece de cataracte revient plus ou moins ſouvent, ſelon qu'on néglige les coctions de l'eſtomac, ou qu'on prend ſoin de les rétablir; ce qu'il étoit expédient de noter en paſſant.

OBSERV. CXVIII[e]. Un jeune homme devint, après une fievre intermittente, dont le quinquina l'avoit délivré, triſte, maigre & languiſſant, ſes joues ſe creuſoient, ſes yeux étoient préminens, ſa peau rude, & les viſceres de l'abdomen entierement retirés en-dedans; les eaux de Cauterès de la fontaine la Raliere, lui rendirent la ſanté, en rétabliſſant les forces de ſon eſtomac, qui étoient fort affoiblies.

OBSERV. CXIX^e. Un jeune débauché fut attaqué d'une foibleſſe des reins, ou des lombes, qui s'accrut de plus en plus; il étoit ſi maigre, qu'il reſſembloit à un ſquelette recouvert de ſa peau; il n'avoit plus ni forces ni appétit, & ne pouvoit s'aider d'aucun de ſes membres; il ſentoit une douleur continuelle près de l'épine du dos; ſes paupieres étoient enflées, & ſes yeux ſaillans en-dehors, ce qui le rendoit hideux à voir; ſa peau étoit ſéche, écailleuſe, ſale & parſemée de taches furfuracées; il y avoit ſix mois qu'il étoit dans cet état, ſans qu'aucun remede eut pu le ſoulager. La boiſſon des eaux chaudes de Bareges, & ſes bains tempérés, rappellerent l'appétit & les forces, la fievre commençoit à paroître, & il ſe forma ſur la peau une éruption ſemblable à celle de l'*herpés* miliaire : enfin au bout d'environ ſoixante jours, après des ſueurs & un écoulement d'urines troubles, le Malade ſe trouva aſſez bien diſpos; il s'écrioit qu'il étoit guéri, quoique je craigniſſe qu'il ne s'en vantât trop tôt. Cette maladie ſeroit-elle une eſpece de conſomption dorſale hyppocratique?

T. XCV. Il y a long-temps que conſidérant des faits ſemblables aux précédens, je me ſuis flatté que les eaux Bonnes pourroient bien être ſalutaires dans la conſomption Angloiſe. J'ai vu un jeune Anglois à Bareges, étique, fort agile & fort vif, s'occupant de mille penſées, courant toujours, & rempli d'eſprit & de connoiſſances; il ſe plaignoit d'un ſerrement de poitrine, d'un dérangement d'entrailles, & que ſon cerveau étoit obſcurci, & ſon appétit diminué; tandis qu'il parloit & crioit continuellement, qu'il méditoit des choſes profondes & ſublimes, & mangeoit de tout avec avidité : cependant ſa maigreur s'augmentoit chaque jour, ce que j'attribuois à une petite fievre qu'avoit le Malade, & à la grande agitation de ſon eſprit, qu'on pouvoit d'ailleurs reconnoître à chaque inſtant par celle de ſon pouls. Je ne ſaurois dire combien, après trois jours de l'uſage des eaux tiédes & des bains tempérés de Bareges, il témoigna à haute voix en être ſoulagé : mais dominé par une inconſtance extrême, il diſparut bientôt, en diſant qu'il partoit pour les eaux Chaudes, d'où il iroit viſiter les Bonnes, & qu'enſuite il paſſeroit en Eſpagne & en Italie. L'étrange maladie ? A quoi peuvent réduire l'étude des choſes abſtraites, la pénétration de l'eſprit, la gourmandiſe, & l'intempérance de toute eſpece ! La conſomption qu'elles produiſent, pourroit faire comparer ceux qu'elle attaque, à des personnes mortes de faim, ou dont les glandes du mésentere seroient obstruées, & fermeroient les routes du chyle : en effet leur sang manque de suc nourricier, de cette rosée salutaire qui répare les parties, & les empêche de se flétrir. Je me suis convaincu de cette vérité, en examinant un jour le sang d'un sujet atteint du marasme; je le trouvai dissous & entierement dépourvu de suc nourricier. Tel est aussi l'état du sang, sur la fin des fievres malignes; il ressemble à celui des pleurétiques dont on auroit enlevé la pellicule couënneuse.

OBSERV. CXX[e]. Nous pouvons rappeller ici les convulsions & paralysies des divers membres, dépendantes d'une affection idiopatique ou sympathique du cerveau, sans égard à ce que nous en avons déja dit ailleurs. La convulsion, sur-tout celle qui naît de l'estomac, est souvent guérie par nos eaux. J'ai vu à Bareges, en l'année 1751, sept personnes affligées de paralysie. 1°. Un jeune homme qui, après une légere attaque d'apopléxie, étoit devenu paralytique des jambes; l'usage des eaux en bain, en douches & en boisson, parut l'avoir guéri. 2°. Un jeune homme qui, pour avoir traversé une riviere à la nage, immédiatement après avoir mangé, & pendant qu'il ſuoit, fut attaqué d'abord d'une légere apoplexie, & enſuite d'une hémiplégie ; l'uſage des eaux pendant deux ſaiſons, le guérit preſque tout-à-fait. 3°. Une hémiplégie, avec abolition de la mémoire, qui fut auſſi preſqu'entierement guérie. 4°. Un autre ſujet paralytique d'une jambe & d'un bras, qui ne put, ainſi que cela ſe voit ſouvent, recouvrer que le mouvement de la jambe. Les trois autres obſervations ſont ſemblables aux précédentes, c'eſt-à-dire que les Malades, ſans avoir été entierement guéris par les eaux, en furent aſſez ſoulagés. J'ai vu auſſi les deux jambes paralyſées après une chute ; deſorte que le Malade, encore jeune, étoit contraint de marcher ſur ſes genoux : elles furent parfaitement guéries, ainſi qu'une paralyſie du bras, dans un homme, qui avoit été cauſée par un coup à la tête.

OBSERV. CXXI^e^. Un gros mangeur fut attaqué ſur l'un des deux côtés du corps, d'une paralyſie, qui s'étendoit juſqu'au milieu de la langue & du palais, ou de la luette elle-même : les eaux Chaudes le guérirent dans quinze jours. Un autre ſujet, atteint de la même maladie, en fut guéri, (après avoir inutilement employé pluſieurs ſortes de remedes) par les eaux Chaudes de la fontaine du Roi, en bain. Les eaux de Cauterès en ſauverent & ſoulagerent un grand nombre d'autres.

OBSERV. CXXII^e. Un vieillard hémiplégique reçut du ſoulagement à la jambe, & non au bras, de l'uſage des eaux de Bagneres de la fontaine Saint-Roch. Trois paralytiques, dont deux étoient d'un tempérament pituiteux, & l'autre, (c'étoit une femme) d'un tempérament ſanguin, furent guéris par les eaux de Bagneres de la fontaine Théas. Le témoin de ces guériſons ne dit pas ſi elles furent complettes.

T. XCVI. Il y a un rapport ſi marqué entre certaines paralyſies, les mouvemens convulſifs & le rhumatiſme, qu'il n'eſt gueres poſſible d'en faire des claſſes ſéparées, d'autant que l'expérience fait voir qu'elles attaquent fort ſouvent la même partie en même-temps. Le rhumatiſme, comme nous l'avons dit plus haut, vient ſouvent de l'eſtomac : des poiſons ou des vers logés dans ce viſcere, cauſent également une foule de convulſions & de paralyſies ; de maniere qu'on ne ſauroit douter qu'il exiſte une eſpece de paralyſie purement ſtomacale. J'ai vu encore le côté gauche du corps, affecté de paralyſie & de rhumatiſme, par une tumeur de la rate. Ainſi remarque-t-on des femmes, dont le cerveau eſt ſain, devenir paralytiques des extrémités inférieures, par l'effet d'une cauſe placée dans l'abdomen. Il y a donc deux eſpeces de paralyſies, l'une convulſible & guériſſable, qui naît de l'eſtomac & des inteſtins ; & l'autre, plus dangereuſe, qui provient de la gêne du cerveau, & de ſes moëlles. Le judicieux Arétée penſoit que les parties atteintes de paralyſie, ne font qu'imparfaitement & à demi leurs fonctions, & que l'eſtomac, la veſſie, & tout le canal inteſtinal, juſqu'à l'anus, ſont ſujets à être ainſi affectés ſeulement dans une de leurs moitiés. Il eſt très-important de ſe ſouvenir que les maladies idiopatiques ont quelque choſe de ſympathique, & qu'il n'y en a preſqu'aucune qui ne porte le trouble dans les fonctions de l'eſtomac : qu'auſſi le travail de l'eſtomac influe ſingulierement ſur toutes les parties, & par conſéquent ſur celle qui eſt devenue le ſiége d'une affection. Ces changemens produits par l'eſtomac, ſur une partie idiopatiquement affectée, ne doivent jamais être perdus de vue, afin d'y pourvoir préalablement, ou en même-temps qu'on remédie à la maladie principale.

QUATRIEME PARTIE.

Les maladies incurables, ou qui résistent à nos eaux minérales. Les douteuses dans lesquelles les effets des eaux ne sont pas assez constatés. Les paralysies complettes & parfaites, par embarras dans le cerveau. L'épilepsie par cette cause des dépôts au cerveau. Les palpitations de cœur par des dérangemens organiques. Les ulceres de mauvaise espece au poumon. Les asthmes anciens & habituels. La fonte des tumeurs squirrheuses, calleuses & autres, dans les divers visceres & glandes. Les vieux ulceres. Les caries profondes. Le marasme des parties. Les anchyloses décidées. Les déplacemens des articulations. La goutte. La colique néphrétique. La gravelle. Les dartres. Les cancers ouverts, ou autrement. Les écrouelles. Le rachitis. Les gonorrhées virulentes, & autres symptômes de vérole. Le scorbut.

LES Savans s'éclairent par tous les moyens possibles : les maladies non guéries, les incurables, & celles qui peuvent se guérir, les morts même, sont pour eux autant de moyens de soulager les vivans. Je vais rapporter ici les maladies incurables, ou qui résistent aux eaux de notre Pays : & les maladies douteuses, c'est-à-dire celles où la vertu de ces eaux n'est pas bien certaine : je déclarerai mes fautes comme celles d'autrui : je suis homme, & je parle à des hommes ; si je ne suis pas à l'abri de l'erreur, je cherche à avoir l'avantage de ne savoir tromper personne.

OBSERV. CXXIII^e^. J'ai vu un vieillard cruellement tourmenté par un rhumatisme, sur un côté du corps, rhumatisme qui fut suivi d'une paralysie, dans laquelle l'œil, l'oreille & la langue étoient très-engourdis & presqu'insensibles. Les eaux de Bagneres de la fontaine S. Roch, n'ayant produit aucun effet, & celles de Bareges n'en produisant qu'un mauvais, le Malade en abandonna l'usage par mon conseil. J'ai vu plusieurs autres Paralytiques qui n'ont retiré aucun avantage de nos eaux, ou qui en ont été sensiblement incommodés.

T. XCVII. Je donne ici comme imparfaites, partielles & manquées, les guérisons de l'Observation 120e. : je me défie aussi de celles de l'Observation 122e. C'est une vérité constante, que nos eaux guérissent très-rarement les paralysies par cause au cerveau, bien décidées, ou parfaites. Ainsi Willis fait mention de certains Paralytiques, que des eaux thermales, non-seulement ne soulagerent point, mais qu'elles incommoderent beaucoup. Mon pere en a vu aussi plusieurs, que les eaux de Bagneres ont réduit à un état tout-à-fait extrême. Personne n'ignore que la paralysie vraie a souvent sa source dans le cerveau, & dans les divers replis de ses moëlles, où elle est profondément enracinée ; desorte qu'il ne paroît gueres possible de détruire sa cause, ou de la résoudre, attendu que presque toute résolution, pour qu'elle se fasse, suppose un gonflement de la partie affectée, & l'évacuation de la matiere critique, par les excrétoires voisins. Or ce gonflement, ou effort de résolution, ne peut gueres être que mortel dans le cerveau, qui manque d'ailleurs de voies d'excrétion commodes. Ce n'est donc que les paralysies symptomatiques, ou stomacales, que nos eaux guérissent ou diminuent : peut-être pourtant pourroient-elles, par leur qualité purgative, produire quelque soulagement dans un œdeme du cerveau, en évacuant les sérosités superflues ; mais on auroit toujours la récidive à craindre. Il est par conséquent prudent, dans la paralysie cerebrale, de prendre l'avis d'un Médecin, avant de faire usage des eaux thermales, & je ne suis pas surpris qu'un Paralytique dont parle Helvigius, qui étoit guéri (ou plutôt soulagé) par des eaux, & qui dans la crainte de la rechute, fit usage des mêmes eaux, fut atteint de nouveau de sa paralysie, & tomba dans un état pire qu'auparavant. Encore une fois, le mieux est, dans presque toute paralysie cérébrale, confirmée, de s'abstenir des eaux minérales : on peut même l'avancer avec de bons Médecins. Quoique les purgatifs y produisent assez souvent quelque bon effet, néanmoins les forts, les vomitifs, par la commotion qu'ils excitent dans les humeurs, les font se porter en plus grande quantité au cerveau, & y augmenter l'embarras. La moindre concrétion suffit pour former le noyau de cette maladie, noyau qui s'accroît ensuite insensiblement, en conséquence de l'inertie des organes excrétoires, & des mouvemens difficiles du cerveau. Souvent ce germe malheureux naît d'une disposition naturelle dans ce viscere : on connoît des races d'apoplectiques. Quand l'apoplexie ou la paralysie attaquent tout-à-coup, c'est ordinairement une marque qu'elles ont jetté leurs racines depuis long-temps ; l'attaque est le dernier effort ou la derniere fievre qui succede à une autre qui avoit été insensible. Il n'est donc pas bien certain, qu'une saignée faite avant l'attaque, put toujours la prévenir, comme quelques-uns le croyent : la derniere secousse qui la détermine, arrive fort souvent pendant le travail de la digestion. Comme ce même travail cause dans une playe, pendant que la cicatrice se fait, un bouleversement général, il le produit aussi dans une apoplexie, dont le noyau s'est mûri dans le cerveau, & y a acquis un gros volume, au point d'être devenu le centre principal de l'irritation. On ne peut, sans étonnement, apprendre ce que disent ou méditent quelquefois les Malades, aux approches d'une attaque d'apoplexie. Tous leurs sens, dit Aretée, sont sains & entiers, & leur esprit semble avoir acquis un caractere prophétique. Le premier objet de leurs pensées, est qu'ils vont sortir de ce monde ; ensuite ils annoncent l'avenir par le présent ; & l'événement justifiant leur prédiction, on les admire, & on les regarde comme de vrais Prophetes. J'en ai vu un qui prédit sa mort pendant six jours.

OBSERV. CXXIV^e^. Aux approches d'une attaque d'épilepsie, l'effort de toutes les parties se dirige sensiblement vers la tête, & s'y recueille, d'où vient que les Malades prévoyent ces attaques. Un homme âgé d'environ 35 ans, sujet à l'épilepsie, vint à Bareges, & y fit usage des eaux & des bains, sans prendre avis d'aucun Médecin. Au sixieme jour de cet usage, les accès qui avoient été rares jusqu'alors, revinrent trois fois, & furent plus violens que de coutume. Ayant été appellé, je jugeai qu'un tel désordre, occasionné par l'énergie des eaux, pourroit bien avoir quelque chose de critique; mais n'osant pas exposer le Malade à l'événement de ma prédiction, je prescrivis une saignée que je fis réitérer, & je lui conseillai de renoncer à nos eaux, du moins à celles de Bareges. Convenoit-il qu'il persistât dans leur usage? Je ne le pense pas. Le sixieme jour, que Galien avoit coutume d'appeller le tyran, dans les maladies aiguës, mérite d'être ici soigneusement remarqué. Je me suis apperçu clairement, dans beaucoup de cas, quand même je me serois trompé dans le précédent, que ce jour, à compter du premier de l'usage des eaux, lorsqu'on en prenoit une certaine quantité, avoit quelque chose de particulier, que les autres jours n'avoient pas, c'est-à-dire que la fievre que les eaux procurent, est de la nature des maladies aiguës. Seroit-ce là la raison pourquoi les Anciens fixoient l'usage des eaux à neuf ou quinze jours, comme cela ſe pratique encore parmi le peuple ? Quoi qu'il en ſoit, je ne crois pas que les eaux de Bareges conviennent dans l'épilepſie ; elles engorgent conſidérablement le cerveau, & elles demandent trop de précautions employées dans l'accès. Si l'épilepſie, au lieu d'être idiopatique, étoit ſeulement ſympathique, & dépendante, par exemple, des premieres voies, aſſurément il y auroit plus à attendre de l'uſage de nos eaux. Mais qui pourra aſſigner un moyen de diſtinguer ces deux cas ?

OBSERV. CXXV^e^. Un homme d'un tempérament bilieux, ſujet à un vertige habituel, ſe plaiſoit beaucoup à boire les eaux de Bareges ; ſa table étoit ſomptueuſe à l'excès, & il mangeoit beaucoup, pour apaiſer certaine inquiétude d'eſtomac, qu'il nommoit chaleur. Après s'être d'abord bien trouvé de leur uſage, il mourut, au bout de trois mois, d'une attaque d'apoplexie. Un Militaire fut bleſſé au ſommet de la tête, par une balle lancée perpendiculairement, qui n'offenſa pas l'os. La guériſon de la plaie s'obtint fort facilement, & on fit peu de cas de cet accident. Cependant la ſtupeur, la douleur, & la peſanteur de tête, ſurvinrent, ainſi que l'obſcurciſſement de la vue, l'enflure de tout le corps, & la fievre. Le Malade étant venu à Bareges, il y fit usage à son gré des eaux en boisson, des douches & des bains; mais le vingtieme jour, il fut attaqué d'une fievre maligne cérébrale, dont il mourut le septieme. A l'ouverture du cadavre, le cerveau fut trouvé sain: une petite poche ou vésicule, qui s'étoit formée dans l'os sphénoïde, portoit en haut le cerveau: cette vésicule ayant été ouverte, il en sortit beaucoup de matiere sanieuse, & l'os sphénoïde, & l'ethmoïde étoient entierement cariés. Dans ces deux cas, les eaux avoient très-évidemment agi, en déterminant le flux des humeurs vers la tête: ce qui auroit dû être évité, parce que dans ces sortes de maladies, l'excrétion critique ne peut pas se faire.

OBSERV. CXXVI^e. Senac annonce & prouve que les affections de la poitrine, dépendantes d'un vice inhérent dans le cœur, sont incurables; & je ne doute pas que l'usage de nos eaux ne les rendît bientôt mortelles. Deux hommes éprouvoient des palpitations de cœur violentes. Dans l'un, elles étoient l'effet de grandes sollicitudes de l'esprit: l'autre les tenoit de l'enfance, sans cause apparente. L'un & l'autre tomboient en défaillance, dès qu'ils prenoient quelque remede ou aliment, qui augmentoit tant ſoit peu la chaleur & le mouvement vitaux. Enfin leur maladie s'étant accrue, ils moururent d'un engorgement de poitrine, malgré le ſecours des ſaignées qu'on employa. Le cœur du premier fut trouvé prodigieuſement gros, autant, ou même plus que ne l'eſt celui d'un bœuf; il étoit d'ailleurs très-ſain. Dans le ſecond, les valvules de l'aorte, près du cœur, étoient preſque oſſifiées, & des excroiſſances polypeuſes, qui leur étoient adhérentes, les empêchoient de ſe fermer. J'ai vu un Soldat attaqué d'un ulcere ſcorbutique à la jambe, qui loin de tirer du ſoulagement des eaux de Bareges, mourut le troiſieme mois de leur uſage : l'on trouva pluſieurs petits ulceres ſur la ſurface du cœur, & dans l'intérieur du péricarde. Le Malade s'étoit plaint auſſi de palpitations de cœur : il finit par une eſpèce d'attaque d'apoplexie. Ces faits combattent très-certainement l'uſage de nos eaux dans les affections idiopatiques du cœur. Nous pouvons donc aſſurer que ces affections, comme celles du cerveau, quand leur noyau eſt un peu conſidérable, ne ſe guériſſent pas par nos eaux, du moins par celles de Bareges. Celles de Bagneres ſeroient plus ſupportables, par des raiſons tirées de leur nature.

OBSERV. CXXVII^e. J'ai vu ſix ſujets attaqués d'ulceres au poumon, que les eaux Bonnes ne purent garantir de la mort. Dans les uns, elles augmenterent les crachats, & elles les diminuerent dans les autres. Certains éprouverent, les premiers jours du traitement, un ſoulagement funeſte : un mieux marqué ſuivi enſuite d'accidens plus graves.

OBSERV. CXXVIII^e. Un Pulmonique, qui avoit auſſi une tumeur au foie, but les eaux de Cauterès, qui rétablirent ſon appétit, & lui procurerent de l'embonpoint, & une ſanté brillante en apparence. L'hiver ſuivant, il eut des douleurs rhumatiſmales aux bras & aux cuiſſes, (accident fréquent & d'aſſez mauvais augure, dans la pulmonie), & il mourut à l'entrée du printemps, qui n'eſt pas moins ſouvent pernicieuſe que ſalutaire.

OBSERV. CXXIX^e. Un homme ſec & mélancolique, dont le foie étoit tuméfié, étoit ſujet à éprouver tous les ans une fievre, accompagnée d'une douleur dans l'hypocondre droit, de toux, de difficulté de reſpirer, & d'extinction de voix. La boiſſon des eaux de Cauterès tint ſa poitrine libre pendant trois ans : mais le foie s'engorgea de plus en plus, & la douleur s'y

borna

borna entierement. Enfin, en 1751, les eaux occasionnerent un crachement de sang considérable, la fievre devint lente & plus marquée : le Malade mourut dans l'hiver.

OBSERV. CXXX^e. Un jeune homme qui avoit fatigué sa poitrine en chantant, fut attaqué à un des doigts de la main gauche, d'un abcès qui provenoit de cause interne. Dès que le doigt commença à suppurer, le Malade fit usage des eaux Bonnes, en lotion & en boisson, & il devint pulmonique ; sa joue gauche s'enfla, & il y a grande apparence que le germe de la maladie existoit dans le côté de la poitrine, qui correspondoit aux parties affectées.

OBSERV. CXXXI^e. Un homme d'un tempérament bilieux, déja avancé en âge, qui habitoit un lieu froid & marécageux, & buvoit de l'eau de puits, fut attaqué, sans cause évidente, de deux abcès, dont l'un occupoit le doigt du milieu du pied gauche, & l'autre pareil doigt de la main du même côté. A ces abcès, étoient joints un crachement de sang abondant, une petite fievre, la toux, & la sécheresse de la peau. Après une saignée & un purgatif, j'ordonnai le lait, les anti-scorbutiques, & les eaux Bonnes, avec un régime convenable. Le Malade s'appercevant lui-même que ses ulceres & sa poitrine alloient beaucoup mieux, par le seul usage des eaux, il rejetta tous mes autres remedes pour boire toujours, disoit-il, ces eaux merveilleuses. M'ayant abordé, quelques jours après, d'un air gai, il me montra ses doigts, & me dit qu'il avoit la poitrine en très-bon état: les ulceres étoient bien cicatrisés, la respiration entierement dégagée, & le pouls ne marquoit presque pas de fievre. Surpris de tout cela, je gardai le silence. Qu'arriva-t-il? Environ quinze jours après, il s'éleva une tumeur au mésentere, indolente & qui s'augmentoit chaque jour. J'essayai envain de m'opposer à ses progrès, & de rétablir la suppuration des doigts; le Malade mourut environ un mois après la naissance de cette tumeur, lorsque le mésentere fut entré en suppuration.

OBSERV. CXXXII^e. Il y a long-temps que j'ai publié que les eaux de Bagneres nuisoient souvent dans les affections idiopatiques du poumon. Une femme, en qui les regles s'étoient supprimées après une couche, fut attaquée d'un ulcere à la poitrine, qui s'accrut par l'usage des eaux de Bagneres de la fontaine Salut, & tua la Malade. Une jeune fille qui étoit affectée d'un ulcere léger au poumon, fut réduite à la derniere extrémité par les eaux de Bagneres de la fontaine Salut ; les Bonnes la soulagerent un peu. Une autre jeune fille maigre, séche, & sans appétit, fut, à la suite d'une pleurésie, atteinte d'un ulcere au poumon : les eaux de Bagneres la conduisirent au tombeau. Une femme, âgée d'environ 50 ans, éprouvoit des especes d'accès d'asthme, avec des douleurs de colique : les eaux de Bagneres de la fontaine Salut & Dupré, augmenterent la difficulté de respirer ; il survint ensuite une toux, & une rougeur à l'œil droit ; les paupieres & la joue du même côté s'enflerent, & la Malade ne pouvoit se coucher que sur ce côté : enfin son pied droit s'enfla, un crachement de sang, & la fievre se déclarerent, & elle mourut environ deux mois après. Un jeune homme écrouelleux, but les eaux de la fontaine Salut. L'année suivante, il cracha le pus, & mourut. Je tais plusieurs autres faits de cette espece, parce que l'ancien préjugé conçu en faveur des eaux de Bagneres, & qui étoit singulierement en vigueur lorsque je fis mes premiers essais sur les eaux, est maintenant fort diminué, autant que je puis en juger.

OBSERV. CXXXIII[e]. J'ai vu parmi les asthmatiques, une femme qui fut attaquée d'une hémophtysie, le cinquieme jour de l'usage des eaux de Bagneres de la fontaine la Reine. Tout le monde sait qu'un grand nombre d'asthmatiques ont usé des eaux Bonnes, de celles de Bareges, des Chaudes, & de celles de Cauterès, sans en ressentir sensiblement aucun effet, ni bon, ni mauvais. Je n'en ai vu qu'un, qui après avoir été presque suffoqué par les eaux de Bareges, reçut un peu de soulagement de celles de Cauterès. Enfin on compteroit à peine deux ou trois sujets, j'entends parmi les adultes, attaqués d'un asthme confirmé, qui aient été bien guéris par nos eaux; car il faut distinguer le soulagement, de la guérison parfaite. Au reste l'asthme n'est-il pas souvent incurable?

T. XCVIII. Ces désordres causés par nos thermales, apprennent beaucoup de choses, & en laissent entrevoir davantage, qu'on pourra connoître un jour. 1°. Suivant l'Observation 127e. leur usage supprime quelquefois les crachats, & il les provoque d'autres fois : on doit donc tâcher, autant qu'on le peut, de bien distinguer ces divers cas, par leurs signes propres. 2°. Le soulagement qui survient dans une maladie pectorale, comme dans le cas 129e. demande souvent beaucoup de circonſpection, avant d'être prôné, afin qu'on n'ait pas le regret de voir qu'on s'eſt abuſé, ou qu'on en a abuſé d'autres. 3°. L'Obſervation 130e. fait voir clairement, que nos eaux réveillent les maladies, & qu'elles peuvent en conſéquence être nuiſibles, en ſuſcitant des criſes ou des excrétions, qui ne ſauroient ſe terminer heureuſement. Il faudroit, pour les bien adminiſtrer, & ne pas mettre la vie des Malades en danger, bien évaluer d'abord le degré de force que peut comporter la fievre qu'on veut mouvoir, & enſuite déterminer les voies les plus convenables pour l'évacuation.

T. XCXIX. Je n'ai jamais entendu rien louer davantage, que la vertu apéritive & fondante des eaux de notre Pays, qu'on éleve juſqu'au Ciel. Je pourrois, ſi je voulois, rapporter ſur cela, une infinité d'hiſtoires que l'on fait, & qui ne ſont pas peu gravées dans l'eſprit de bien des gens. Je ne ſais donc par quelle fatalité, je n'ai vu que rarement des tumeurs ou des glandes, que nos eaux aient parfaitement & complettement fondues ou réſoutes : j'ai ſeulement vu qu'elles en ont diminué un grand nombre, & fait ſuppurer beaucoup d'autres : c'eſt-là tout ce qu'une Obſervation exacte m'a pu faire découvrir. Nos eaux procurent la résolution parfaite de la pléthore simple des vaisseaux, comme il a été dit dans le Théorême 93, & ailleurs : il a été prouvé aussi qu'elles ne peuvent tout au plus que diminuer les callosités & les carnosités. Or beaucoup de tumeurs ont à leur surface, une telle pléthore simple, qui leur sert comme d'enveloppe, au centre de laquelle est le noyau calleux ; les eaux, dis-je, détruisent bien l'enveloppe, mais le noyau, qui est la chose principale, leur résiste souvent. En un mot, sur douze tumeurs vraies, ou bien formées, il n'y en pas seulement deux qu'on puisse se flatter de résoudre parfaitement avec nos eaux. Quant aux tumeurs squirrheuses, terreuses, ou autres, je n'oserois les déclarer absolument indestructibles : mais je desire qu'on mette des bornes aux éloges pompeux, que le bavardage n'a que trop multipliés, & par lesquels je m'étois laissé entraîner moi-même, avant de m'être instruit par l'expérience & par le temps. On nous raconte, dit Hyppocrate, une infinité de choses merveilleuses, telles que je n'en ai jamais vu, & que je ne puis ni rapporter, ni croire. Je crains que de pareils récits ne soient exagérés.

OBSERV. CXXXIV^e. Il ne faut pas non plus

efpérer de guérir toujours avec nos eaux, les ulceres, la carie, & le marafme extérieur. Dans un homme, dont le bras droit étoit flétri par le marafme, fes tendons calleux, & les doigts crochus, les douches & les bains de Bareges, qui furent employés pendant deux mois, ne produifirent aucun effet. Un Américain d'un tempérament bilieux, qui, dans fa jeuneffe, avoit beaucoup chaffé, & fouvent couru les marais pendant qu'il étoit en fueur, & qui avoit été autrefois fujet à des hémorrhoïdes, étoit affecté d'un vertige, dont les accès revenoient de temps en temps; de flatuofités, de marafme & de convulfions aux extrémités inférieures; les convulfions s'étendoient quelquefois jufqu'aux mufcles de l'abdomen, & rendoient par-là fon état plus fâcheux. Après avoir inutilement employé pendant long-temps, à S. Domingue, différens remedes, & les eaux de *Banic*, il vint enfin à Bareges. Les eaux dont il ufa de toute maniere, ne lui procurerent pas le plus petit foulagement. J'ai vu nombre d'autres marafmes des pieds & des mains, dans lefquels nos eaux ont été également infructueufes.

OBSERV. CXXXV[e]. Dans une fille âgée de 24 ans, dont le pied étoit couvert d'ulceres, avec carie des os : les eaux de Bareges ne produisirent aucun effet. Cette maladie provenoit d'un coup, & la Malade avoit été, pendant la suppuration, privée de ses regles. Un Paysan étoit atteint au genou, & à la jambe, d'ulceres, avec carie des os; il sortoit des vers des ulceres, qui remplissoient toute l'articulation. Les eaux de Bareges ne procurerent point de soulagement. J'ai vu aussi dans une fille sujette à un asthme depuis sa petite vérole, un ulcere au pied, qui résista à l'usage des mêmes eaux. Cet ulcere provenoit d'un flux pituiteux, qui avoit été déterminé par l'effort de la fievre. La suppuration de la tumeur, lorsqu'elle se fût établie, avoit fait disparoître l'asthme.

OBSERV. CXXXVI[e]. Un Soldat avoit été griévement blessé au pied, par un éclat de bombe; les os du tarse & du métatarse étoient collés ensemble, l'astragal l'étoit avec le tibia, & l'épanchement de la synovie qui s'étoit fait en-dehors de l'articulation, formoit une éminence circulaire : les douches & les bains de Bareges furent employés sans aucun succès. Dans ce même ttemps, deux anchyloses, l'une au genou, & l'autre au coude, résisterent à l'usage des mêmes eaux.

OBSERV. CXXXVII^e^. Un Militaire fut atteint d'une balle d'arquebuse, qui lui perça le genou, en passant du condyle externe du femur, au condyle interne du tibia. Pendant le traitement qu'on lui fit, sa jambe se plia vers la fesse, & garda depuis cette situation, qu'un usage de trois ans des eaux de Bareges, corrigea un peu. Un homme d'une illustre naissance, fut blessé par une balle à l'articulation d'un genou; son autre genou étoit immobile depuis dix ans, & sa jambe renversée sur la cuisse: il fut guéri de son ancienne maladie, par les eaux de Bareges, tandis que la plus récente résista. Ce fait a été transmis par la tradition des vieillards, & l'ancienneté n'a rien diminué de sa valeur.

OBSERV. CXXXVIII^e^. A l'égard des luxations qu'on n'a pu réduire par les moyens ordinaires, je pense qu'il est fort inutile de les soumettre à l'épreuve de nos eaux, parce qu'elles ne sont pas capables de relâcher les muscles de l'os déplacé, ni les autres muscles qui sont en contraction. J'en ai vu quatre exemples, l'un au carpe, & les autres au coude, dans lesquels les eaux de Bareges & de Cauterès furent sans effet.

OBSERV. CXXXIX^e^. Un Américain d'un

tempérament bilieux, ſec & fort vif, & qui avoit les cheveux rougeâtres, étoit, depuis quatre ans, ſujet à avoir par intervalles, de légeres efflorefcences, preſque ſur tout le corps, entourées d'une croute noire, avec démangeaiſon. Des frictions qu'on lui fit à une main, je ne ſais avec quel onguent, ayant fait diſparoitre les boutons de cette partie, il s'en éleva bientôt un vers l'angle externe de l'œil, qui fut ſuivi d'un autre au ſternum. L'un & l'autre s'étant convertis en ulceres, le Malade, après avoir employé envain toutes ſortes de remedes, arriva à Bareges plein de vigueur; ſes ulceres étoient alors d'un rouge pâle & molaſſes, ſans calloſité apparente, & ſans douleur; l'on y voyoit autour, & dans l'intérieur, de petites veines aſſez gonflées, & ils verſoient une ſanie blanchâtre & gluante. Les eaux de Bareges qui furent employées pendant deux mois, n'eurent aucun ſuccès.

OBSERV. CXL[e]. Nous avons maintenant à parler des maladies dans leſquelles l'action des eaux de notre Pays, n'eſt pas encore aſſez connue, & que nous avons nommées maladies douteuſes. Il eſt conſtant que nos eaux, ſur-tout celles de Bareges & de Cauterès, priſes en boiſſon ou en bain, rendent ordinairement les attaques des douleurs articulaires, plus vives. Il reste à savoir si cette plus grande violence est, dans le fond, préjudiciable. C'est ainsi (dit Raymon-Fortis) que plusieurs de ceux qui s'en allerent prendre les eaux de Saint Maurice, s'en retournerent avec des douleurs aux articulations, ou en furent attaqués bientôt après. Certain mélancolique, homme bilieux, qui avoit une disposition née à la goutte & aux hémorrhoïdes, souffroit depuis long-temps, des douleurs vagues par tout le corps : les eaux de Bareges, dont il usa en boisson & en bain, lui causerent, dans peu de temps, un accès de goutte.

OBSERV. CXLI[e]. Un jeune homme qui, depuis l'âge de 15 ans, jusqu'à celui de 25 & plus, s'étoit adonné au vin, aux femmes, & au jeu d'escrime, fut attaqué de douleurs irrégulieres à un pied; elles devinrent bientôt périodiques, & revenoient cinq ou six fois par an. Le pied & les doigts étoient enflés, & la jambe s'étoit peu à peu amaigrie; mais le pied conserva toujours un peu de sa sensibilité. La boisson & les bains des eaux de Bareges rendirent à la jambe sa flexibilité, & firent disparoître presque tout-à-fait l'enflure & les douleurs.

OBSERV. CXLII[e]. Un Paysan qui avoit depuis long-temps, les articulations & les mains enflées & douloureuses, devint asthmatique. Les eaux de Bareges diminuerent beaucoup l'asthme, donnerent plus de jeu au mouvement des articulations, & le Malade se porta assez bien pendant tout l'hiver. La saison suivante, il employa le même traitement & il en retira dans peu un grand soulagement.

OBSERV. CXLIII[e]. Un Paysan, maigre, sec & bilieux, qui souffroit des coliques cruelles, fut atteint d'un rhumatisme goutteux à la jambe & au genou, qui étoient si fort enflés, qu'ils sembloient anchylosés. Il obtint sa guérison par le moyen des eaux de Bareges en boisson, en bain & en douches.

OBSERV. CXLIV[e]. Une femme de 42 ans, en qui le flux menstruel étoit déja bien diminué, fut affligée à la cuisse droite d'une douleur qui peu à peu s'avança jusqu'au pied, dont l'articulation s'enfla, & resta dans cet état pendant un an. Après certains remedes éprouvés inutilement, la Malade eut recours à la boisson & aux bains des eaux Chaudes, qui occasionnerent un accès de goutte, dont elle fut à peine un peu remise, qu'il lui survint une hémorrhagie de la matrice qui l'affoiblit beaucoup : ensuite elle fut convalescente; l'écoulement menstruel se fit assez bien, & la douleur du pied & de la cuisse cessa presque tout-à-fait.

OBSERV. CXLV^e. Un homme de lettres, âgé de 50 ans, qui mangeoit beaucoup, & qui étoit rempli d'esprit & d'embonpoint, devint, sans cause apparente, lourd, paresseux & inquiet, & perdit entierement l'appétit & le sommeil; il ressentit aussi au pouce du pied droit, un commencement de goutte. Les eaux Chaudes lui rendirent la santé. Les accidens ayant ensuite reparu, l'usage des mêmes eaux eut le même succès.

OBSERV. CXLVI^e. Un homme d'une constitution bilieuse, & fort sujet à des flatuosités intestinales, fut affligé d'une douleur très-vive à la cuisse, au genou, & au pied, avec enflure de celui-ci : malgré toutes sortes de remedes qu'il employa, il passa fort misérablement l'hiver. La boisson & les bains de Cauterès des fontaines Laraliere & Dubois, firent évanouir tous les symptômes.

T. C. Ces Observations font voir manifestement, que le germe de la goutte s'étend & se produit, avec un changement notable, dans le jeu des organes. Ce germe croît & se développe peu à peu, & il étend enfin ses branches jusqu'aux extrémités du corps ; ce qui détermine les premieres attaques de cette maladie. Sa source dans les entrailles, & la tyrannie qu'elle exerce de-là sur toutes les autres parties, sont également évidentes. La goutte remontée, comme on l'appelle, ne désigne-t-elle pas que les entrailles étoient affectées dès l'origine de la maladie ? La goutte attaque les jeunes voluptueux, qui sont d'un tempérament sanguin & bilieux, & sujets à des douleurs rhumatismales ; leurs membres se distendent d'abord, & se roidissent ensuite par degrés : c'est le premier temps de la maladie. Les attaques devenues périodiques & plus ou moins bien réglées, constituent le second temps. Le troisieme temps est marqué par la violence des symptômes, qui ont atteint leur plus haut degré ; les visceres demeurent foibles & languissans après le paroxisme, le travail critique est, à tous égards, imparfait, & enfin le paroxisme lui-même a beaucoup de peine à se faire. Dans le troisieme temps encore, toutes les parties se ressentent des ravages de la maladie ; elles en sont devenues comme la pâture, pour nous servir de l'expression de Sydenham. De-là naissent en foule, l'œdeme, l'asthme, l'engourdissement de tous les membres, & le scorbut, qui accompagnent ce dernier période. Baillou pensoit, d'après les Anciens, que la cause matérielle de la goutte, étoit un suc muqueux semblable à la substance des nerfs, qui seroit fondue, suc qui servoit à la nourriture de ces organes, & à celle des tendons. Il est certain que le sang doit abonder en suc nourricier dans cette maladie. (*Voyez le dernier article de la seconde Partie.*) Mais cette surabondance est ici, comme dans presque toutes les autres affections, effet & non cause, d'autant que chaque individu a reçu de la Nature une certaine portion de mucosité, ainsi qu'Hyppocrate l'a remarqué. Au reste c'est de cette mucosité que doit s'entendre ce que les Anciens ont dit de la rosée, de la glu, du *cambium*, &c.

T. CI. Qui ignore, & qui n'a pas médité ces maximes sublimes d'Hyppocrate? Les vieillards, dit-il, ceux qui ont des nodus aux articulations, ceux qui vivent dans la misere, & dont le ventre est paresseux, tous ceux-là ne peuvent, autant que j'en puis juger, être guéris de la goutte par aucun secours de l'Art; il n'y a qu'un flux dyssenterique, quand il survient, qui les en délivre sans retour. Toute évacuation qui ſe fait par les voies inférieures, leur eſt également fort ſalutaire. Mais une perſonne jeune, qui n'a pas encore de nodus aux articulations, qui mene une vie réglée, qui aime le travail, & qui fait bien les fonctions du ventre, pourra guérir, ſi elle eſt ſoignée par une habile Médecin. Oh Hyppocrate, il eſt peu de choſes que votre profond ſavoir ait laiſſé à découvrir à la poſtérité! N'auriez-vous pas reconnu, comme nous, trois temps dans la goutte? J'ai vu pluſieurs exemples qui confirment ce que vous dites touchant l'utilité des flux inférieurs dans cette maladie. Ici ce fut une fiſtule à l'anus; là un flux hémorrhoïdal, qui amenerent le plus grand ſoulagement: l'abdomen étoit donc affecté dans ces deux cas. Un homme encore ſe procuroit la liberté du ventre avec un ſuppoſitoire de ſavon, & calmoit ainſi les douleurs de ſa goutte. Hyppocrate conſeille de brûler ſur les parties affectées des douleurs de la goutte, une meche de lin crud. Ce moyen, ou d'autres approchans, tel que celui du moxa, ont été pratiqués par des Médecins modernes, avec ſuccès. Les bains, les douches tiédes, les fomentations émollientes, les laxatifs, les rafraîchiſſans, les clyſteres, les ſuppoſitoires, un purgatif donné ſur le déclin

de

de la douleur, & ſuivi de l'uſage du petit lait bouilli, ou du lait d'âneſſe, tous ces ſecours conſeillés par Hyppocrate, dans la goutte, ne peuvent point paſſer pour des remedes chauds, ou bien on n'en peut pas induire, que cet Auteur ait fondé la cure de cette maladie ſur les échauffans & les purgatifs.

T. CII. La goutte, dit Vanhelmont, ne réſide point dans le doigt, qui en reſſent ſeulement le contre-coup ou les effets : de-là vient que l'amputation du doigt ne délivre pas de cette maladie : c'eſt dans l'eſprit vital que réſide ſon germe qui produit ſes ravages lorſqu'il s'eſt mûri. Les goutteux, continue-t-il, éprouvent d'abord des mouvemens déſordonnés dans les parties précordiales; la boiſſon & les alimens les affectent facilement, ainſi que les changemens de l'air qu'ils prédiſent ſouvent : les premiers mouvemens fébriles qui s'excitent, ceux qui entament la ſcene du paroxiſme, ſe font ſentir vers le ſiége du cœur, d'où ils ſe tranſmettent au cerveau, & portent le trouble dans l'organe du ſentiment. L'opinion de Vanhelmont ſur l'origine de la goutte, ſeroit-elle vraie ? Pourroit-on regarder cette maladie comme contagieuſe ? Au reſte, il y a long-temps que j'y ai employé l'usage intérieur du savon mêlé avec nos eaux.

OBSERV. CXLVII^e^. Les eaux de Bagneres des sources Salut & Laserre, entraînerent une fort grande quantité de sables de la vessie, dans une jeune fille hystérique & affligée de violentes douleurs néphrétiques. Les eaux Bonnes, sans produire l'excrétion d'aucuns sables, procuroient pourtant un soulagement plus marqué & plus durable.

OBSERV. CXLVIII^e^. Un homme de 40 ans, d'une constitution seche & bilieuse, & atteint d'une douleur des reins, se délivroit tous les ans, par les voies urinaires de plusieurs calculs, à la faveur de l'usage des eaux de Bagneres de la fontaine Lafferre. Ayant bu pendant deux saisons les eaux de Cauterès de la fontaine la Raliere, il fut exempt, pendant trois ans, de ses douleurs, & il ne rendit point de calculs.

T. CIII. Les eaux Bonnes & de Cauterès produisent donc une moindre excrétion de calculs, que celles de Bagneres, qui pourtant soulagent moins. Les premieres s'opposeroient-elles à la formation des calculs, ou bien les évacueroient-elles imperceptiblement, en occasionnant une pléthore du suc nourricier ? J'ai vu en effet nombre de Malades qui en rendoient le matin en touſſant, une grande quantité avec les crachats, & qui, prenant les eaux Bonnes, n'en rendoient aucun, quoiqu'ils crachaſſent beaucoup. Cela fait voir qu'il ne faut pas toujours compter ſur les remedes qui provoquent l'excrétion des graviers, & que les diurétiques, comme Baillou l'a déja dit, peuvent être nuiſibles, parce que tandis qu'ils évacuent les premiers calculs, ils en font peut-être naître d'autres.

OBSERV. CXLIX[e]. Une femme fort âgée, qui depuis dix ans rendoit des urines graveleuſes, eſſuya une attaque de néphrétique très-vive, & ſa poitrine s'embarraſſa. L'uſage des eaux Bonnes la fit cracher beaucoup, & elle ſe trouva ſoulagée : mais pendant ſa convaleſcence, il lui ſurvint ſous la langue, près des gencives, une tumeur, de laquelle il ſortit, quand elle fut ouverte, un calcul ſemblable à ceux de la veſſie. Depuis elle en rendit beaucoup moins par les urinaires ; il eſt vrai auſſi qu'elle devint plus ſobre qu'elle ne l'avoit été.

T. CIV. Le ſoulagement qu'éprouva la Malade de l'Obſervation précédente, étoit-il dû au régime qui fut obſervé avec ſoin, ou à un changement qui s'opéra dans les reins ? Je voudrois, à la vérité, qu'on prît ſoin de reconnoître dans la nephrétique, quelque irréguliere que paroiſſe ſa marche, trois temps qu'elle a, ainſi que toutes les autres maladies. De plus, ce n'eſt pas ſans raiſon qu'on l'a nommée la couſine-germaine de la goutte; & l'on peut auſſi, à fort juſte titre, la mettre au nombre des accidens propres aux hémorrhoïdaires. Je l'ai vue trois fois ſuccéder à la migraine; celle-ci ſe calmoit, pendant que des calculs ſe formoient dans les reins. De-là vient qu'avant que les douleurs de la néphrétique ſe manifeſtent, le vice a gagné preſque tous les viſceres, ainſi qu'on l'a remarqué.

OBSERV. CL^e. Deſſault, notre Compatriote, avoit avancé que les eaux de Bareges, injectées dans la veſſie, diſſolvoient la pierre. Sur quoi Meighan eſt de même avis. J'ai fait pluſieurs tentatives depuis ces Médecins, & j'ai reconnu qu'il n'y a que les calculs qui reſſemblent à la brique, qui ſoient diſſous; les autres réſiſtent abſolument, étant même placés à la ſource des eaux: or perſonne n'ignore que l'eau commune diſſout quelques pierres. Il reſte par conſéquent bien des recherches & des expériences à faire ſur ce ſujet. Un des meilleurs moyens préſervatifs de cette maladie, c'eſt d'entretenir les fonctions de l'eſtomac dans leur intégrité. Seroit-il vrai que le lait fût un fondant de la pierre, comme James l'avance, tandis qu'au rapport de Galien, ſon uſage continué long-temps, cauſa cette maladie à certaines perſonnes, & que Baillou conſeille de s'y abſtenir de toute ſorte de laitage, ſi ce n'eſt de celui d'âneſſe ? J'ai vu le remede de Stephens, exciter la fievre & cauſer la ſuppuration du rein non encore affecté, & puis la mort. Cependant cette même fievre ne ſeroit-elle pas propre pour fondre les calculs qui ſont friables ? Ne ſeroit-elle pas le principal inſtrument de la vertu lithontriptique des divers remedes & de nos eaux ? Sydenham releve beaucoup les bons effets de la manne, dans cette affection. Les produiroit-elle par une qualité fondante particuliere, ou mieux par ſa propriété purgative & déterſive, au moyen de laquelle l'ordre des mouvemens eſt rétabli dans les premieres voies.

OBSERV. CLI^e. Un Soldat âgé de 32 ans, d'un tempérament bilieux, & couvert preſque partout le corps d'une dartre qui lui rongeoit la peau ; & un Mendiant attaqué d'une teigne affreuſe, furent guéris par les bains du foulon de Bagneres, qui paſſent pour ſpécifiques dans les maladies de la peau. Les eaux de Bareges ont autrefois guéri un lépreux ; les Bonnes, & les autres ont également opéré des effets merveilleux dans ces ſortes de cas.

OBSERV. CLII[e]. Un homme d'une illuſtre naiſſance, qui avoit été fort débauché dans ſa jeuneſſe, fut, vérs l'âge de ſoixante ans, attaqué aux deux jambes de taches rougeâtres, qui ſe convertirent en croutes blanchâtres, écailleuſes, ſes fonctions ſe faiſoient bien, & ſes gencives étoient en fort bon état : tous les remedes avoient été tentés envain. Je preſcrivis le lait, avec les anti-ſcorbutiques pour toute nourriture, les eaux de Bareges de la fontaine Chaude, pour boiſſon ordinaire, de temps en temps, les bains tempérés, & quelques frictions mercurielles ; les taches ayant diſparu, & le Malade ayant repris ſes forces & ſon embonpoint, il ſe crut entierement guéri. Je lui conſeillai pourtant de continuer l'uſage des anti-ſcorbutiques pendant l'hiver, de ſe faire appliquer un cautere, & de garder le régime : il négligea tout cela, & revint l'année ſuivante, triſte, & atteint à-peu-près des mêmes maux, dont il ne fut point guéri pour lors.

OBSERV. CLIII[e]. Un jeune homme mélancolique, plein d'eſprit, & fort débauché, étoit attaqué aux fesses, de dartres qui, quand elles venoient à se sécher un peu, jettoient l'estomac dans un grand désordre. Les frictions mercurielles, & tous les autres secours usités, avoient été employés sans succès. Les eaux de Bareges procurerent à peine quelque soulagement, & ce soulagement étoit accompagné proportionnément de la diminution des forces & de l'embonpoint.

OBSERV. CLIV^{e}. Six douches, & autant de bains de Bareges, firent disparoître un ulcere dartreux au bras gauche, dans un vieillard cachectique. Dès le sixieme jour, l'œil du même côté se trouva affecté, le Malade voyoit les objets doubles, & il éprouvoit aussi de fréquentes attaques de vertige. Je fis appliquer dans le voisinage des dartres, un cautere pour rétablir promptement la suppuration; le pied gauche étoit aussi enflé & œdémateux. Tant d'accidens annonçoient sans doute la présence de quelque germe fatal logé dans la poitrine ou dans le cerveau.

T. CV. Voilà trois cures qui furent imparfaites & manquées. Je ne sais si le temps les rendit plus assurées; ce qu'il y a de vrai, c'est que les dartres sont si sujettes à récidiver, que rien ne paroît être plus opiniâtre que ce genre de maladie:

ſon opiniâtreté eſt fomentée peut-être par la profonde triſteſſe où elle jette les Malades. Hyppocrate avoit déja dit que les troubles de l'ame que cauſe l'atrabile, ne ſont pas faciles à ſurmonter. Les dartres ſont même quelquefois auſſi rébelles que le cancer occulte, parce qu'il n'eſt pas plus poſſible d'y procurer la réunion de la peau, ou la cicatrice; elles ſont enfin bien ſouvent l'effet d'un vice de quelque organe intérieur. Un homme avoit conſtamment au côté, vers l'endroit où le diaphragme s'attache aux côtes, une dartre, qui quand elle venoit à diminuer par hazard, étoit auſſitôt accompagnée des ſymptômes de l'aſthme, ſymptômes qui s'évanouiſſoient auſſitôt que la dartre reparoiſſoit. J'ai vu une femme affligée de convulſions des viſceres de l'abdomen, dont les attaques étoient terminées ou renouvellées, par l'apparition ou la diſparition d'une dartre qui occupoit la partie interne de la jambe. Ainſi l'exſiccation d'une dartre étoit ſuivie de convulſions de l'œil, dans le ſujet de l'Obſervation 154e. & les douleurs d'eſtomac de l'Obſervation 153e. s'augmentoient dès qu'une dartre que la Malade avoit aux feſſes, venoit à diminuer. Au reſte ce qu'Hyppocrate a avancé, que les dartres ne ſont dangereuſes qu'autant qu'on les irrite, paroît fort vraiſemblable, attendu qu'il n'eſt pas rare qu'elles ſe guériſſent, lors même qu'on ſonge le moins à y faire des remedes : il faut donc laiſſer cette affection parcourir ſes dégrés en liberté. Ainſi les eaux de Bagneres & les divers remedes de l'Art, qui diminuent promptement les dartres, ou les font diſparoître, ſemblent être contraires au véritable objet de leur guériſon. Ces trop prompts changemens menacent les viſceres de quelque accident funeſte ; & les eaux de Bareges & les Bonnes, qui les augmentent d'abord, ne doivent pas pour cela être taxées d'être pernicieuſes. Il faut multiplier les obſervations ſur cette matiere.

T. CVI. Lorſque quelque partie du corps, par exemple, une glande eſt devenue l'aboutiſſant d'un flux variqueux, qu'elle eſt pleine de calloſités, & fort douloureuſe, que le courant de la matiere de la tranſpiration y eſt déterminé, qu'il y a inflammation, & de vains efforts de ſuppuration & de cicatriſation, & enfin de l'amaigriſſement ; c'eſt ce qui conſtitue le cancer. Dans cette cruelle maladie, qui eſt ſi compliquée, qu'on ne peut gueres la définir, les vices de ſerrement & de laxité ſont fort confondus, & plus que dans aucune autre. D'ailleurs elle eſt plus ou moins évidente ou occulte, & elle attaque ſur-tout les parties qui ſont d'une texture lâche. Si pour diminuer les douleurs dans cette affection, on employe les adouciſſans, le relâchement qu'ils cauſent, augmente les varices & l'œdeme; tandis que d'un autre côté, la douleur elle-même & les calloſités, ainſi que la matiere de la tranſpiration qui baigne la partie malade, s'oppoſent au travail de la ſuppuration ou de la réſolution, & à celui de la cicatrice. Il faut donc laiſſer ſubſiſter cette eſpece de cautere naturel, prenant ſoin pourtant de calmer les douleurs autant qu'il eſt poſſible, pour empêcher que la maladie ne devienne bientôt mortelle, & de détourner le flux pituiteux ou variqueux, & celui de la tranſpiration qui paroît y être attirée de toutes parts, & qui acheve de porter l'engorgement & le tiraillement des vaiſſeaux à leur comble. Le cancer n'eſt ſuſceptible d'aucun effort bien critique : ſes progrès ſont lents pendant bien du temps : ſouvent il eſt fomenté par une diſpoſition dartreuſe contractée dans l'enfance, ou bien par des affections violentes de l'eſprit : ſouvent auſſi il parvient rapidement à ſon ſecond & à ſon troiſieme temps :

c'eſt dans ce dernier qu'on l'attaque ordinairement ; mais il eſt fort dangereux de différer la curation juſqu'alors.

OBSERV. CLV^e^. Je m'étois flatté autrefois que nos eaux pourroient être ſalutaires dans tous les temps du cancer ; mais je penſe bien autrement aujourd'hui. Une fille âgée de 40 ans, dont la mammelle droite étoit cancérée, & une autre fille Religieuſe, dont le ſein droit étoit devenu ſquirrheux à la ſuite d'un coup, ne reçurent aucun ſoulagement des eaux de Bareges.

OBSERV. CLVI^e^. Un Prêtre avancé en âge, jadis ſujet à des hémorrhoïdes, & qui diſoit avoir eſſuyé pluſieurs maladies de cauſe bilieuſe, avec enflure des jambes, étoit affecté ſur le côté droit de la langue, d'un ulcere calleux ſanguinolent & hideux, & en outre d'un gonflement de la parotide & de la glande maxillaire du même côté ; les eaux de Bareges dont il uſa, ne produiſirent aucun effet ſalutaire.

OBSERV. CLVII^e^. L'uſage des mêmes eaux fut pernicieux à une fille atteinte d'un cancer ouvert à la mammelle droite, & à une autre fille affligée à la mammelle droite, d'un cancer, avec des crévaſſes : dans celle-ci le mammellon devenoit éréſypelateux, & les crévaſſes étoient augmentées par les eaux.

OBSERV. CLVIII^e. Une jeune fille étoit attaquée, au côté droit du nez, d'un ulcere chancreux, avec érosion des tégumens seulement ; il s'y formoit de temps en temps des croutes blanchâtres & friables, comme dans la teigne : l'usage des eaux de Bareges faisoit augmenter l'ulcere, & occasionnoit la carie des cartilages du nez.

OBSERV. CLIX^e. Dans une veuve, un cancer à la mammelle, remarquable par des crévasses d'un rouge très-vif, s'accrut beaucoup par l'usage des mêmes eaux.

OBSERV. CLX^e. Une femme à qui on avoit amputé une mammelle, fit usage des eaux Bonnes pour cicatriser l'ulcere ; il s'accrut, s'étendit, & l'autre mammelle devint squirrheuse.

OBSERV. CLXI^e. Une femme de qualité, en Angleterre, atteinte de fleurs blanches après une couche, fit usage imprudemment de remedes astringens, qui occasionnerent une douleur dans la région de la matrice, la fievre & le marasme ; car on ne doit pas toujours, suivant la remarque de Baillou, s'appliquer à arrêter cette espece de flux. Les eaux de Bareges furent employées de toutes façons ; l'hémorrhagie, qui ne cessa pas un instant, s'augmenta au point de rougir le bain, ce qui ne m'effraya pas, parce que j'avois vu déja pareille chofe arriver. Cependant tous mes foins, tous mes efforts furent inutiles ; j'appris depuis que la Malade étoit morte au bout de quelques mois.

T. CVII. J'ai pourtant vu des ulceres cancéreux, que nos eaux faifoient fuppurer, & cicatrifoient dans la majeure partie de leur étendue. Ne pourroient-elles pas les guérir parfaitement, étant bien ménagées dans le premier temps ? Pour nos bains tempérés, ils font un moyen sûr pour en diminuer les douleurs. S'il eft vrai, comme Hyppocrate & Celfe l'ont obfervé, que le cancer affecte le plus fouvent les parties fupérieures, il eft également certain qu'il fe place plutôt au côté droit qu'au gauche ; car je n'en ai vu que très-peu de fitués fur ce côté, entre un grand nombre qui occupoient le côté droit. Une femme étant morte à Bareges, d'un cancer à la mammelle droite, on l'ouvrit, & pareil côté de la matrice fut trouvé fquirrheux. Comme notre corps eft divifé fuivant fa longueur, en deux régions qui s'uniffent vers la partie moyenne, ou vers l'axe, chaque région doit avoir fes droits particuliers. C'eft ce que les Anciens ont mieux connu que les Modernes. J'ai vu auffi les flux variqueux occuper le côté droit, plus fouvent que le gauche. Les dartres qu'on nomme vulgairement ceindres, affectent aussi ordinairement la région droite : elle est encore affectée, pour l'ordinaire, dans la danse de Saint-Witt, suivant le témoignage de gens très-expérimentés.

T. CVIII. Toute la ressource dans le cancer, ne consiste-t-elle pas à endurcir la tumeur? Mais comment peut-on produire cet endurcissement? Les racines d'un cancer ne sont autre chose qu'une cicatrice qui s'étend jusqu'aux os. J'ai connu une femme affligée de cette maladie, qui se procuroit du soulagement par le moyen des sangsues. J'essayai depuis ce moyen sans succès ; j'ai souvent observé que le lait, sur-tout quand il constipe, enflamme le cancer ; d'où j'ai jugé que les autres alimens, pris en petite quantité, lui sont préférables. Deux ou trois cauteres appliqués à côté du cancer, ne pourroient-ils pas procurer quelque bien, en fournissant une issue à la matiere de la transpiration? C'est avec raison qu'on a mis les douleurs du dos au rang des symptômes de cette maladie, dans laquelle l'estomac est aussi toujours plus ou moins dérangé, comme le prouvent les vomissemens, les diarrhées, & les coliques qui y surviennent ; la fievre y est aussi, sans contredit, toujours préſente, & le Médecin peut l'y appercevoir. Selon Hyppocrate, les femmes atteintes du cancer, perdent le ſentiment de l'odorat. J'en ai vu une qui le perdit du côté qu'affectoit la maladie; la prunelle de l'œil voiſin étoit fort terne & en convulſion; il ſe faiſoit un bourdonnement continuel dans l'oreille du même côté, & la Malade ne diſtinguoit aucun ſon.

T. CIX. J'ai parlé des écrouelles dans un ouvrage particulier. J'ai dit que leur cauſe étoit un ſuc nourricier mal travaillé, & incapable de produire des lames d'une flexibilité convenable, d'où provenoit un dérangement dans l'ordre des mouvemens de l'économie animale. Ce dérangement fonde les premiers ſymptômes, ou le premier temps des écrouelles, & il eſt ſur-tout remarquable chez les enfans, avant la naiſſance des tumeurs. Le ſecond temps eſt celui de l'accroiſſement des tumeurs, & pendant lequel il s'excite une fievre qui détruit toutes les lames du tiſſu cellulaire mal conformées. Enfin le troiſieme temps a lieu quand les tumeurs ſont devenues plus ou moins calleuſes & indeſtructibles. Il faut, dans ce dernier temps, ſe contenter d'appliquer quelques cauteres, & s'abſtenir de tous médicamens, même du régime de vivre, quant à la qualité des alimens, dont il convient de régler ſeulement la quantité. Dans le ſecond temps, le mercure combiné avec nos eaux, le quinquina, & les anti-ſcorbutiques, eſt ſalutaire; ces remedes augmentent & dirigent la fievre d'excrétion, qui fait ſuppurer les lames cellulaires mal conformées, & les entraîne au-dehors, par les voies d'évacuation. Mais qui oſeroit tenter la guériſon des écrouelles dans leur premier temps? Pour moi j'ai penſé qu'il étoit quelquefois néceſſaire alors d'en exciter le progrès, au lieu de l'arrêter : pluſieurs Obſervations conſignées dans notre Journal, ſont favorables à cette pratique. Le rachitis ne peut-il pas être rangé dans la famille des écrouelles? Le flux qui, dans les écrouelles, ſe porte aux glandes, eſt dirigé vers les os, dans le rachitis; il ſe fait auſſi dans cette maladie, un effort excrétoire critique, qui amene la guériſon, ou le *dénouement*, comme on l'appelle vulgairement. Cet effort ou ce dénouement, ont un rapport ſenſible avec le ſecond & le troiſieme temps des écrouelles.

OBSERV. CLXII^e. Un enfant âgé de huit ans, d'un eſprit précoce, & dont les yeux étoient prominens, & la tête enflée, devint boſſu, par l'effet d'un renverſement des vertebres lombaires; ſon

ſon ventre ſe tuméfia, les extrémités de ſon corps s'amaigrirent, & il ſouffroit beaucoup, quand il marchoit : les bains tempérés, les douches, & la boiſſon des eaux de Bareges, diſſiperent preſque tous les ſymptômes, dans l'eſpace de quinze jours ; les forces revenoient de plus en plus, & il y avoit lieu d'eſpérer une ſanté parfaite. Une petite fille, dont la partie inférieure de l'épine du dos, étoit ſi foible, qu'il lui étoit impoſſible de faire le moindre pas, recouvra un peu le mouvement de ſes jambes par l'uſage des eaux de Bareges.

OBSERV. CLXIII^e. Un jeune homme du peuple étoit atteint depuis quinze jours, d'une gonorrhée virulente, & d'un phymoſis, avec inflammation du prépuce, grandes douleurs & grande difficulté d'uriner. Après lui avoir fait deux ſaignées, on lui preſcrivit l'uſage du lait, que ſon eſtomac ne put ſupporter. Ayant été conſulté, je lui fis prendre les eaux de Bareges, en guiſe de tiſanne, car le Malade étoit par hazard ſur les lieux ; au bout de deux jours, les accidens furent calmés, & le pus prit un bon caractere ; les bains tempérés & les douches qu'il employa enſuite, diminuerent la douleur, la tenſion, & relâcherent le prépuce. Le gland étant découvert, on y appercevoit plusieurs petits ulceres qu'on connoît vulgairement sous le nom de chancres, lesquels se cicatriserent à la faveur du même traitement ; il parut en même-temps sur le darthos, plusieurs callosités de la figure d'une lentille : le Malade quitta pour lors Bareges ; trois mois après, je le revis & l'examinai attentivement ; tous les symptômes de sa maladie étoient tout-à fait dissipés.

OBSERV. CLXIV^e^. Un jeune homme eut une gonorrhée virulente qui lui tomba dans les bourses, & occasionna la suppuration de l'un des testicules. Le Malade rejetta les frictions mercurielles, & prit de lui-même les eaux Bonnes, pour boisson ordinaire, & le lait, deux fois par jour ; on lui conseilla inutilement des bols de panacée mercurielle. L'ulcere se détergea & se cicatrisa entierement, par l'usage des mêmes eaux en injection & en lotion ; le flux séminal & purulent cessa, & le Malade jouit dès-lors d'une santé parfaite. Les eaux de Bareges guérirent aussi un jeune homme d'une gonorrhée virulente, & d'un ulcere à l'un des testicules, que des frictions locales & des bols mercuriels, pris pendant trois mois, n'avoient pu guérir.

OBSERV. CLXV^e^. Deux jeunes gens atteints

chacun d'une gonorrhée virulente, avec inflammation, furent fort soulagés par les eaux de Bareges, des fontaines la Chapelle & de l'entrée, en bain & en boisson, coupées avec le lait; le flux parcourut rapidement ses temps : les Malades s'abstinrent de toute espece de mercuriaux : je les vis un an après leur traitement, fort bien portans l'un & l'autre.

OBSERV. CLXVI^{e}. Une femme, dont le mari avoit eu trois fois la vérole dans l'espace de douze ans qu'ils avoient vécu ensemble, étoit attaquée, depuis six ans, d'un flux blanc, qui reconnoissoit vraisemblablement une cause vénérienne; car il y avoit douleur cuisante, avec ulcération des nymphes, sans douleur, ni sentiment de pesanteur dans le dos : le flux continuoit avec les regles; il étoit blanc, verd ou jaune, & tachoit le linge. Je prescrivis en boisson, les eaux de Bareges de la fontaine la Chapelle, & de la fontaine Chaude, dite la Royale, l'usage du lait le matin, & des bains tempérés de la fontaine de l'entrée. La gonorrhée diminua, & étoit sur le point de cesser tout-à-fait.

OBSERV. CLXVII^{e}. Un enfant de deux ans se couvrit par tout le corps, de petits boutons & d'ulceres. La mere infectée de la vérole par son mari, avoit été traitée de deux bubons, avec des tisannes sudoriques, & des bols mercuriels; l'une de ses mammelles se tuméfia, & cette douleur qu'on crut être laiteuse, se convertit en ulcere. On prescrivit à la mere & à l'enfant, les eaux Bonnes, en boisson & en bain, avec des frictions & des bols mercuriels : ils userent seulement des eaux & des bains, & furent, en apparence, guéris.

OBSERV. CLXVIII^e. Un débauché étoit attaqué d'un bubon vénérien qui s'étoit ouvert, & suppuroit; les remedes mercuriels furent négligés. S'étant enivré trois fois dans trois jours, l'ulcere se dessécha, toutes les glandes du col du même côté, devinrent prodigieusement enflées; les parotides & l'intérieur de la bouche, l'étoient tellement, que les gencives & le voile du palais avoient l'air d'être putréfiés : l'usage des moyens ordinaires procura la suppuration de la bouche, & celle du bubon se rétablit sur le déclin de la fievre : les eaux Bonnes dissiperent les ulceres de la bouche, le bubon, & le gonflement des glandes, & le Malade parut se porter très-bien.

OBSERV. CLXIX^e. Un homme qui avoit eu trois gonorrhées virulentes, dont on l'avoit mal guéri, étoit attaqué de douleurs très-vives aux extrémités du corps, de dartres en plusieurs parties, & d'une toux accompagnée de crachats purulens, & de difficulté de respirer. Me doutant bien que tous ces accidens partoient d'une cause vénérienne, j'ordonnai la boisson & les bains des eaux Bonnes, comme préparatoires : ce secours seul fit disparoître tous les accidens, & rétablit les forces du Malade, de maniere qu'il ne voulut pas faire usage des mercuriels.

OBSERV. CLXX[e]. Un homme débauché & mélancolique, infecté de la vérole, avoit passé trois fois par les grands remedes, qui avoient été mal administrés, & sans effet ; les chancres & les bubons dont il étoit atteint, furent suivis de deux exostoses ; savoir, l'une auprès du sourcil gauche, & l'autre au sternum avec ulcere, de l'œdématie du genou, des douleurs nocturnes très-violentes, de la maigreur, de l'abattement des forces : enfin avec une tumeur au foie & à la rate, dure & indolente, & une diarrhée, avec fievre. Tel étoit l'état du Malade quand il arriva à Bareges. Je m'occupai d'abord à rétablir les forces de l'estomac. Dès le cinquieme jour même de la boisson des eaux de la source Chaude, il put assez bien soutenir l'usage du lait mêlé avec ces eaux. Comme il avoit toujours froid, je crus que les bains tiédes pourroient lui être utiles ; leur uſage augmenta la fievre & l'inſomnie : je ne paſſai point outre, & m'en tins à l'expectation. Les forces revinrent un peu ; les exoſtoſes & l'enflure du genou diminuerent ; l'ulcere étoit en train de ſe cicatriſer ; les douleurs diſparurent preſque ; & depuis le huitieme bain, je ne ſentis plus la tumeur du foie & de la rate. Les autres choſes étoient d'ailleurs dans l'ancien état ; & comme l'hiver approchoit, on n'eut pas le temps d'employer le mercure.

T. CX. Que tout cela ſoit dit ſeulement comme des faits hiſtoriques ; car nous ne penſons pas, ni ne voulons faire croire, que nos eaux guériſſent les maux vénériens. Mais nous pouvons demander ſi l'on eſt ſûr que tous les Malades dont on vient de parler, étoient atteints d'affections vénériennes, & ſi on n'auroit pas la même crainte, quand même ils auroient été traités par les mercuriaux ? Le mercure ſeroit-il le ſeul & unique remede contre ces affections ? Ou ces affections ſeroient-elles les ſeules où ce minéral eût de l'efficacité ? Il faut eſpérer qu'on déterminera mieux un jour le caractere particulier de la vérole, & l'étendue des propriétés du mercure. Cette maladie contagieuſe à ſa maniere, paroît pouvoir être comparée, quant à sa marche, à une plaie ou un ulcere rongeant. Dans le premier temps, ou dans celui de l'irritation, elle s'étend insensiblement d'une partie à l'autre: ensuite surviennent des tumeurs, des ulceres, certaines inflammations, bientôt enfin, toutes les parties, sans en excepter les os, se trouvent affectées, de maniere que les deux derniers temps sont souvent confondus. Le principal siége de la vérole, est le tissu cellulaire, dans lequel elle s'étend, comme la carie dans les os: c'est la raison pour laquelle la Nature abandonnée à elle-même, n'a pas la faculté d'exciter la révolution critique, que favorise l'usage du mercure: de-là vient encore qu'on ne doit employer ce remede qu'avec beaucoup de circonspection; car, dit Baillou, le mercure est une sorte de levier dont nous nous servons pour déraciner & emporter avec force les maladies. Nos eaux ne pourroient-elles pas procurer cette révolution, ou du moins seconder beaucoup l'action du mercure qui l'opere? C'est ce que nous ne pouvons point décider. Au reste, nous observerons que nos eaux sont bonnes pour fondre les carnosités de la vessie & de l'urethre, ainsi que l'expérience, d'accord avec l'analogie, l'a démontré.

T. CXI. On entend aujourd'hui par ſcorbut, une maladie où ſe rencontrent, en plus ou moins grand nombre, les ſymptômes ſuivans : des taches pourprées & livides, principalement aux extrémités inférieures, la rougeur, le gonflement & la molleſſe des gencives, l'enflure du viſage, un teint livide, des douleurs irrégulieres dans les entrailles & dans les membres, la maigreur de tout le corps ou ſa bouffiſſure, des hémorrhagies de toutes les cavités, la langueur des forces, l'engorgement des viſceres, & un pouls fort déréglé ; de plus les taches dégénerent en ulceres, l'anus & le nombril ſe reſſerrent fortement, l'haleine eſt puante, les urines rouges, ſaffranées, noires ou brunes. Cette maladie peut affecter toutes les parties ; ſouvent elle eſt produite par une autre mal jugée. Eſſayons d'en connoître les caracteres extérieurs & la marche, en examinant l'état d'un organe qui en eſt atteint. Prenons pour exemple le foie & la rate. Tout le monde convient que ces viſceres ſont dans les perſonnes mortes du ſcorbut, mols, gonflés, & ſpongieux, qu'ils ſe pourriſſent & ſe déchirent aiſément. L'analogie peut indiquer la raiſon de ces changemens qui leur arrivent. Je me ſouviens d'avoir lu que Kerkringius ôta d'un cheval, mort après une courſe fatiguante, le foie qui ſe corrompit fort vîte. Riolan, au contraire, dit avoir gardé le foie d'un homme, entier pendant pluſieurs jours, & nie le fait avancé par Kerkringius. L'Obſervation de Riolan ne peut être démentie par perſonne. Mais celle de Kerkringius mérite auſſi qu'on la croye ; car le foie du cheval dont il parle, avoit été macéré, & meurtri par les ſecouſſes de la courſe. Or il eſt fort vraiſemblable que tel eſt l'état du foie & des autres viſceres dans le ſcorbut, puiſque les mêmes cauſes s'y trouvent, que dans les chairs des animaux qu'on attendrit par la courſe, ou en les frappant, c'eſt-à-dire par des mouvemens ou des ſecouſſes violentes & déſordonnées, qui rompent & détruiſent la liaiſon naturelle des parties. C'eſt ce qui peut être démontré par les raiſons ſuivantes.

T. CXII. Quand les douleurs hyſtériques ſont paſſées, dit Sydenham, les chairs ont tant de ſenſibilité, qu'on ne peut les toucher ; on diroit qu'on les a meurtries à coups de verge. Une Demoiſelle, rapporte Baillou, étoit couverte par tout le corps, de plaques & puſtules noires qui lui étoient ſurvenues à la ſuite d'une chute de cheval qu'elle avoit faite à l'âge de dix-neuf ans. Lors de l'accident, elle avoit craché le ſang.

Il eſt croyable que ces puſtules étoient le fruit de quelque meurtriſſure ou échymoſe intérieure ; car elles ſe rencontrent quelquefois dans les diſpoſitions vicieuſes des viſceres, comme le prouve l'exemple d'un rateleux, dont parle Hyppocrate, en qui il ſe fit une pareille éruption de puſtules aux jambes. Voilà une vive image de la cauſe immédiate, vraie & eſſentielle du ſcorbut, qui mérite d'être réfléchie. Perſonne n'ignore que ceux qui ſont atteints de cette maladie, ſont fort ſujets à éprouver les accidens de l'ictériſme & de l'hypocondriacie ; toutes leurs parties & leurs organes ſont tiraillés & agités, de même que leur tiſſu cellulaire : les lames de celui-ci s'entrelacent & ſe nouent de mille manieres, de ſorte que la nutrition ſe faiſant mal, elles tombent dans l'affaiſſement. Telle eſt la ſource des échymoſes & des calloſités, qui ſe forment dans les parties paranchymateuſes des ſcorbutiques, par l'agitation perpétuelle & le déſordre abſolu des mouvemens de leurs fibres. Telle eſt auſſi la cauſe de la grande ſenſibilité de leurs parties, & qui conſtitue le premier temps de la maladie. Dans le ſecond temps, les parties s'affaiſſent, & les vaiſſeaux perdent leur appui & leur reſſort : il naît des engorgemens dans les endroits les plus éloignés du cœur, ſur-tout dans les cellules du tiſſu muqueux, engorgemens qui produiſent des tumeurs de toute eſpece, des taches ou échymoſes, des hémorrhagies, le gonflement des gencives, & la molleſſe des viſceres. Bientôt le mal arrive à ſon plus haut degré ; les humeurs s'épanchent dans toutes les cavités, les viſceres ſuppurent, s'ulcerent, & deviennent gangreneux. C'eſt le troiſieme temps que ſuit de près la mort, ſouvent préférable à tant de maux, mais qui eſt inévitable, parce qu'il eſt impoſſible que la fievre qui accompagne cet état, ſoit rendue critique.

T. CXIII. Le ſerrement du pouls dans cette maladie, & l'inégalité de ſes battemens, qu'Eugulenus a fort bien décrits, ſont la preuve du déſordre qui ſe paſſe dans les mouvemens du corps. Pareil déſordre qui regne dans les entrailles des ſcorbutiques, eſt démontré par les douleurs des jambes, qui leur ſont très-familieres, par la grande difficulté qu'on trouve quelquefois à les purger, à cauſe de leur extrême engourdiſſement, & de plus, par l'état des viſceres, pareil à celui des gencives, qui ſont dures dans un endroit, & mollaſſes dans un autre, ou calleuſes & flaſques tout-à-la-fois. La rétraction de l'ombilic dans le ſcorbut, eſt due inconteſtablement au refoulement du diaphragme & du foie vers les parties ſupérieures, & celle de l'anus au refoulement du colon. Cette maladie a donc ſes racines dans les viſceres de l'abdomen. Elle differe peu de la cachexie, (que quelques-uns aujourd'hui ſeroient d'avis de nommer ſcorbut,) qu'Aretée dit être le complément de tous les déſordres : il ajoute que les inteſtins y ſont dans un reſſerrement continuel ; que ce qui la produit, eſt un trop grand repos, ou l'oiſiveté à laquelle on s'abandonne, après des exercices ou des travaux pénibles ; que la nutrition s'y faiſant imparfaitement, le ſang qui s'engendre, n'a ni la couleur, ni la conſiſtance convenable ; & qu'enfin l'eſtomac n'eſt pas exempt du vice qui attaque les autres parties.

T. CXIV. Il n'eſt pas douteux que le ſang ſouffre divers changemens dans le ſcorbut : mais c'eſt par l'obſervation qu'on doit s'inſtruire de ces changemens, & on ne doit ni les imaginer ou les deviner, pour ainſi dire, ni les embrouiller par mille détails inutiles. Le ſang des ſcorbutiques eſt, pour l'ordinaire, ſans mucoſité ; ce qui a fait dire qu'il étoit diſſout. Dans cet état, il eſt ſans force, ſans vertu, & ſans ame, ſi on peut le dire, parce qu'il manque de cette eſpece de glu qui ſert à lier ſes parties, & à leur donner une bonne conſiſtance. Le défaut de mucoſité vient, ou de ce que l'eſtomac fait mal ſes fonctions, ou parce que le ſuc nourricier n'eſt pas pompé par les veines lactées, ou bien enfin, parce que la matiere de la tranſpiration, qui eſt retenue dans le ſang, empêche l'élaboration de ce ſuc, & ſa diſtribution. Il arrive donc au ſang, dans le ſcorbut, ce qui lui arrive dans le maraſme : de plus le déſordre qui regne dans tous les mouvemens, & la rétention des humeurs excrémentielles, font que ſes parties intégrantes ſe trouvent fort confondues, comme l'eſt, par exemple, du vin avec ſa lie, quand on agite le tonneau. Les plus ſages Partiſans de l'opinion qui admet des changemens ſpontanés dans les humeurs, avouent que la nature & l'origine du ſcorbut, & ſa maniere d'agir dans le corps, ſont entierement inconnues. On n'entend donc pas trop ce que veulent dire ceux qui conſeillent de tempérer l'acrimonie générale & particuliere dans cette maladie, (*temperanda acrimonia in genere & ſpecie* :) mais ne ſeroit-il pas poſſible de fixer les idées ſur le caractere du ſcorbut, & de dire à quelle maladie il convient de donner ce nom ? Il eſt ſingulier que pluſieurs croyent le voir dans preſque toutes les maladies chroniques, tandis que d'autres nient même ſon exiſtence. Au reſte, celui qui prend pour le ſcorbut toutes les affections qui ſe guériſſent par les anti-ſcorbutiques, doit auſſi regarder ſur le pied de dyſſenteries, les maladies que l'hipecacuanha guérit tous les jours, &c.

T. CXV. A l'égard du traitement du ſcorbut, l'utilité qu'on y retire des anti-ſcorbutiques végétaux, donnés tels que la Nature les fournit, ne vient-elle pas de ce qu'ils contiennent un ſuc alimenteux ou muqueux, joint à un principe alcalin, lequel ouvre les voies du chyle, & répare & ranime les vaiſſeaux affoiblis ? Nous ſavons qu'Hoffman recommande beaucoup l'uſage de certaines eaux minérales dans le ſcorbut même confirmé. Les nôtres, données dans le premier temps, pourroient peut-être arrêter ſes progrès, ou lui faire prendre une meilleure tournure ; mais il ſeroit à craindre que leur uſage, dans le ſecond ou le troiſieme temps, ne cauſât le déchirement de quelque viſcere, qui paroît preſque inſéparable, dans cette maladie, de l'effort critique. Ainſi j'ai vu trois ſcorbutiques, à qui les eaux de Bagneres, les Bonnes,

& celles de Bareges donnerent la mort. Nous étions donc fondés à mettre le ſcorbut au rang des affections douteuſes, tant par rapport à ſa nature & à ſon diagnoſtic, qu'à cauſe de ſa curation. On peut juger maintenant ſi on a eu raiſon d'étendre ou d'appliquer cette maladie à tous les cas, comme Bontékoé, par exemple, l'a fait. Une telle prétention donneroit à entendre que toutes les maladies ſont inconnues. Enfin la vraie maniere de connoître le ſcorbut, c'eſt de s'appliquer à bien déterminer le genre & les phénomenes de toutes les autres affections : tout ce qu'on remarquera de plus enſuite, pourra appartenir de droit au ſcorbut. (*Voyez des remarques intéreſſantes ſur le ſcorbut, dans les Recherches ſur l'hiſtoire de la Médecine. On y trouve une ſinguliere prédiction de Malebranche, qui a éclairé le Public ſur le ſcorbut, devenu plus rare depuis la publication de cet Ouvrage.*)

CINQUIEME PARTIE.

L'action ou l'effet de nos eaux : leur maniere d'agir, qu'on ne compare pas ici à celle des autres remedes. Nous avons des eaux toniques, purgatives, relâchantes, bechiques, apéritives, diuretiques, stomachiques. Les changemens qu'elles operent sur les personnes en santé ; sur les valétudinaires. Ce qu'on doit entendre par vertu tonique, ou relâchante. Ce que c'est que donner du ton, & procurer du relâchement au corps vivant. La maniere dont les fibres peuvent être relâchées & resserrées. L'action des eaux sur les liqueurs. Ce que c'est que la division du sang, son épaississement, sa fluidité. Plusieurs expériences ou mélanges d'eau minérale avec des liqueurs animales. Ce qu'il faut conclure de ces diverses expériences trop multipliées. Réflexions sur l'essence & les propriétés essentielles de la vie, sur la fibre animale, principe de tout mouvement & de tout sentiment dans le corps. Un seul nerf sensible, mobile, actif, par sa constitution primitive ou élémentaire, constitue l'animal, & fait l'homme par l'union de l'ame : les chairs, les vaisseaux, les os ne sont

ſont pas abſolument parlant, de l'eſſence de l'animal. Le premier nerf, ou la premiere fibre mobile, ſenſible, animée, eſt égale dans tous les individus. Elle y a les mêmes facultés. Ses forces s'exercent plus ou moins aiſément, à cauſe du tiſſu muqueux qui gêne plus ou moins, ou qui contient les forces actives & ſenſibles, ainſi que les objets des ſenſations. Nos lumieres ſont très-bornées ſur tous ces objets. Le peu de valeur des expériences, même ſur des animaux vivans, pour juger de la ſenſibilité, & de la mobilité de la fibre animale. L'action des bains. Il eſt douteux que l'eau des bains entre dans le ſang auſſi abondamment qu'on le croit, & pour y produire les effets ſur leſquels on inſiſte tant. Quelques problêmes ſur nos eaux. Concluſion. Ce qui a été dit juſqu'ici peut ſervir comme un eſſai qui exige des détails ultérieurs.

LES diverſes maladies, leur marche & leur traitement, ont un côté par lequel ils ſe reſſemblent parfaitement. En effet, toute maladie eſt un travail, dont le terme eſt une excrétion critique, quand la guériſon s'enſuit. Ce principe ou notion fondamentale de l'art de guérir, doit être méditée ſans ceſſe, autrement elle auroit le ſort des meilleures choſes, qui, pour être trop iſolées, ne procurent que de foibles avantages. La plus ſure maniere de connoître un médicament, c'eſt-à-dire ſes uſages, ſon application & ſes effets, c'eſt d'obſerver les phénomenes qu'il produit, de voir la liaiſon qu'ont ces phénomenes entr'eux, & de les comparer. Cette voie eſt celle que nous allons ſuivre dans l'examen de l'action de nos eaux; action que nous réduiſons ici à favoriſer ou à empêcher les excrétions morbifiques, ou les criſes. Peut-être parviendrons-nous ainſi à établir des regles aſſez poſitives, pour mériter d'être approuvées par les Connoiſſeurs.

T. CXVI. Il faut remarquer d'abord que je ne dois m'occuper que de nos eaux, de celles d'Aquitaine, ſuivant l'ordre de mon ſujet. Je laiſſe à d'autres le ſoin d'examiner ſi chez l'Etranger, ou dans les autres Provinces de la France, il ſe trouve des ſources minérales qui aient les mêmes propriétés; ſi l'eau de pluie ou de fontaine, froide ou chaude, pure ou diverſement mixtionnée, pourroit produire les mêmes effets que nos eaux minérales, & autres; s'il n'eſt point, dans notre Art, d'autres moyens capables d'opérer les guériſons que nous avons rapportées dans le cours de cet Ouvrage; & ſi enfin, pour fonder une méthode plus étendue & plus certaine touchant l'usage de nos eaux, il ne conviendroit pas de comparer plus exactement que je n'ai encore pu le faire, les bons effets, avec les mauvais qu'elles produisent. Tous ces objets, & certains problêmes qui en découlent, n'entrent point dans mon plan, quant à présent. Je n'ai d'autre dessein que de déterminer la maniere d'agir des eaux de notre Pays, & d'indiquer les précautions & les préparations que leur usage exige.

T. CXVII. Il est démontré par un grand nombre d'observations, que les eaux de Bagneres sont beaucoup plus purgatives que celles de Cauterès & les Chaudes, & que celles-ci le sont un peu plus que les Bonnes, & celles de Bareges, qui constipent quelquefois (1). Toutes possedent une vertu diurétique, laquelle est supérieure dans les eaux de Bagneres, & moindre dans les eaux Bonnes & celles de Bareges, que dans celles de Cauterès & Chaudes. Les eaux de Bareges donnent beaucoup d'activité au pouls, font suer plus ou moins, & causent quelquefois des insomnies : les eaux Bonnes produisent à-

(1) Les eaux de Saint-Sauveur sont intermédiaires à celles de Bareges & celles de Cauterès.

peu-près les mêmes effets : les eaux de Bagneres excitent des ſecouſſes de tout le corps, même dans les gens robuſtes ; elles appeſantiſſent la tête, mais moins que celles de Cauterès & les Chaudes ; les eaux Chaudes ſur-tout portent au cerveau, & il eſt certain qu'elles enivrent plus ſouvent que toutes les autres : enfin toutes ces eaux réveillent l'appétit & facilitent l'exercice des fonctions du corps : du reſte elles ne font point vomir, à moins qu'on ne s'y trouve bien diſpoſé. Tels ſont les effets de nos eaux minérales en général, dans l'état de ſanté parfaite ; car il arrive ſouvent que, priſes en petite quantité, en boiſſon ou en bain, par ceux qui ſe portent bien, elles operent à peine quelque effet ſenſible. Enfin les effets du caffé pourroient, à quelques égards, ſe comparer avec ceux de nos eaux, hormis celles de Bagneres.

T. CXVIII. Quand on obſerve attentivement les effets que produiſent nos eaux dans les perſonnes valétudinaires, ou qui ont quelque organe foible, débilité, dérangé, on peut s'inſtruire de bien des choſes relativement à leur uſage. Les eaux de Bagneres rendent la reſpiration laborieuſe, dans ceux qui ont la poitrine délicate, ou une diſpoſition au catharre, ſoit prochaine, ſoit éloignée ; elles leur cauſent un ſerrement de cette partie, qui eſt plus ou moins marqué. Les autres eaux, au contraire, ouvrent & dégagent la poitrine ; propriété qui eſt un peu moins énergique, dans les eaux Chaudes & de Cauterès, que dans celles de Bareges, & les Bonnes. Ces dernieres ont quelque choſe de béchique, & procurent ſouvent l'expectoration ; elles ont cet avantage principalement ſur celles de Bagneres, qui n'occaſionnent qu'un crachottement, en irritant les entrailles. Les perſonnes bilieuſes, ou qui ſont attaquées de légeres jauniſſes, trouvent un ſoulagement aſſez prompt dans les eaux de Bagneres ; les eaux de Cauterès & les Chaudes, l'emportent, à cet égard, ſur celles de Bareges & les Bonnes. Ceux qui ont quelque difficulté d'uriner, retirent plus d'avantage, au moins dans les premiers jours, des eaux de Bagneres, que de celles de Cauterès & des Chaudes, & de celles-ci, plus que des eaux Bonnes & de celles de Bareges. Ces deux dernieres portent à la ſueur, mieux que celles de Cauterès & les Chaudes. Les eaux de Bagneres, au contraire, ſont ſujettes à ſupprimer les excrétions de la peau. Ces mêmes eaux ſoulagent dans les conſtipations du ventre, plus ſurement que les autres, au moins pendant un temps ; elles diminuent aussi plus promptement, les chaleurs, & les rougeurs du visage & de la poitrine, qu'éprouvent souvent les personnes affligées de vapeurs ; mais dans la suite elles peuvent augmenter ces accidens. Les eaux de Bareges, au contraire, les augmentent au commencement, & elles les apaisent dans la suite du traitement. Ces divers effets peuvent facilement s'expliquer par ce qui a été dit, & par ce que nous dirons dans la suite.

T. CXIX. Les eaux de Bagneres ont quelque chose de stiptique, de terreux & d'austere, qui leur fait produire la sécheresse de la langue, & une sorte de serrement dans le gosier. Les eaux de Bareges ont une saveur douce & onctueuse, comme est celle du sang, ou, selon quelques-uns, comme celle d'un morceau de sucre qui seroit imprégné de quelque acide fort léger : elles excitent des nausées, quand on en avale, ou qu'on les flaire fortement. Les eaux Bonnes ont assez le goût du petit lait ; elles sont beaucoup moins stiptiques que celles de Bagneres : leur odeur, de même que celle des eaux de Bareges, ressemble à celle de la vase, ou du foie de souffre, de la poudre à canon, ou d'un œuf durci au feu. Les eaux de Cauterès & les eaux Chaudes, irritent davantage le gosier, & paroissent avoir plus de stipticité que celles de Bareges & les Bonnes : l'odeur de ces eaux est d'ailleurs la même. A l'égard des notions fournies par le tact, les eaux de Bagneres impriment une certaine rudesse à la peau, ce que les autres eaux minérales ne font pas plus que de l'eau ordinaire : on diroit que la chaleur des premieres a une sorte de siccité. Enfin les sueurs qu'elles causent, ressemblent assez à celle que produit la course. Au contraire, les eaux de Bareges & les autres, excitent une sueur douce, souvent semblable à une sueur critique salutaire. Est-il donc croyable que les eaux de Bareges, les eaux Bonnes, les eaux Chaudes, & celles de Cauterès, sont grasses & gluantes, telles, par exemple, qu'un léger mélange de savon avec de l'eau, & que les eaux de Bagneres sont âpres, maigres & dépourvues d'onctuosités ? J'ai été autrefois dans ce sentiment, que je révoquai depuis en doute, fondé sur plusieurs expériences qui m'ont appris qu'on pouvoit se méprendre, en attribuant à une qualité grasse des eaux, ce qui n'est que l'effet de leur chaleur. Ainsi l'eau commune même, soit chaude ou tiède, paroît au doigt, avoir l'onctuosité des eaux de Bareges, & des autres. De plus les eaux Bonnes, les eaux Chaudes, celles de Cauterès & de Bareges, déposent au fond des vases, une matiere glaireuse, ou autre de cette nature, qui peut, en quelque maniere, s'attacher aux doigts; au lieu que celles de Bagneres déposent une terre âpre & seche, en forme de couches de sable : de sorte qu'on pourroit distinguer nos minérales, en seches & en onctueuses.

T. CXX. Je vais transcrire ici quelques instructions-pratiques, que j'ai déja consignées ailleurs : mais je les présente aujourd'hui avec d'autant plus de confiance, qu'elles sont en partie le résultat des expériences de Médecins très-versés dans l'administration de nos eaux, & recueillies d'Auteurs qui ont écrit sur cette matiere, & en partie le fruit de mes propres observations. Heureux si parmi celles qui m'appartiennent, il s'en trouve quelqu'une qui soit avouée par les Maîtres de l'Art, & qui puisse être un témoignage digne de l'hommage que je rends à ma Patrie! 1°. Les eaux de Bagneres sont diurétiques, purgatives, & toniques. 2°. Les eaux Bonnes sont béchiques; celles de Bareges diaphorétiques, & toutes les deux sont relâchantes. 3°. Les eaux de Cauterès, & les eaux Chaudes, tiennent le milieu entre celles de Bagneres, les Bonnes, & celles de Bareges; elles sont sur-tout stomacales. Mais pour donner à ces notions plus de solidité, & ne point insister trop long-temps sur des mots, tâchons d'expliquer avec clarté, & sans préoccupation, ce que c'est que *tonique* & *relâchant* par rapport au corps vivant.

T. CXXI. On dit qu'une partie musculaire, ou tout autre organe, a recouvré son ton, lorsque de mous ou de flasques qu'ils étoient, ils sont devenus durs & vigoureux : & si des parties acquierent de la flexibilité, de la facilité à exercer leurs mouvemens, étant auparavant séches, dures & tendues, on dit dans ce cas, qu'elles ont repris leur laxité. Mais comment ces changemens s'operent-ils? Rendre le ton à une partie, c'est augmenter ou ranimer l'action de ses vaisseaux & de ses fibres, & c'est la débarrasser d'un superflu de sérosité qui l'empâte. Le relâchement consiste à écarter des fibres trop rapprochées, & à rétablir de cette maniere l'harmonie dans les mouvemens d'un organe, ou dans ses fibres & dans ses vaisseaux : en un mot, tendre ou relâcher une partie, c'est lui rendre son état naturel qu'elle a perdu, & qu'elle peut recouvrer par le moyen des ſecours de l'Art; car on voudroit envain donner aux fibres des vieillards, extrêmement ſéches, la ſoupleſſe qu'elles ont dans l'enfance, & il eſt pareillement impoſſible de rendre les organes des enfans, ſemblables à ceux des vieillards. Ces notions, ſimples & faciles à ſaiſir, ſuffiront pour évaluer ce que bien des Médecins ont écrit ſur l'action des fibres, ſur leur ton, ou leur relâchement conſidérés comme cauſes des maladies.

T. CXXII. Les médicamens peuvent ſans doute, rendre à la fibre premiere ou élémentaire, ſon ton ou ſa laxité; mais il ne faut pas croire qu'ils produiſent pour cela quelque changement dans le volume, ni dans la ſtructure, ou la conſtitution de cette fibre. La contraction ou le relâchement operent ſeulement des changemens dans les mouvemens des fibres, mais leur nature conſtitutive reſte toujours la même: autrement les élémens qui les compoſent, ne ſeroient point immuables. Une fibre peut donc exercer ſon action avec trop ou trop peu d'énergie, ſans qu'elle ſoit léſée dans ſa forme eſſentielle. De plus les médicamens n'agiſſent point ſur les fibres premieres, ils agiſſent ſeulement ſur les compoſées , & ſans leſquelles il eſt croyable qu'ils ne produiroient aucun effet. On pourroit nous objecter que l'application de l'eſprit-de-vin rend les fibres calleuſes : cela eſt vrai ; mais il y a bien de la différence entre cette calloſité, & un excès de tenſion des fibres. Une calloſité parfaite, telle qu'eſt l'eſcare procurée par l'eſprit-de-vin dans les plaies, reſſemble à du blanc d'œuf cuit, qui a perdu ſa nature premiere : c'eſt un vrai corps étranger. Au reſte il eſt certain que le trop, ou le trop peu de ſéroſité & de mucoſité qui baigne les parties animales, peut fomenter leur relâchement ou leur rigidité : mais le ton & le relâchement, tels que nous les avons définis plus haut, ne reconnoiſſent pas toujours ces cauſes. (*Voy. la ſixieme Partie.*)

T. CXXIII. Les eaux de Bagneres fortifient les parties, en leur rendant le degré de force qu'elles doivent naturellement avoir : celles de Bareges les relâchent, en leur rendant auſſi la meſure de leurs forces naturelles : ainſi l'objet final du ton & du relâchement, eſt le même. Il eſt ſans doute croyable que l'effet des eaux, priſes intérieurement, eſt plus conſidérable dans les premieres voies, & qu'elles agiſſent enſuite ſur les autres parties, comme les cauſes des maladies ſympatiques y agiſſent, en irritant l'eſtomac & les inteſtins par leur poids, leur volume, leur chaleur, & par leurs ſels : ainſi la ſenſation particuliere que cauſent les eaux de Bagneres dans les entrailles, fait qu'elles purgent pour l'ordinaire au commencement de leur uſage : leur maniere d'agir eſt donc de déterminer les mouvemens de la circonférence au centre, & la pente des humeurs du corps vers les inteſtins : or ces qualités peuvent les rendre contraires dans bien des maladies. Les eaux de Bareges, & les autres, purgent rarement ; auſſi ne produiſent-elles qu'une commotion douce & légere, laquelle ſe dirige du centre du corps à ſa circonférence, & ſuſcite la fievre. Les eaux de Bagneres produiſent auſſi quelquefois ces effets. Ces dernieres diſſipent quelquefois les œdemes & les bouffiſſures de la peau, & elles rétabliſſent ſon élaſticité, en ce que l'action vive qu'elles produiſent, s'étend juſqu'aux parties les plus éloignées. Auſſi par la fievre que les eaux de Bareges excitent, les plus petites fibres ſont dégourdies ou ébranlées, l'équilibre de leurs oſcillations renaît, & enfin les parties contractées ſe relâchent, pourvu qu'elles ne ſoient pas affectées d'une calloſité bien formée ; car dans ce cas, les eaux les font ſuppurer ou réſoudre; mais la réſolution eſt ſouvent l'ouvrage du relâchement. On peut expliquer par-là comment les eaux de Bareges r'ouvrent les cicatrices, ou en procurent la formation. Ces effets qu'elles produiſent, ſont dus à l'agitation qu'elles cauſent dans toute la maſſe cellulaire, au moyen de laquelle elles font naître une pléthore du ſuc nourricier, & une fievre, dont elles dirigent, comme il a été dit, (*Partie III*[e].) le travail excrétoire. Au contraire les eaux de Bagneres qui ébranlent vivement les organes, & purgent fortement, évacuent une grande quantité de ſuc nourricier, d'où vient qu'elles ſont peu propres à favoriſer l'ouvrage des cicatrices: elles les procurent pourtant quelquefois accidentellement, en évacuant les ſéroſités dont l'organe cellulaire regorge. Ces mêmes eaux, par l'impreſſion forte qu'elles font ſur les organes des premieres voies, irritent la poitrine, & l'affectent. Les eaux de Cauterès, & les eaux Chaudes affectent la tête, par l'agacement qu'elles cauſent ſur les nerfs de l'eſtomac & des inteſtins, & en excitant la fievre, comme les eaux de Bareges. Les eaux Bonnes tiennent le milieu entre toutes les autres; elles ſont béchiques, & elles produiſent d'autres effets résultans de leur action particuliere sur les nerfs gastriques, & autres, & sur chaque organe; car chaque médicament a sa maniere propre & particuliere d'opérer. (*V. la VI*[e]. *Part.*)

T. CXXIV. Parlons du passage des eaux dans le sang, par les vaisseaux lactés, & de leur action sur cette liqueur. Tout le monde sait que les buveurs d'eau urinent beaucoup. Pour moi, en comparant la somme de l'urine avec celle de nos eaux qu'on avoit bues, j'ai trouvé que la premiere étoit quelquefois plus abondante, mais qu'ordinairement leur quantité étoit assez égale à celle des eaux, & rarement moindre, à moins que des sueurs, un flux de ventre, ou une salivation, ne fussent survenues. Willis, & plusieurs autres Médecins après lui, ont douté, avec raison, que toute la matiere des urines parcourut les voies ordinaires de la circulation. En effet, le peu de temps qu'elles mettent à se rendre dans la vessie, donne lieu de croire qu'elles y parviennent par une voie plus courte, c'est-à-dire en passant au travers des intestins & du tissu cellulaire des autres visceres, sous la forme de vapeurs. L'on pourroit aussi fortement douter, si de l'eau minérale que l'on boit, en se mêlant au sang, y charrie les sels dont elle eſt imprégnée ; car la couleur noire, ou autre, qu'ont les excrémens des perſonnes qui boivent des eaux minérales, fait ſoupçonner qu'elles ſe digerent, ſe diſſolvent, ou ſe décompoſent dans les organes des premieres voies, & qu'il n'y a que l'eau pure qui paſſe dans les veines lactées. Mais quand il ſeroit vrai que les ſels des eaux paſſent avec elles dans le ſang, il faudroit toujours convenir que les effets qu'elles produiſent, ne peuvent pas appartenir à ces ſels marin, de glauber, ou terreux, qu'elles contiennent ; car la quantité en eſt ſi petite, particulierement dans nos eaux, qu'une boiſſon de quatre jours n'en fournit pas autant qu'on en prend dans un ſeul repas. Il faut donc reconnoître dans nos eaux thermales un eſprit ou un *gas*, (quelle choſe que ce ſoit), lequel réveille les organes & ſe mêle au ſang, non en ſuivant les routes longues & tortueuſes de la circulation, mais en paſſant au travers des pores des parties, & par les mêmes voies que les topiques purgatifs, par exemple, appliqués ſur le creux de l'eſtomac, operent leurs effets. Quoi qu'il en ſoit, un Médecin doit faire beaucoup d'attention aux changemens que les urines éprouvent pendant l'uſage des eaux, ſoit au commencement ou à la fin de cet ufage, foit le matin ou le foir de chaque jour : ainfi les urines qu'on rend fur la fin & pendant les feptenaires du traitement, de même qu'à la fin de chaque jour, font renales-critiques, & chargées de la matiere des réfolutions qui fe font opérées. Il faut auffi avoir égard à l'état des excrémens du ventre, pendant l'ufage des eaux; car cet objet fourniroit fans doute quelques inftructions.

T. CXXV. L'eau, dit-on, eft d'un prix ineftimable; les eaux minérales fur-tout lavent le fang, le délayent, & le dépouillent de fes fels. Voilà le langage que l'on entend tenir par tout le monde. Il eft auffi généralement convenu, que l'eau divife le fang, qu'elle lui fournit un véhicule, & qu'elle le rend d'autant plus fluide & coulant, qu'il eft plus groffier, plus fec & plus propre à former des obftructions. L'on foutient même que certaines eaux ont une vertu atténuante, au moyen de laquelle elles brifent les humeurs gluantes & ftagnantes, & les font circuler, d'où l'on a donné à ces eaux le nom de fondantes & d'apéritives. Mais arrêtons-nous d'abord à examiner la valeur des termes. Qu'eft-ce que c'eft qu'une humeur épaiffe ou divifée? Qu'entend-on par épaiffir ou divifer une humeur

dans

dans le corps vivant ? Prenons l'eau pour exemple. Quel eſt le Chymiſte qui prétendroit que l'eau ou ſes parties intégrantes peuvent être épaiſſies ou diviſées ſans être détruites ? C'eſt une vérité certaine que les particules aliquotes des mixtes, ou leurs premieres parties intégrantes, conſervent toujours leur nature & ne changent point, à moins que les mixtes eux-mêmes ne ſoient détruits ou corrompus : par conſéquent, ou ne peut pas épaiſſir, ou diviſer les particules premieres de l'eau. En vain s'appuyeroit-on de l'exemple de la glace, qui n'eſt qu'une agrégation des gouttes d'eau, produite par le repos, & non un véritable épaiſſiſſement. Or comment voudroit-on que nos humeurs, que l'on peut comparer en tout ſens au blanc d'œuf qui a été épaiſſi par le feu, puſſent ſe diviſer ou s'épaiſſir ? Le blanc d'œuf qui a été épaiſſi par le feu, a perdu dès-lors ſa nature, & il ne ſauroit plus la recouvrer. Pareillement quand la lymphe, le mucus, & les autres parties intégrantes du ſang ſe ſont épaiſſies, comme cela arrive quelquefois, on ne peut plus leur donner leur premiere forme. Pour le dire en un mot, le ſang a dans tous les animaux, une telle maſſe, une telle conſiſtance, & un tel lieu, que l'épaiſſiſſement ne peuvent les lui ôter ſans le corrompre, ſans le détruire. (*Voy. ſa vraie compoſition*, *VI*e. *Partie.*)

T. CXXVI. C'eſt une choſe très-certaine, que les humeurs du corps, qui forment en partie les idioſyncraſies, ont une maſſe déterminée, & d'autres caracteres particuliers, dans chaque individu. C'eſt ce que démontre l'exemple du lait. Si donc les humeurs du corps vivant peuvent être dépouillées de leur ſéroſité, cette expoliation dont elles ſont ſuſceptibles, doit avoir des bornes, comme la ſurabondance de cette même ſéroſité dont elles ſe chargent, doit en avoir auſſi. Or on ne connoît pas plus ces bornes, qu'on ne connoît la cauſe de l'union des parties des humeurs entr'elles. Un blanc d'œuf differe certainement d'un autre : mais pour cela on ne peut pas dire que l'un ſoit épaiſſi, & l'autre diviſé, à moins qu'on ne détruiſe leur conſtitution naturelle. Le ſang encore, comme le vin de chaque ſep, a ſes différences particulieres dans chaque être vivant, quoiqu'il ſoit de même nature dans tous ; mais le ſang que l'on a dépouillé ſeulement juſqu'à un certain point de ſa ſéroſité, n'eſt pas pour cela un ſang épais & diviſé. Peut-on même croire que ſes globules, quand ils nagent dans beaucoup de lymphe, circulent mieux que quand ils nagent dans une moindre quantité ? Non. De plus le ſang ne peut pas être comparé, ni à l'eſprit-de-vin, ni à aucun ſel : ceux-ci s'étendent & ſe diviſent de plus en plus dans l'eau, juſqu'à ce qu'ils s'y détruiſent, mais le ſang ne paroît pas auſſi miſcible à l'eau, que le ſont ces ſubſtances. Enfin une quantité ſurabondante de ſéroſité dans le ſang, y produit la pléthore, mais ne l'atténue pas : il n'eſt atténué que quand il a perdu une portion eſſentielle de ſa ſéroſité, & alors il contracte un vice irréparable.

T. CXXVII. Reprenons la comparaiſon du ſang avec le lait & le blanc d'œuf. Les Chymyſtes ſavent que le lait ne ſe diſſout pas parfaitement dans l'eau : or pourquoi le ſang n'y ſeroit-il pas également inſoluble ? Il eſt encore certain que le lait & le blanc d'œuf qui ont été épaiſſis par le mélange d'un acide, ou autrement, ont perdu leur nature : de plus comme le trop grand repos convertit l'eau en glace, il donne également lieu à l'épaſſiſſement du ſang, & à ſa deſtruction. Cette même deſtruction du ſang eſt auſſi occaſionnée par un excès, ou un manque de chaleur ſuffiſante. Il eſt donc beſoin d'un degré de mouvement & de chaleur déterminés, pour entretenir la conſtitution naturelle du ſang qu'il peut perdre facilement. Le ſang qui eſt ſur le point de s'organiſer, n'auroit-il pas dès-lors quelque choſe de vivant? Enfin ſi le ſang contient quelque humeur étrangere, trop de ſéroſité, de bile, de mucoſité, ou de l'urine, on doit l'évacuer : du reſte ces mélanges ne changent point ſa conſtitution naturelle, ou s'ils la changent, ils la détruiſent ; ils forment des cachexies particulieres. (*Voy. la VIe. Partie.*)

T. CXXVIII. Je ſerois trop long, ſi je voulois rapporter ici toutes les expériences que j'ai faites ſur nos eaux, en les mêlant aux diverſes liqueurs animales. 1°. Les eaux de Bagneres mêlées avec le lait, étant froides ou chaudes, telles qu'on les trouve à la ſource, ne le changent preſque pas; mais ſi l'on fait bouillir le mélange, alors le lait ſe coagule, & le ſerum s'en ſépare. A l'égard des eaux de Bareges, & des autres, qu'elles ſoient froides ou chaudes, à tel degré qu'on voudra, elles n'alterent pas plus le lait, que ne l'altere l'eau commune. Si l'on mêle du ſang nouvellement tiré des veines, avec les eaux de Bagneres, il paroît former un coagulum. Quant aux autres eaux Bonnes, Bareges, &c. au lieu de le coaguler, elles ſemblent le rendre plus coulant, que ne le fait l'eau commune tiéde : le ſang qu'on fait bouillir avec les eaux de Bagneres, ſe concret, de même que dans l'eau ordinaire ; ce qui n'arrive pas toujours avec les eaux de Bareges, & les autres. 3°. Le blanc d'œuf n'éprouve preſque pas de changement dans nos eaux, à moins qu'elles ne ſoient bouillantes ; dans ce cas, elles le durciſſent, comme le durciroit l'eau commune. 4°. L'eau de Bagneres ne diſſout pas parfaitement le ſavon, comme le fait l'eau de certains puits par l'intermede d'un ſel acide : les eaux Bonnes le diſſolvent, ainſi que les autres, comme l'eau de pluye le diſſout, elles diſſolvent même la bile. 5°. Il paroît que le pus & les crachats ſe diſſolvent moins bien dans les eaux de Bagneres, que dans celles de Bareges, les Bonnes, &c. Dans les premieres, comme dans l'eau commune, une partie du pus ſe mêle à l'eau & la trouble, l'autre partie ſe concret & ſurnage, ou tombe au fond en forme de glaires. 6°. Un mélange de lait, d'œuf & de ſucre, (mélange qui reſſemble peut-être à la maſſe du ſang) que l'on fait cuire au bain-marie avec les eaux de Bareges ou les Bonnes, ſe prend de même qu'avec l'eau ordinaire. Le coagulum paroît plus grumelé, moins également lié, avec les eaux de Bagneres. 7°. L'ufage des eaux de Bagneres teint ordinairement les matieres fécales en noir ; celles de Bareges, & les autres, les noirciffent moins, & elles les teignent fouvent en brun, ou en bleu d'ardoife. 8°. Des lambeaux de chairs fquirrheufes, macérés ou cuits dans nos eaux, n'y font pas plus changés que dans l'eau commune. 9°. Nos eaux cuifent la viande comme l'eau ordinaire ; celles de Bagneres la durciffent un peu, & l'on fait que le pain qu'on en fait, ne fermente pas convenablement. 10°. Des animaux de différente efpece, grenouilles, poiffons, vers, plongés vivans dans nos eaux, fe durciffent dans toutes comme dans l'eau commune, & ils y meurent en s'allongeant plus ou moins : les eaux de Bagneres m'ont paru les durcir un peu plus que les autres. 11°. Les viandes fe pourriffent dans toutes nos eaux, prefque comme dans l'eau ordinaire.

T. CXXIX. Que doit-on inférer de toutes ces expériences ? Par la premiere & la feconde, il paroît que les eaux de Bagneres ne coagulent le fang qu'au moyen de l'ébullition : or un degré de chaleur à celui de l'eau bouillante, n'exifte pas dans le corps vivant. J'ai d'ailleurs des faits qui combattent directement ceux dont je parle.

Ayant fait plonger le bras d'un Malade, pendant qu'on le seignoit, dans l'eau de Bareges, le sang y devint couënneux, comme dans l'eau commune, ou dans celles de Bagneres ; de maniere que dans ces sortes d'expériences, il faut faire attention à la quantité de suc muqueux que le sang contient ; car j'ai vu une fois que le sang d'un pleurétique qu'on avoit dépouillé de ce suc, ne s'épaississoit point par l'ébullition. Les autres faits que j'ai rapportés, ne peuvent gueres s'appliquer au corps vivant. J'ai injecté de l'eau minérale dans les vaisseaux d'animaux vivans : je mêlois alternativement goutte à goutte le sang avec l'eau, & l'eau avec le sang. Toutes ces épreuves m'ont peu instruit, ou pour mieux dire, le catalogue des expériences qui ne prouvent rien, n'a été que trop grossi.

T. CXXX. Ces expériences, je le répete, ne peuvent nullement s'appliquer au corps vivant. C'est ce que va prouver une tragique observation. J'avois écrit autrefois que les eaux de Bagneres, mêlées avec le sang, pouvoient le coaguler. Un Charlatan depuis, traitant une malheureuse fille, d'un saignement de nez auquel elle étoit fort sujette, eut recours à mon expérience, & la répéta devant elle, en lui disant :

voilà comme les eaux de Bagneres calmeront votre ſang bouillant & fougueux. Lui ayant en conſéquence fait prendre les eaux pour guérir ſon hémorrhagie, dont la cauſe étoit le *ſtrictum* placé dans les viſceres de l'abdomen, la Malade que je vis ſur la fin de ſa maladie, tomba bientôt dans le maraſme, & la conſomption pulmonaire, & mourut. J'avois pourtant expreſſément obſervé dans le même endroit, qu'on devoit s'abſtenir des eaux de Bagneres dans les affections de poitrine, & dans toute diſpoſition au maraſme. Il y a donc, touchant ces ſortes d'expériences, bien des précautions qu'un homme de probité & éclairé doit prendre. La conſéquence qu'on peut tirer de tout ce que j'ai dit, eſt qu'il eſt bien difficile de déterminer la maniere dont les eaux agiſſent ſur les humeurs; de ſorte qu'il y a tout au moins à retrancher de ces maximes, & autres ſemblables, dont tant de gens ſe repaiſſent gratuitement: *les eaux délayent le ſang, elles augmentent ſa fluidité, elles atténuent la lymphe épaiſſie, elles humectent, déſobſtruent, & fondent les ſels, & les entraînent par les urines, &c.* Il s'en faut de beaucoup que tout cela ſoit démontré. Cependant j'ai vu que ces idées, pures poſſibilités phyſiques, ſont fort en vogue dans les Provinces, mais ſur-tout dans les ſources d'eaux minérales ; car la Capitale, qui eſt le centre de toutes les ſciences, reſſemble à la mer qui jette ſur ſes bords les ſuperfluités. J'ai vu encore avec peine, que ces apophtegmes, auſſi uſés & froids, que vuides de ſens & de fondement, étoient trop en vogue dans nos ſources. *Le ſang eſt-il raréfié ? il faut le condenſer : eſt-il condenſé ? on doit l'atténuer...* car je regarde l'attrition du ſang, la diviſion méchanique de ſes globules, ſes diverſes eſpeces d'acrimonies, & ſon effervefcence prétendues, comme des choſes imaginaires, en attendant que de vrais Chymiſtes, juges compétens en cette matiere, nous apprennent quel fond on doit faire ſur ces idées, ou pour mieux dire, en attendant qu'ils ſubſtituent des vérités à toutes ces rêveries puériles. (*Voy. VI*[e]. *Partie.*)

T. CXXXI. C'eſt donc principalement à obſerver les divers mouvemens du corps, qu'il faut que le Medecin s'applique. Mais puiſque chaque homme a le droit, de dire ce qu'il penſe dans preſque toutes les choſes qui ſont du reſſort de ſon entendement, voyons ultérieurement ce que c'eſt que la vie & ſes cauſes, ce qui ſervira à appuyer ce que j'ai avancé dans pluſieurs endroits de cet

Ouvrage. Le genre nerveux peut être comparé à un insecte ; ses rameaux sont comme autant de pédicules ou de racines, de bras ou de pattes. Il constitue l'essence de l'homme, de concert avec l'ame qui l'anime ; car les os, le tissu cellulaire, & les autres organes, appartiennent à peine à *l'animalité*, & ils sont aussi étrangers à l'homme, que l'est à une plante la terre sur laquelle elle est appuyée, & à une vigne l'échalas qui la soutient. Les os, & d'autres parties, ne sont que des instrumens, l'enveloppe ou l'écorce de l'homme. De même la nutrition n'ajoute rien à la nature de l'homme, qui est dans l'instant de sa conception, ce qu'il est dans son plus grand accroissement. Oh ! que l'homme est donc un bien petit être ! Enfin les nerfs, à raison de leur entrelacement, se racourcissent ou s'alongent, & se prêtent des forces mutuelles, aucun ne se meut que par le concours de tous les autres. C'est par ces liaisons, par ces correspondances, qu'ils président à toutes les opérations du corps. La moëlle alongée fournit la principale tige du systême nerveux, qui, après s'être comme réfléchie du ventre vers le cerveau, par les nerfs des visceres, envoie des productions aux diverses parties du corps, & établit ainsi un commerce particulier d'action, entre les organes du bas-ventre, & tous les autres. Tel eſt le ſpectacle frappant que l'œil inſtruit contemple dans l'homme. Maintenant qu'on ſe repréſente les ondulations aller d'un nerf à l'autre ſucceſſivement, en ayant toujours égard à la préſence de l'ame, on aura l'idée de la vie & de ſes phénomenes eſſentiels ; qu'enſuite on ſe repréſente des nerfs exiſtans dans toutes les parties, & ces parties formées d'une ſubſtance muqueuſe, & ſoutenues par la charpente oſſeuſe : c'eſt-là l'image du corps vivant, l'idée complette de l'homme, tel que la Nature l'a formé dans ſa petite ſphere, en ce qui concerne les parties ſolides.

T. CXXXII. En pouſſant plus loin les recherches ſur la vie, on voit qu'elle conſiſte dans la faculté qu'a la fibre animale de ſentir & de ſe mouvoir elle-même. Cette faculté innée dans les premiers élémens du corps vivant, n'eſt pas plus étrange que ne le ſont la gravité, l'attraction & la mobilité qui appartiennent à divers corps. Les parties actives dont nous parlons, ſont les vrais fondemens de l'animalité ; elles tiennent elles-mêmes le principe de leur vie, d'un filament nerveux qui leur ſert de baſe, ou plutôt, il n'y a dans l'animal qu'un ſeul nerf qui anime toutes ſes parties. Ce nerf ſenſible & actif, qu'on peut concevoir auſſi petit qu'un atome, eſt ſubordonné à l'empire de l'ame; ſon développement dans l'utérus, ſe fait à la faveur de la chaleur, de l'humidité & de la mucoſité qu'il trouve dans la ſemence. Cette pâte muqueuſe eſt ſa vraie enveloppe dans laquelle il ſe nourrit, végete ou s'étend, & à laquelle il donne différentes formes, ſelon ſon degré de force, & ſelon la direction de ſon activité. Tel eſt le principe du développement de l'embrion humain, & du mouvement conſtant dont ſes parties ſont pourvues.

T. CXXXIII. L'on doit croire que le ſentiment & le mouvement, ſont néceſſairement les mêmes dans tous les individus, & qu'ils occupent les mêmes parties : s'ils ne s'y manifeſtent pas toujours, c'eſt parce qu'ils manquent d'inſtrumens convenables. D'ailleurs un état d'action proportionnée des fibres, auſſi égale & auſſi parfaite qu'elle peut être conçue, établiroit le plus grand calme poſſible. Les mouvemens que fait l'animal, ſont dûs au paſſage ſucceſſif des forces, d'une branche de l'organe nerveux, ou d'un nerf à l'autre. Quand elles ſe fixent ou s'accumulent dans une partie, elles y cauſent le ſpaſme, le ſerrement ou la roideur; elles y occasionnent le relâchement, quand elles n'y abordent qu'en petite quantité. Il doit donc se faire en nous constamment, une circulation de mouvemens, uniforme; & la fibre animale élémentaire, ou la fibre premiere nerveuse, doit avoir le même degré de consistance & de force, dans une puce, que dans un lion. C'est une maxime reçue en Chymie, que tous les élémens des corps, se ressemblent au moins dans leurs qualités principales; de maniere que la terre élémentaire d'un animal, & celle d'une plante, ne different que par quelques modifications particulieres: ce qui est également vrai par rapport aux métaux, dans lesquels l'élément du feu, ou le phlogistique, est universellement le même, quoiqu'il soit différemment modifié dans chaque espece. Au reste les terres élémentaires des plantes & des animaux, ne sont point le corps muqueux dont nous avons parlé; mais elles en tirent vraisemblablement, tant les unes que les autres, leur nourriture. Ici nous pouvons rappeller en passant, les fameuses hypothèses de plusieurs grands hommes, sur les élémens des corps. De ce nombre sont, par exemple, les idoles d'Hyppocrate, les atomes d'Epicure, les formes substantielles d'Aristote, les monades de Leibnitz, les formes & les molécules organiques de Buffon.

T. CXXXIV. Quoi qu'il en soit, il n'y a aucun sujet de douter que les parties du corps vivant, ne soient toutes douées de la faculté sensible. Quant à la nature de cette faculté, c'est un de ces objets profonds, sur lesquels il est plus sûr de se taire que de vouloir raisonner. Sait-on ce que sont au fond la douleur & le plaisir, si l'un procede du spasme, & l'autre du calme ? Du reste, il paroît assez démontré par la ligature des nerfs, qu'ils sont les seuls organes de la sensibilité, & que c'est d'eux que toutes ces parties tiennent cette propriété. L'amputation des os, leur fracture, & la suture des tendons, qui ne causent presque pas de douleur, démontrent assez que ces parties n'ont, comme les cicatrices, que peu de sensibilité. Mais en est-il de même des tendons qui n'ont pas une parfaite dureté ? Si l'on comprimoit fortement entre les doigts, par exemple, le tendon d'achille, ou les tendons fléchisseurs de la cuisse, cette pression causeroit-elle quelque souffrance ? Les ligamens encore contribuent-ils aux douleurs de la goutte ? Enfin la dilatation de l'anneau crural, formé par les aponévroses des muscles de l'abdomen, & la ſection du faſcia lata, ne ſont-elles jamais accompagnées de douleur ? Tout cela eſt connu des Praticiens. D'ailleurs il eſt démontré que certains tendons, les os, & d'autres parties, peuvent être agacés en mille manieres, comprimés, tiraillés, & ſoumis à l'action du feu, ſans que l'animal ſouffre preſque de douleur. Je me ſouviens que beaucoup d'expériences de ce genre, que nous fimes autrefois à Montpellier, ſur des chiens, (dès 1740) nous apprirent peu de choſes : nous piquâmes même une fois un nerf, ſans que l'animal, bien vivant encore, donnât aucun ſigne de douleur. Il eſt donc à craindre que les avantages qu'on ſe flatte de tirer de ces expériences, ne ſoient deſtinés que pour ceux qui, pour nous ſervir des expreſſions du Docteur Hamberger, s'érigent en juges dans leur propre cauſe. Au reſte tout ce que j'ai dit dans ce chapitre, n'a d'autre but que de trouver une explication raiſonnable de la cauſe de pluſieurs phénomenes, & nous ferons volontiers le ſacrifice de ces idées, en faveur d'autres meilleures.

T. CXXXV. Il feroit ennuyeux de nous étendre davantage ſur cette matiere. Ce que j'ai dit, fait aſſez comprendre la maniere avec laquelle s'operent les divers mouvemens du corps, quelle eſt leur origine, leurs principaux centres, & l'ordre de leur évolution. Le dérangement de cet ordre des mouvemens, & le caractere particulier de ce dérangement, eſt la ſource des maladies, de leurs phénomenes, de leur marche, de leurs redoublemens, & des différences reſpectives qu'on y remarque. On doit par conſéquent rapporter aux mouvemens dont nous parlons, la cauſe des criſes ou des excrétions morbifiques, leurs progrès & leur terminaiſon. D'après ces fondemens, l'on pourroit peut-être réſoudre bien des problêmes, & des problêmes très-intéreſſans, ſur les criſes qui ont été juſqu'à préſent inſolubles. Toute fievre, comme l'on ſait, eſt un effort excrétoire, ou un effort des organes, qui tend à détruire une cauſe de maladie. Cet effort s'exerce conſtamment dans les affections humorales, dont la cauſe principale eſt un amas d'humeurs dans les premieres voies, qui les irrite, & porte le trouble, ſur-tout dans les fonctions des viſceres de l'abdomen. De cette pente facile qu'ont les maladies humorales à la criſe, il ſuit qu'on peut y apporter un prompt ſecours. Il n'en eſt pas de même des affections nerveuſes. Ici la confuſion qui regne dans les mouvemens, eſt un obſtacle qui s'oppoſe à la criſe,

crise, & qui demande du temps pour être surmonté, de maniere que la célérité dans la curation, y feroit inutile, ou plutôt nuisible. L'Observation démontre la vérité de ce que nous venons de dire, tant à l'égard des maladies chroniques, que des aiguës.

T. CXXXVI. Tous les bains de nos eaux peuvent passer pour chauds; la chaleur des sources de Bagneres, qui sont au nombre de 31 ou 32, monte, suivant le thermoscope de Farenheit, depuis environ le 82e. jusqu'au 124e. degré; la chaleur des huit sources de Bareges monte depuis le 86e. degré, jusqu'au 115e.; celles des sept ou huit fontaines de Cauterès, depuis le 102e. degré, jusqu'au 120e.; celle des trois sources aux eaux Bonnes, depuis le 90e. jusqu'au 102e. degré : enfin la chaleur des trois sources des eaux Chaudes, est depuis le 92e. jusqu'au 114e. degré. Tout cela est pourtant sujet à varier un peu. L'on croit généralement que l'eau de tous ces bains relâche les solides de notre corps, & qu'elle se mêle à nos humeurs : mais il est besoin encore de beaucoup d'expériences & d'observations, pour connoître leurs vertus & leur maniere d'agir. Une personne plongée dans les bains de Bareges pendant environ une heure, ne change preſque pas, quant à ſon poids, & aſſez ſouvent elle peſe moins après le bain, qu'avant. Il s'agit de ſavoir ſi ces faits ſont vrais par rapport aux ſujets de tout âge, de tout ſexe & de tout tempérament, ſains & malades, par rapport à toute heure du jour, avant & après le repas, & par rapport aux eaux de Bagneres, & à toutes les autres. Ainſi, 1°. un corps plongé dans l'eau de nos bains, n'en reçoit, ni ne lui communique rien ordinairement; d'ailleurs on ne peut pas ſoutenir que le corps abſorbe préciſément toute l'eau qui ſe dépenſe dans le bain. 2°. Lorſqu'on eſt plus peſant après le bain, cela ne peut s'attribuer ſans doute, qu'à l'abſorbtion qui s'eſt faite des parties aqueuſes par les pores du corps. 3°. Quand le corps ſe trouve plus léger après le bain, il doit avoir perdu quelque choſe, & n'avoir rien reçu. Par conſéquent, l'opinion ſuivant laquelle on aſſure que l'eau du bain pénetre toujours les pores de la peau, & produit des changemens dans les organes & dans les humeurs, doit être miſe dans le rang des opinions hazardées, & qui ont beſoin d'un examen ultérieur.

T. CXXXVII. Les bains agiſſent d'une maniere particuliere ſur l'eſtomac & les inteſtins;

ſouvent ils les irritent, ainſi que les douches, au point de cauſer la défaillance : leur effet, aſſez ordinaire, c'eſt de procurer de l'appétit, & d'aider la digeſtion, mais ils la troublent, quand on en uſe pendant qu'elle ſe fait. 2°. J'ai vu les bains cauſer des crachemens de ſang, & hâter la mort de certains pulmoniques ; je les ai vus exciter les regles à contre-temps, & des hémorrhagies de la matrice, des fleurs blanches exceſſives, & même l'hydropiſie ; ils pouſſent fort ſouvent par les urines. 3°. Quelque chaud que ſoit le bain, nombre de perſonnes y ſont ſaiſies, au bout d'un certain temps, d'un friſſon auquel ſuccedent ſouvent la chaleur & la ſueur. Les bains agiſſent donc ſur les organes intérieurs ; par l'irritation & la compreſſion qu'ils leur cauſent, ils y déterminent le flux des mouvemens, leſquels ſe reportent enſuite vers la circonférence du corps : ils produiſent ainſi la fievre, & ſouvent une fievre très-vive, qui finit par la ſueur. Le bain fait par rapport au corps, ce que feroit une ligature ou un emplâtre qui le couvriroit entierement ; il preſſe & irrite la peau, & occaſionne dans le ſyſtême vaſculaire, un redoublement d'action d'où dérivent ſes effets. A l'égard du bain d'une partie, des douches, & des frictions, ſouvent ils enflamment la peau, comme la piqûre des orties, par l'irritation vive qu'ils y causent, & les humeurs qu'ils y attirent. Au reste, pour bien apprécier les propriétés des bains chauds, il faudroit d'abord connoître parfaitement la nature, la cause & les effets de la chaleur : or ces objets importans sont encore indécis chez les Maîtres de l'Art.

T. CXXXVIII. Il n'y a donc, quant à présent, touchant l'usage de nos eaux & de nos bains, d'autre guide certain que l'expérience. Les eaux prises en boisson, sont un bain intérieur, qu'il faut augmenter, diminuer ou suspendre, selon le génie & la marche de la maladie, & sa propension à la crise : on les boit ordinairement le matin, depuis une livre jusqu'à quatre. 2°. Il n'y a que les personnes expérimentées qui sachent par quelles eaux il faut commencer, si c'est par celles de Bagneres, qui sont plus irritantes, ou si l'on doit d'abord susciter la fievre par les eaux sulfureuses, & en régler ensuite & soutenir l'effort par celles de Bagneres. 3°. L'expérience nous a appris que nos eaux, bues au repas, n'entraînent aucun inconvénient. 4°. J'ai reconnu aussi qu'on pouvoit les boire froides ; mais j'ai douté si, quand on les faisoit chauffer, il falloit leur donner précisément le même degré de chaleur qu'elles ont à la source. 5°. M. Meighan est le premier qui ait mêlé le lait avec les eaux de Bareges : je l'ai depuis coupé avec les autres eaux, hormis les sources fortes de Bagneres. 6°. J'ai fait quelquefois préparer du petit-lait avec ces dernieres : pendant l'ébullition, la partie grasse du lait se coaguloit, & le serum restoit uni aux eaux : j'ai pensé que cette boisson, qui n'a rien de désagréable au goût, pourroit être fort utile dans bien des maladies, même aiguës. 7°. Ceux qui prennent les eaux, sont ordinairement amis de l'exercice; mais il est prouvé qu'on peut parfaitement digérer les eaux en gardant le repos. 8°. Il n'est pas facile de dire jusqu'à quel point l'air, les saisons, les affections de l'ame, peuvent contribuer à rendre nos eaux salutaires. Mais les préjugés superstitieux de nos Anciens, touchant le choix de certaines saisons de l'année, & la nécessité de faire précéder la saignée & la purgation, & bien d'autres prétentions de cette espece, enfantées par l'ignorance, commencent à s'évanouir, & il y a tout lieu de s'attendre à voir régner des connoissances plus certaines, sur nombre d'objets qui sont encore à éclaircir. Par exemple, 1°. on ignore pourquoi les mêmes maladies, ou qui paroiſſent être les mêmes, ſe guériſſent quelquefois par toutes nos eaux indiſtinctement. Cela viendroit-il d'une propriété qui leur eſt commune à toutes, ou du caractere des maladies, tellement benin, que tout remede, pour ainſi dire, pourroit les guérir ? Ce n'eſt pas ici le lieu d'entreprendre des diſcuſſions ſur ce ſujet. 2°. On ne connoît pas aſſez juſqu'à quel point on peut aſſocier l'uſage des bains avec celui de la boiſſon de nos eaux, ni quel eſt le degré d'utilité des bains dans les affections des viſceres, dans les ſuppurations, les tumeurs, &c. 3°. Il eſt conſtaté par une foule d'expériences, que les fievres intermittentes, les maladies aiguës, même les très-aiguës, peuvent être guéries par nos eaux; mais leur maniere d'agir dans ces cas, ainſi que la raiſon pour laquelle elles procurent quelquefois la fécondité, ſont inconnues. 4°. On ne connoit pas bien parfaitement encore (en 1754) la nature de nos eaux minérales: il y a long-temps que nous les regardons comme de l'eau très-pure mariée à différens ſels ou mixtes ſalins, réſultans de l'union de l'acide ſalin ou vitriolique à diverſes baſes. Enfin il reſte à découvrir les moyens de décider, en voyant une maladie, ſi elle eſt incurable, ſi elle peut vraiement être guérie par nos eaux, quelle espece mérite la préférence dans chaque cas, & quel est le méchanisme ou la raison de ces effets.

Il n'en est pas moins certain, qu'on peut avancer en thèse générale, que les eaux des Pyrénées sont d'un grand secours dans les maladies lentes & longues, & qu'elles operent quelquefois des guérisons inattendues, & qui étonnent les Connoisseurs. Il faudra, dans la suite, se livrer à plus de détail qu'il n'a été possible d'en mettre dans ce *premier volume*, qui devoit être une maniere de plan ou de *Prospectus* général. Nous essayerons l'examen de chaque maladie particuliere avec toute l'étendue nécessaire.

Ce plan général fut proposé à la Faculté de Paris, en 1754 (*a*).

(*Les eaux minérales ont, depuis cette époque, pris la plus grande faveur. Chaque source a reçu ses éloges. On a tant écrit sur cette matiere!* (Voy. la Préface, au commencement de ce volume). *L'art veut imiter & même surpasser la Nature. J'ai en main un Mémoire destiné à être mis sous les yeux du Ministere. L'Auteur propose*

(*a*) *Aquitaniæ minerales aquæ.*

une Manufacture générale de toutes les eaux minérales possibles. Il demande qu'on place cette Manufacture à la vallée de Montmorency, à une petite distance de Paris, pour la commodité des Habitans de cette Ville. Il étendroit sans doute son établissement dans toutes les autres. Je sais d'ailleurs que d'autres ont formé des projets à peu-près semblables. On s'en occupe. Nous en verrons éclore quelqu'un. Ce sera une affaire d'éclat pour la Chymie. Mais il y a lieu d'espérer qu'on diminuera les scrupules & les craintes de cette partie des Citoyens qui ne sont pas dans le cas de sentir toute l'importance de ces belles entreprises, ou qui ne se livrent pas sans réserve aux agitations & aux torrens de la mode. On prendra au moins des mesures suffisantes pour qu'il soit possible de distinguer les Bureaux d'eaux naturelles, d'avec ceux de l'eau artificielle. Ce n'est pas trop exiger ! Le temps aidera à juger & à évaluer les raisons du bien public, sur lesquelles se fondent les Auteurs de tant de projets magnifiques qui distinguent notre siecle. Des monumens éternels, des vues en grand, des entreprises sublimes, des établissemens plus éclatans les uns que les autres : toutes ces productions de nos génies vastes & supérieurs, illustrent les parties de notre Art qui paroiſſent les moins faites pour briller. Combien nous ſommes loin de la modeſte penurie de nos peres ! Cependant la VIe. Partie qu'on va lire, prouvera juſqu'à quel point la Chymie peut être fondée à penſer qu'elle connoît le corps humain, aſſez pour déterminer la nature des remedes qui lui conviennent. Peut-être trouvera-t-on qu'il faudroit que cet Art, qui ne doit pas ſe modéler ſur l'empiriſme, connût l'état naturel, avant de prétendre aller plus loin, avant de faire des projets d'agrandiſſement, des eſſais & des ſpéculations de commerce.)

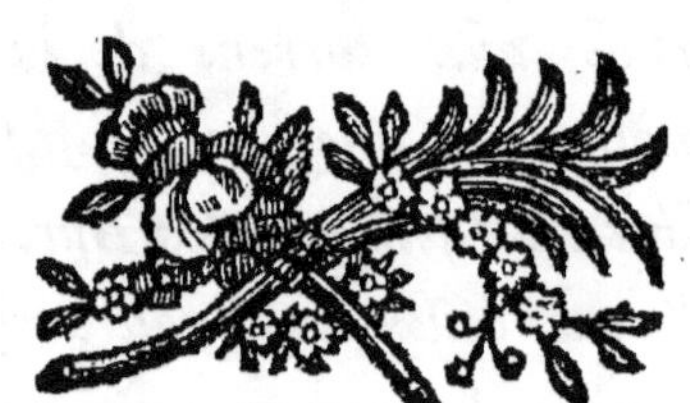

SIXIEME PARTIE.

La Chymie moderne de Paris. Talens & courage de Rouelle & de ses Auditeurs. Son embarras dans l'analyse animale. Décision de Stahl, de Venel. Ce que c'est que le sang aux yeux d'un Médecin. Les Chymistes & les Physiciens ont leur maniere particuliere de considérer cette liqueur. Les Médecins la contemplent toujours vivante, & faisant partie du tout animé. Le sang se répare par l'air, par l'eau de l'atmosphere, par les émanations de chaque organe, par les alimens prédisposés à la vie, par une grande quantité de petits corps vivans à leur maniere. L'Anatomie ni la Chymie ne peuvent saisir ces petits corps. Systême de Cos sur ces émanations séminales. La bile, la pituite, la mélancolie, le sang des Anciens. Chacune de ces humeurs venant à dominer, fait une cachexie particuliere. La cachexie bilieuse. La cachexie muqueuse, albumineuse, couënneuse. La cachexie laiteuse. La cachexie séminale. La partie sensible préside à ces cachexies. La cachexie sanguine ou hémorrhagique. La cachexie graisseuse. La cachexie séreuse ou aqueuse. La cachexie urineuse. Mauvaises analyses des alimens. Cachexie splenique. La fistule intestinale, son travail. Analyse du lait, peu utile. Cachexie stercorale, excrémentitielle. Le meconium, sa couleur, celle de la bile & du sang; sa partie colorante. La constipation. La liberté du ventre. Examen des excrémens peu connus des Chymistes. Analyse incomplette & inutile de la bile. Analyse chymique de l'urine, fort curieuse, & peu utile. L'air agissant sur le sang, agissant sur tous les corps, provenant de la respiration & de la décomposition des alimens. Ce qu'en pensoient les Médecins pneumatiques. Ils sont suivis & copiés par les Chymistes pneumatiques modernes. Jean Rey, (retrouvé & honoré par Bayen) Médecin du siecle & du Pays de Montagne, savoit ce que des Chymistes pneumatiques viennent de publier. Scission à craindre entre les Chymistes. On met la Chymie là où elle n'a que faire. Résumé sur les cachexies. Ce qu'elles indiquent sur la composition du sang. Miasmes des maladies contagieuses; les dartres, la maladie vénérienne, la goutte, la gale, les écrouelles, le scorbut, &c. faisant chacun leur cachexie. Leur existence, leur action dans le corps vivant, inconnues & impénétrables par la voie de la Chymie. La cachexie purulente. La cachexie gangreneuse. La communication des maladies d'un sujet à l'autre. Corpuscules séminaux, passant des peres aux enfans. Les médicamens. Les poisons. Mauvaise application de la Chymie aux maladies des humeurs. Concert & concours de l'action des solides, avec celle des liquides, dans la santé & les maladies.

I°. LE sort de la Médecine fut de marcher à côté de la Physique & de l'Anatomie, en se préservant de l'esprit de conquête, qui caractérise ces deux Arts, aussi hardis que brillans dans leurs principes décidés & avantageux. Je proposerai un jour les moyens que j'ai cru les plus propres à délivrer la Médecine de toute atteinte de la part des Anatomistes & des Physiciens. Voici d'autres ennemis puissans à combattre, d'autres écueils à éviter.

II°. La Chymie cherche, depuis qu'elle existe, à s'emparer de la Médecine. Ceux qui en conservoient le dépôt sacré, ne purent résister aux vives saillies de Paracelse. Il fallut plier devant cet impétueux Tyran. Le corps vivant devint une maniere de volcan, ſous la main de cet homme de feu. Les Anatomiſtes ont diſſéqué le corps juſqu'aux infiniment petites fibrilles ; & les Phyſiciens ont transformé l'homme en machine à leviers, à pompes, à reſſorts, à tuyaux, à preſſoirs. L'Ecole de Paracelſe en fit un composé d'alembics, de fermens, de ſels, d'efferveſcences, de vaiſſeaux diſtillatoires, de foyers d'exploſions.

III°. J'ai vu naître la Chymie réformée qui s'étend depuis quelques années en France. Elle ne ſemble garder que ſon premier nom ; elle paroît avoir renoncé à ſes monſtrueuſes prétentions ſur le monde entier. Elle vouloit d'abord créer des mixtes, & juſqu'à des êtres vivans : elle ſe contente aujourd'hui d'arriver à des principes connus & palpables : elle a pris une forme nouvelle entre les mains même de quelques-uns de mes amis dont j'honnore & reſpecte les lumieres. Combien de fois n'ai-je pas été tenté de m'attacher au char de cette Chymie ſage & expérimentale ! Mais Stahl qui l'édifia, ou qui la forma des matériaux ramaſſés par Becher, m'a toujours retenu : je n'ai pu perdre de vue cette aſſertion de Jouker, Diſciple de Stahl, & Médecin comme lui, qui ne s'étoit pas laiſſé violer par la

Chymie, en ce qui concerne la Médécine. *Chemiæ usus in Medicinâ ferè nullus.* La Chymie n'est bonne à presque rien en Médecine : ainsi s'exprime Jouker.

IV°. On ne peut refuser à M. François Rouelle, Apoticaire de Paris, d'avoir allumé le flambeau qui éclaire de nos jours les Chymistes François. Il suivit, il consulta, il devina peut-être les opinions de Becher, de Stahl, de Jouker, & autres; il réforma Boerhaave, & donna du corps aux travaux de Senac, qui avoit senti le prix de Becher & de Stahl. J'ai reçu des leçons de ce Professeur, homme de génie, qui servira à jamais de modele, & d'objet d'émulation à ceux de son état. Il a pris sa place devant nos Lemery, Geoffroy, & leurs Contemporains : je le suivois avec Messieurs Venel, Roux, d'Arcet, Bayen, Montaut, & le R. P. Philippe, Provincial de l'Ordre de la Charité : Mrs. Maquer & (je crois) Beaumé avoient passé avant nous : je tais beaucoup de noms respectables sortis de cette Ecole. Le tribut de reconnoissance & d'éloges que je lui paye, ne doit pas être suspect de ma part; il ne m'est pas arraché par tous les Savans qui en font l'ornement, & sans lesquels elle seroit tombée dans l'oubli. S'il faut le dire, j'y jouai de bonne heure une eſpece de petit rôle : aſſez d'honnêtes gens l'ont ſçu. Rouelle n'a ceſſé de crier & de faire répéter aux échos de ſon laboratoire, pendant pluſieurs années, cette ſaillie ſinguliere. *Ce Bordeu, Meſſieurs, eſt un pauvre Médecin : il a tué mon frere que voilà !* Grand merci à la mémoire de ce mort illuſtre, dont je ſerois fâché de remuer les cendres, autrement que pour les vénérer : mais il faut que je tire cette hiſtoriette au clair. M. Rouelle le cadet, qui eſt aujourd'hui Démonſtrateur pour la Chymie au Jardin Royal, & qui tient, à tous égards, la place de François, étoit plein de vie, de force & de ſanté, lorſque ſon aîné parloit ainſi de moi.

V°. Ils m'avoient fait l'un & l'autre l'honneur de me choiſir pour traiter le Cadet, dans une maladie grave : c'étoit la fievre catharrale, avec amas dans le poumon droit ; elle marcha les premiers jours, comme la fluxion de poitrine inflammatoire ; & pendant cette premiere époque, les ſaignées, & les autres remedes, que je crus néceſſaires, n'ébranlerent pas le noyau niché dans la poitrine. Il fallut s'attacher à ſuivre la marche forcée de la maladie, qu'il ne fut pas poſſible de détourner de la ſuppuration : des tentatives démeſurées auroient été très-nuiſibles : j'attendis,

& je laissai mûrir si heureusement la maladie, qu'elle se termina vers la fin du vingt-neuvieme jour, par le crachement d'une maniere de vomique, de bonne & franche maturité. Je crus alors le Malade sauvé, & je le dis, me trouvant obligé de le quitter ce jour-là. Ceux qui savent la Médecine, connoissent aussi la marche de ces sortes de maladies, leurs nuances, leur sureté, ou leur danger, d'après les symptômes combinés & comparés, comme l'usage éclairé l'apprend. Notre Malade me parut se trouver dans un des cas favorables: je crus sa maladie jugée en bien.

VI°. François Rouelle, dont les principes chymiques, agités, trembleurs, & pourtant hardis, ne s'accordoient point avec ma tranquille expectation, prétendoit qu'il falloit empêcher ce dépôt; il croyoit que cela se fait, comme qui arrête la fermentation, ou qui précipite un sel par un autre. Mon absence donna quelque faveur à la vivacité de ses propos. Je l'avoue de bonne foi, le Malade lui-même eut raison d'être surpris & piqué: j'eus grand tort de le quitter; mais je lui jurai, comme je le pensois, qu'il étoit guéri, qu'il entroit en convalescence. Les commentaires allerent leur train. François demeura persuadé que j'avois tué son frere, qui cependant

cependant guérit parfaitement, comme je l'avois prévu. C'est un honnête homme vigoureux & sain, dont la brillante santé ne s'est point démentie depuis sa maladie, (il y a près de vingt ans.) J'étois sûr de mon fait ; je marchois Hyppocrate à la main. Or en ce tems-là ses saints ouvrages étoient un peu moins lus qu'à présent, & sur-tout beaucoup moins entendus.

VII°. Mais quels étoient enfin les vrais motifs de François Rouelle, qui étoit trop grand, & trop raisonnable pour être méchant, & qui pourtant revenoit chaque année à cette avanture ? Mettant à part toutes les petites discussions qu'elle occasionna, (& qui devinrent un morceau friand pour la basse calomnie ;) oubliant aussi les torts réciproques que nous eumes les uns vis-à-vis des autres, tout se réduisit à un choc entre la Médecine active & chymique, d'une part, & la Médecine simple & naturelle, de l'autre. Voilà le point de la chose. Je crus que cette maladie étoit devenue du ressort de la Nature seule, que l'Art devoit se taire. On m'opposa toutes les fanfaronades de Van Helmont, & de ses singes : nos têtes s'échaufferent. Un Chymiste, un Médecin du dix-huitieme siecle, attendre quatorze jours, vingt-un jours, trente jours, & jusqu'à trois mois, en cas de besoin! Cette allure ne convenoit point. Le scandale étoit des plus crians.

VIII°. Pour comble de chance, Mrs. Rouelle habitoient une maison située auprès de l'Hôpital de la Charité, où j'allois souvent m'instruire, & où les saignées se faisoient par vingtaines, par trentaines, sur chaque Malade. Je suivois les effets de cette manœuvre : je l'ai expliquée en dénonçant le fameux moclique de cet Hôpital (*a*). J'ai dit comment les saignées se faisoient souvent sans l'ordonnance positive des Médecins. Frere Stanislas, dont j'ai parlé aussi, étoit un des principaux Commis de ce Bureau des saignées, si on peut ainsi parler. Il est aisé de comprendre que lui & ses Emissaires s'étoient introduits chez mon Malade, où ils prêchoient leur doctrine populaire. Qui sait s'ils ne venoient point plaider contre la réserve des Médecins, pour leurs Maîtres, pour leurs Associés? Ou qui peut douter qu'ils n'étalassent en effet toute leur marchandise? Rouelle étoit dès-lors un

(*a*) Voy. les Recherches sur la colique des Potiers; Journal de Médecine.

de ces Malades célebres qui sont si sujets à être assiégés & visés de loin. François se préoccupoit sans cesse contre moi, quoique j'eusse pris la précaution de soumettre mon opinion à ses amis Mrs. Antoine de Jussieu, Lalouette, & Grand-Clas, Médecins distingués; mais ce n'étoit pas des sages qui devoient, (suivant la petite brigue qui s'étoit formée,) avoir l'honneur de la cure.

IX°. L'aventure finit ainsi que je viens de le rapporter. Je la regarde comme une époque que n'oublieront point les Partisans de la Médecine naturelle. Combien elle fut déchirée en cette occasion! Mais on connoît les triomphes qui lui ont été décernés depuis: elle a contenu & dévoilé l'ignorance & la polypharmacie: elle a décelé l'envie & ses projets pervers; les sifflemens de ses serpens se feront moins entendre; leurs dents envenimées tombent en pourriture. La scène de la Médecine a changé, par les soins & les lumieres de plusieurs de nos sages Confreres, qui regardent avec pitié ces temps où quelques-uns de nos Anciens virent faire tant d'enfantillages, tant d'entreprises inconsidérées, pour ne rien dire de plus.

X°. Nous avions bien des moyens de nous instruire chez Rouelle! Je n'oublierai jamais qu'à travers un extérieur peu châtié & peu ordinaire, à travers ſes phraſes découſues, & que dictoit une pétulance rare & très-piquante, de grandes vérités ſortoient de ſa bouche, comme les éclairs percent la nue. C'étoit l'enthouſiaſme chymique le plus exquis, & que n'auroient point méconnu les Partiſans les plus échauffés de Paracelſe. Avec quelle netteté la nature des ſubſtances ou matieres végétales & minérales, étoient expoſées à nos yeux! Avec quelle préciſion les inſtrumens & les fourneaux obéiſſoient à des mains, ſans ceſſe égarées & tremblantes, lorſqu'il ne s'agiſſoit pas d'une opération! Nous le dîmes ſouvent, & j'en prends ici un acte authentique. M. Rouelle étoit pour la Chymie, ce que Jean-Louis Petit (que j'ai auſſi connu & étudié autrefois,) étoit pour la Chirurgie. L'un & l'autre devinrent les Maîtres de leur Art, ſans avoir eu beſoin de cette éducation relevée, ſi néceſſaire en certains cas, & ſi nuiſible ou ſi inutile en d'autres. L'un & l'autre avoient reçu de la Nature de ces talens particuliers qui ſe développent avec l'âge, & preſque ſans aucun ſecours extérieur. Je tiens que l'étude, la ſcience du cabinet, & le commerce des bibliotheques, auroient bouleverſé ces têtes, & étouffé le génie qui y croiſſoit, ſans culture & par les ſeules forces de la Nature;

ce génie qui n'aime pas la contrainte, & qui s'échauffe de ſon propre feu. Aſtruc qui fut mille fois plus lettré qu'eux d'eux, ne ſeroit jamais parvenu au point de pratiquer comme il faut la moindre opération de Chirurgie & de Pharmacie. Rouelle étoit même devenu ſi ſupérieur, qu'en dernier lieu ſa tête ne prenoit plus aux choſes de détail dans ſa boutique. Il mourut en conſomption, attaqué de mouvemens convulſifs & preſque continuels, de tous les membres; maladie préciſément pareille à celle dont j'ai traité & vu finir le Keiſer, eſpece de Chymiſte bâtard & Charlatan, manieur du feu & du mercure à ſa façon. J'ai lieu de croire que ce dernier avoit uſé de ſon mercure en maniere de remede univerſel & préſervatif des infirmités de l'âge. J'ignore ſi Rouelle donna dans cette chimere; mais je ſais que le pas eſt fort gliſſant pour les Chymiſtes enthouſiaſtes, & qu'il y en a qui gardent un penchant caché pour la panacée univerſelle, la pierre philoſophale, le grand œuvre.

XI°. J'ai oui dire qu'on pourroit publier un jour les leçons de François Rouelle. Je les ai comparées avec les ouvrages de Jonker, ſur leſquels elles me paroiſſoient calquées. Je ne crois pas qu'il y ait un Editeur assez véridique & assez patient pour les publier telles qu'il nous les débitoit. L'échantillon qu'on en a mis dans un ouvrage de Chymie fort connu, est d'après nature. Cela n'empêche point que M. Rouelle ne fut un homme distingué, un Chymiste du premier ordre, & même qu'il ne faille en parler avec vénération & respect, & sur-tout lorsqu'on est du même ordre que lui, & qu'on court la carriere qu'il a ouverte. L'analyse animale fut son écueil, comme celui de bien d'autres. Nous le priâmes souvent d'appliquer & de suivre ses principes, dans le développement des corps organiques, des animaux vivans, sur-tout de l'homme, objet principalement nécessaire à la Médecine. Il n'y étoit plus : il faut en convenir. Là finissoit son savoir faire. On pouvoit lui appliquer ce qu'un Saint de la primitive Eglise dit à des Fanatiques trop curieux, & qui se fioient uniquement à leurs forces : *huc usque venisse sufficiat* (a). La Médecine pouvoit parler ainsi à la Chymie, Rouelle n'étoit pas en état de l'empêcher.

XII°. Venel parut, & présenta la Chymie par

(a) *Vid. Beat. Hieronimi Epist. in vita S. Hilarionis.*

ſes plus beaux côtés. Il donna des bornes à la Phyſique ; il pénétra juſqu'aux recoins les plus cachés des mixtes ; il ne dit preſque rien des corps organiſés & vivans ; il prononça, en parlant de l'application de la Chymie à la Médecine, » que la Chymie médicinale, devenue phyſiolo- » gique & pathologique, remplit bientôt d'hy- » pothèſes monſtrueuſes, la théorie de la Mé- » decine .... & que les Médecins théoriciens » traitoient la Chymie avec cette licence de rai- » ſonnement, cette exondance d'explications » qu'on leur a tant reprochées, & à ſi juſte titre ; » qu'entre leurs mains la théorie chymique fut » bientôt auſſi gratuite que celle de la Médecine... Il obſerve au ſujet de Van Helmont, » qu'il a » jetté les fondemens de cette doctrine, qui eſt » ſur le point de prévaloir aujourd'hui, & qui » ne reconnoît pour agens matériels dans l'éco- » nomie animale, que des organes eſſentiellement » mobiles & ſenſibles, au lieu de pures ma- » chines mues par un principe étranger, des » humeurs, des eſprits.... Enfin Venel avoue, quoiqu'à regret, » que les connoiſſances fournies » par la Chymie à la Médecine rationelle .... » ſont bien moins étendues, & ſur-tout bien

» moins utiles à la Médecine-pratique, que ne l'a » prétendu Boerhaave (*a*).

XIII°. Le peu de cas que Stahl & Jonker faisoient de son application à la Médecine ; l'impuissance de Rouelle qui se trouvoit arrêté dans l'explication des phénomenes de la vie ; enfin les décisions de Venel firent ma loi. Je renonçai à la Chymie des corps morts, & je m'attachai à celle des corps vivans. Or quoique l'histoire de la préparation des alimens dans l'estomac tienne, à quelques égards, aux révolutions spontanées qu'essuie la pâte alimentaire livrée aux expériences chymiques, une seule réflexion paroît suffisante pour renverser les prétentions de la Chymie sur la digestion (qui est la fonction animale la plus près du domaine de la Chymie). Je faisois cette réflexion il y a plus de trente ans, en demandant pourquoi des animaux d'espece différente, nourris des mêmes alimens, produisent des résultats de la digestion, des excrémens si éloignés les uns des autres, lorsque la digestion s'est bien complettée : *Cur animalia diversa quæ iisdem utuntur alimentis tam varias*

(*a*) Voy. le mot *Chymie*, Encyclop.

emittunt feces (*a*) ? Des alimens auroient beau être triturés, pilés, échauffés, fermentés, exposés à toutes les causes approchantes de la digestion qui se fait dans un chien & dans un homme, on n'obtiendroit jamais des excrémens, un chyle, un sang, des chairs, des os, des poils, un lait, une urine semblables à ces liqueurs & à ces parties, telles qu'elles se trouvent dans l'homme & dans le chien. Chacune de ces especes a sa maniere d'être particuliere, qui la met à sa place dans le nombre des êtres sensibles. Or ce caractere particulier, qui fait l'essence de l'individu, est principalemnnt l'objet de la Médecine, qui considere le corps vivant, & occupé à ses fonctions. Voilà, si l'on veut, les *gas*, les *gurs*, les *esprits*, dont les anciens Chymistes avoient connu l'existence, d'après les Médecins & les Philosophes de l'antiquité, & auxquels les Chymistes modernes seront obligés de revenir. Voilà sur quoi porte véritablement l'essence de l'animalité, & ce qui (avec l'influence de l'ame spirituelle) donne à toutes les parties nerveuses & vivantes un surcroît d'activité, par laquelle elles sont séparées des autres classes d'êtres connus dans la Nature.

(*a*) *Chilific. Histor. Monspel.* 1742.

XIV°. Que l'examen chymique du lait, du ſang, de l'urine, & des autres parties & liqueurs animales, puiſſe conduire les Artiſtes à un grand nombre de découvertes, je me donnerois bien garde de le nier: & qu'ils ſoient dans le cas d'expliquer, par leurs ingénieuſes manœuvres, bien des vérités ſuſceptibles même de démonſtration, & qui puiſſent faire le fond d'excellentes diſſertations phyſiques & académiques; le fait eſt établi par mille épreuves. Mais que cette analyſe des humeurs mortes & ſoumiſes à des changemens, dont la vie animale les met à l'abri, plutôt que de les y expoſer, puiſſe donner la clef des phénomenes de la vie animale & ſenſible, & fournir les meilleures indications pour arriver à la réſolution des divers problêmes poſſibles à propoſer, ſur l'animalité; c'eſt ce que je crois impoſſible: c'eſt au moins ce à quoi les Chymiſtes ne ſont pas parvenus juſqu'ici. Je vais, en attendant leurs nouvelles tentatives, propoſer ſur la contexture & la compoſition des humeurs animales, quelques apperçues qui peuvent ſervir dans la pratique de la Médecine, & qu'on ne pourra point prendre (comme la plupart des expériences chymiques) pour des amuſemens phyſiques, & des notions vagues qui ne ſervent point à la résolution des énigmes du corps vivant : énigmes cependant journellement nécessaires à résoudre par les Médecins, sur le corps vivant, actuellement sain, pour le conserver, & actuellement malade, pour arriver par la voie la plus sure & la plus sage, à la guérison, lorsqu'elle est possible.

XV°. Le sang n'est aux yeux d'un Médecin, qu'une masse de chair fondue ou coulante, une sorte de gelée, un amas de suc nourricier semblable, à bien des égards, à la partie d'un œuf qu'on appelle le blanc, mais qui au lieu d'être contenue, ainsi que cette portion de l'œuf, dans des cellules qui se communiquent les unes aux autres, l'est dans des vaisseaux, & leurs dernieres ramifications, & dans le tissu spongieux des parties. Cette chair coulante s'étend de ces ramifications, jusqu'aux gros couloirs où elle forme un torrent auquel toutes les portions de chair vivante & mobile, se concentrent & viennent aboutir ; d'où enfin elles repartent pour aller retrouver le tissu des parties solides, se recoller à elles & à leurs interstices, refaire un même corps avec elles. Expliquons cette these.

XVI°. Les parties solides du corps tiennent les unes aux autres par une sorte de cole ou de glue, qui ſe liquéfiant par degrés, dans les interſtices & les cavités des fibres & des membranes, dégénere enfin en liqueur, en ce que nous appellons lymphe. Cette liqueur *plaſtique*, a un penchant ſingulier à ſe figer, à s'épaiſſir, lorſqu'elle n'eſt point agitée continuellement par les forces de la vie. Elle conſerve ſa fluidité, lorſqu'elle ſe trouve livrée aux ſecouſſes, aux tremblemens, à la motilation indélébile des ſolides vivans & animés. Elle pénetre les vaiſſeaux, & va former des colomnes conſidérables de matiere gélatineuſe dans les gros couloirs. Telle eſt la fabrique & la conſtruction du tiſſu muqueux ou cellulaire : membraneux en certains endroits, enſuite muqueux, baveux, coulant, fondu. Il y a donc une union intime entre toutes les colomnes de liqueurs flottantes dans les vaiſſeaux, & l'origine de ces colomnes, qui n'eſt qu'un ſuintement à travers le tiſſu ſpongieux, moitié ſolide, & moitié liquide : ſemblable à ces toiles formées ſur de la bouillie ordinaire, & faiſant corps par leur face intérieure, avec la maſſe liquide qu'elles recouvrent. Ainſi le ſang fait corps avec les ſolides : ainſi il communique de proche en proche juſqu'à l'eſtomac & les inteſtins où ſont les racines deſtinées à porter dans la maſſe une liqueur propre à aller s'incorporer avec tout le système des liquides & des solides. Ainsi le sang tient lui-même aux solides dont il n'est que l'écoulement, ou une portion, laquelle n'est pas carnifiée ou organisée, (si on n'aimoit mieux dire que les solides eux-mêmes ne sont que du sang formé en tissu, & qui a perdu sa liquidité). Enfin le sang participe de plus près ou de plus loin à la vie des solides, à la chaleur qui les agite, à leur sensibilité qui les anime. A ce compte tout le corps n'est qu'une masse de bouillie charnue ou animale, concrete, épaissie, tissue dans quelques endroits, liquide & fondue dans d'autres. Cette masse est comparable à une éponge imbibée de liqueur, & tissue de parties à peine contiguës, séparées par des fluides intermédiaires, sans cesse agitées, brûlant toutes du feu qui ne s'éteint point pendant la vie, toutes subordonnées & participantes à la sensibilité animale, dont elles sont aussi les instrumens nécessaires. Voilà à quoi se réduit la plus grande portion du corps animal. Ce que les Anatomistes en démontrent ordinairement, n'en est, pour ainsi dire, que la charpente, la carcasse, ou le squelette. Les Médecins vont plus loin : ils suivent la vie jusqu'à ses derniers réduits, jusqu'à la *monade* ou l'atome vivant, uni à l'ame ſpirituelle, niché dans le corps ſpongieux, baveux ou liquide, & ſiégeant ſpécialement & éminemment ſur le genre nerveux, qui n'eſt lui-même qu'une ſorte de colle ſingulierement filée & organiſée.

XVII°. Les Chymiſtes vous diront que toutes ces parties, ces toiles, ces couches, ces liqueurs ſe réduiſent, par l'analyſe, en terre & en eau, en air & en phlogiſtique, & qu'on y trouve auſſi quelques ſubſtances ſalines. C'eſt la fin, le *nec plus ultra* de leurs opérations ; & nous n'avons que faire de cela en Médecine, par la raiſon que toutes leurs démonſtrations ſuppoſent le corps inanimé, décompoſé, détruit, & encore plus loin de l'état de pure nature, qu'il ne l'eſt aux yeux des Anatomiſtes, qui au moins vous démontrent de gros objets ſenſibles & frappans. Les Chymiſtes trouveront auſſi dans le ſang du phlogiſtique, du fer, de l'air, du ſavon : ils diſputeront ſur la nature & les principes des ſels qu'il contient, ſur l'alkali, ou l'acide qu'il contient ou ne contient point : les uns y voudront de l'huile, & d'autres n'en voudront pas. Peu nous importe. Ils auront, avant d'arriver au plus léger, au plus indifférent de leurs principes, détruit l'animalité, dérangé la contexture organique, décomposé entierement la symmétrie animale, éteint la vie, la chaleur naturelle, détruit l'équilibre de la mixture des humeurs & des solides: ils ne nous offriront enfin que les débris de toutes les parties qu'ils auront travaillées. S'ils parviennent à redonner un air de vie à quelque partie qui l'aura perdue, il en sera comme du rajeunissement d'une vieille pomme dans la machine du vuide: c'est le plus qu'on puisse leur passer. Ils brilleront dans l'invention des remedes; mais lorsqu'il s'y agira de leur application, ils seront d'autant plus modérés, qu'ils seront plus sages & mieux instruits de l'énorme distance qui sépare leurs opérations d'avec celles de la vie animale. On les trouvera au contraire d'autant plus osés, qu'ils seront plus éblouis de leurs principes.

XVIII°. Les Physiciens trouveront dans le sang, de la sérosité, des parties fibreuses: les uns voudront, comme dans le lait, y noter les parties grasses, bitureuses, caséeuses & aqueuses. Cette comparaison du lait avec le sang, sera d'autant plus remarquable, qu'elle se trouve dans les Œuvres d'Hyppocrate. Les autres ne voudront point de corps graisseux ou butireux dans le sang. Ceux-ci le voudront composé de globules dont ils compteront le nombre, sans qu'on ait à leur chercher chicane sur leurs calculs très-arbitraires. Ils porteront même les choses jusqu'au point de voir ou d'imaginer des globules éclatés & mis en pieces, comme cela arrive à des globules de verre ; & les gens censés ne feront pas grand cas de ces enfantillages. D'autres verront le sang trop épais, trop liquide, doux, aigre. Les uns prétendront qu'il s'échauffe par *l'attritus*, entre les globules & les solides ; & les autres n'en croiront rien. Ils calculeront la quantité de sang que peut contenir chaque individu ; & ils ne la fixeront pas mieux, qu'ils ne fixerent la force du cœur & celle de l'estomac, sur lesquelles on a écrit tant de niaiseries. Ils essayeront de trouver le poids spécifique de chaque partie du sang, de chaque humeur qui en sort, & ils s'amuseront sur tous ces objets, sans rien déterminer. Ils parleront d'hydraulique, & on leur dira : laissez-là vos vaisseaux morts & insensibles à l'aiguillon de la vie, méconnu par les Physiciens & par les Anatomistes, non moins que par les Chymistes ordinaires.

XIX°. Nous marcherons un peu autrement avec les Médecins, pour pénétrer dans la composition de la chair fondue ou liquide, qui roule

dans

dans les vaisseaux des animaux ; & nous suivrons une route bien simple & bien naturelle. Nous examinerons les corps qui vont entrer dans la masse du sang pour la renouveller, ou pour en entretenir la durée & l'usage, de même que les corps qui sortent de la masse animale, pour la purifier. Nous tâcherons de saisir ces corps nourriciers & excrémentitiels, au moment le plus approchant qu'il soit possible de leur union avec la masse, & pendant qu'ils tiennent encore à l'animalité. Nous demeurerons attentivement fixés à l'histoire & aux modifications de l'état sain, & à celles de l'état de maladie ; ayant toujours sous les yeux l'individu vivant, l'animal entier, tel que se comporte, par exemple, l'œuf que la poule couve actuellement. Enfin nous avons à étudier l'homme & ses parties actuellement vivantes & occupées à leurs fonctions. Quant aux matieres que le corps vivant absorbe pour en faire son propre, nous ne serons pas démentis, en assurant que l'air travaillé dans le poumon, est un de ces matériaux, soit qu'il entre lui-même dans le sang, soit qu'il lui envoye quelque substance ignée, éthérée, connue des Anciens sous le nom d'esprits vitaux. Il n'est point d'animal qui n'imite Promethée, en volant

& attirant à lui le feu céleste répandu dans l'atmosphere. Le sang se vivifie de cette maniere ; il vit d'air : le feu qui l'anime a besoin de cette *ventilation*, de ce renouvellement, comme celui de nos foyers. Comment cet air (composé ou élémentaire) agit-il dans le sang ? Comment le fait-il brûler du feu vital modéré au degré qu'exige la Nature ? On le saura lorsqu'on aura déterminé la maniere dont la chaleur vivifie sous la poule, l'œuf fécondé, tandis qu'elle pourrit ceux qui ne le sont point. On le saura lorsqu'on aura déterminé la maniere dont l'aiman rend le fer participant d'une de ses principales vertus : c'est ainsi, dis-je, que le feu aërien se combine avec les parties & les liqueurs animales ; c'est ainsi qu'il leur communique le degré de chaleur propre à la conservation de la vie, & qu'il produit sur le mort des phénomenes bien différens. D'après ces principes, un Médecin a rempli sa tâche, lorsqu'il fait voir & décider lequel de plusieurs airs donnés, est le plus favorable à un individu à conserver. Mais il ne peut s'empêcher de considérer, dans cette sorte d'attraction, par laquelle la vie est pompée de l'atmosphere, combien cette fonction tient, du côté de l'animal qui respire, à un fond de sensibilité attentive,

& induſtrieuſe des organes : elle eſt même tellement dirigée, que s'il n'y a pas un accord, (qui ſans doute ſe prédiſpoſe de loin) entre l'air qui entre & les tuyaux qui le reçoivent, la reſpiration ſe dérange & exprime, par les accidens qui ſurviennent, le beſoin où eſt l'animal de trouver un air qu'il goûte davantage. Ainſi cette entrée de l'air qui paroît ſimple & méchanique, ne l'eſt point entierement : elle eſt auſſi le réſultat & l'accord d'action entre les parties vitales, & celles de l'air qui ſe trouvent les mieux préparées pour venir faire corps avec cette vitalité. C'eſt une ſorte de ſécrétion vitale, qui foncierement ſuppoſe le goût particulier des organes, pour un principe deſtiné à faire corps avec l'animal qui le reſpire.

XX°. On conviendra auſſi ſans peine, que les couches de l'atmoſphere les plus près du corps des animaux, & les plus impregnées de leur tranſpiration, ſont une maniere de laboratoire où l'eau ſe prépare à pénétrer le tiſſu de la peau : deſorte qu'il y a toute apparence que les animaux ſe nourriſſent en partie par la peau, ainſi que les plantes par leurs feuilles. Tout corps animal eſt continuellement pénétré par une fumée aqueuſe & qui tient quelque choſe de l'animalité, dès ſon entrée dans la maſſe ; elle s'inſinue juſqu'aux réduits des parties les plus ſolides ; elle les tient ſans ceſſe ſéparées les unes des autres. Nous l'avons déja dit (n. 16.) le corps vivant n'eſt qu'un édifice ſpongieux, nageant dans la ſéroſité de partout & en tout ſens, entretenu dans l'ordre de liquidité néceſſaire par le degré de chaleur convenable : partout il s'agite, partout il eſt humecté. Un certain degré de changement dans l'atmoſphere le mettroit dans l'inaction ; la chaleur trop forte le détruiroit, en faiſant éclater ſes reſſorts, ou le réduiroit en putrilage, après avoir chaſſé la vie ; le froid qu'il ne pourra pas vaincre par ſa chaleur centrale, d'accord avec celle de l'air reſpiré, le glacera en tout ſens. Toujours chaud & liquide à ſon point ; toujours agiſſant par ſes propres forces, ſoutenu par le feu, l'air & l'eau qui l'environnent, il bouillonne continuellement dans un bain de vapeur, dont il entretient en partie la chaleur. Par conſéquent le ſang ſe mouille ſans ceſſe, & ſans ceſſe il eſt liquéfié & échauffé du dehors au-dedans, & réciproquement. Si cette maniere d'être étoit ſuſpendue pendant quelque temps, la ſenſibilité & la mobilité des parties, la vie & l'action du ſang s'évanouiroient comme la fumée. Prenez garde que cette pénétrabilité du corps animal, au moyen de laquelle il est sans cesse rempli ou traversé par des torrens de chaleur & d'eau, jusqu'à ses parties les plus intimes, est différente de la même propriété à laquelle vous diriez que sont sujets tous les corps de la Nature, les moins animés. Dans ces derniers, tout est passif: dans les corps organiques au contraire, & sur-tout dans ceux qui sont doués de sensibilité, l'entrée de l'eau, de l'air & du feu dans leur tissu, sont, en quelque maniere, subordonnés à cette sensibilité. On peut assurer sans métaphore, que les papilles nerveuses de la peau & de tout le corps, vont au-devant de l'eau & de la chaleur dont elles ont besoin, tout comme on sait que les papilles de la langue s'élancent vers les corps sapides qui leur sont présentés. La sensibilité a quelques droits dans toute action, dans toute fonction animale, celles même qui, au premier coup d'œil, semblent les plus passives, telles que la pénétrabilité.

XXI°. Les alimens proprement dits, ont déja tâté de la vie. Ce sont des débris ou des matériaux désunis du tout vivant qu'ils composoient: ils contiennent plus ou moins de cette partie nutritive (vrai élément des corps organisés) répandue dans la Nature entiere, qui compose & vivifie les végétaux, qui fait la base ou le fond de l'animalité. C'est à elle que l'esprit vital aime à se joindre, & elle mérite seule d'être animée, & de devenir le sujet de la sensibilité & de la mobilité, que l'ame immortelle honore & éclaire dans l'homme. Mais quelle que soit la disposition des alimens à pouvoir se changer en notre substance, voyez la quantité de salive qui les arrose pendant la mastication : elle leur applique le caractere de l'animal qu'ils vont nourrir ; elle les dispose, si on peut ainsi parler, à une plus forte dose d'animalité, qu'ils vont recevoir dans l'estomac. Là, comme dans un foyer d'incubation, se rassemblent toutes les forces digestives, toutes celles qui peuvent extraire & choisir les parties nutritives, & les rendre plus susceptibles de toutes les qualités animales & propres à l'individu dont elles vont faire partie : elles arrivent enfin dans le sang après bien des travaux, bien des détours, après avoir été mûries & incorporées à des humeurs qui font partie du tout. Tant la Nature craint ce qui est étranger, lorsqu'elle peut le distinguer, & qu'elle aime ce qui sympathise avec elle, lorsqu'elle peut le saisir ! Il ne faut pas s'y tromper ; la digestion se réduit à une vraie extraction, à un véritable choix, & à une distinction très-réelle du bon & du mauvais; & sans doute la sensibilité préside à cette fonction. Cette fonction, lorsqu'elle est bien franche, bien vivante, a une marche marquée & subordonnée aux appétits naturels; cette marche, il ne faut pas l'attendre d'une digestion forcée, purement chymique, telle qu'elle est enfin dans tant d'occasions où les alimens trop livrés à leurs changemens spontanées, dérangent plus ou moins la fonction digestive. Ce n'est que par les épreuves sur les corps vivans, que les Chymistes peuvent distinguer les poisons, des alimens; leurs expériences ne leur apprennent rien sur cet objet, qui est le point capital de la digestion. Enfin le suc nourricier arrive dans le sang, & va vivre avec lui, en se dépurant sans cesse, & passant sans cesse à de nouvelles modifications que leur font subir les parties sensibles soigneusement occupées à se défaire de tout ce qui est inutile, & qui ne peut être admis à moins de quelque surprise faite à la Nature. On peut donc mettre en fait qu'une masse de mauvais alimens peut fermenter & se travailler chymiquement dans l'estomac, sans qu'il en résulte autre chose que du désordre dans la digestion, ce qui assimile cette fonction à celle de l'incubation, dans laquelle un œuf non fécondé se pourrit & se gâte : ainsi un aliment non susceptible de la vie de l'individu se corrompt. Je demande si les Chymistes peuvent arriver au point de distinguer, par leurs analyses, la matiere qui va se mal digérer d'avec celle qui va faire une bonne & louable digestion.

XXII°. Comparons la masse & le poids des alimens qu'un homme avale, avec la petite doze de sucs extraits de ces alimens qui vont remplacer les pertes que fait le sang. On voit une énorme quantité d'eau, dans laquelle nage le vrai suc nourricier : on diroit que nous vivons d'eau : on diroit que la masse des alimens dont nous usons dans les vingt-quatre heures, n'est point nécessaire à la subsistance du corps. Il faut en convenir ; nous ne sommes qu'un amas d'eau, une espece de brouillard épais renfermé dans quelques vessies. Mais la masse d'alimens ne sert point seulement à fournir les parties nourricieres, elle agit par son poids, & en maniere de lest ; elle pese sur les parties organiques ; elle remonte les forces épigastriques : le goût & l'attention de l'estomac & de ses appartenances se réveillent par ce poids, non moins que par la sensation qu'occasionnent les parties sapides : il faut sur-tout noter dans cette élaboration, la grande quantité de parties volatiles, ſpiritueuſes, alimentaires, qui traverſent le corps, comme les odeurs percent l'atmoſphere. Aſſurément les analyſes chymiques, non plus que les inſtrumens des Anatomiſtes, ne peuvent rien ſur cette nuée de petits corps qui concourent pourtant à la nourriture, qui entrent dans la compoſition de la maſſe du ſang, qui pénetrent & vivifient le corps, ainſi que l'air qui entre par les poumons, ainſi que l'eau qui pénetre le tiſſu de la peau, qui enfin font le fondement de cette vapeur chaude & moëlleuſe dans laquelle tous les organes nagent. Il faut apprendre des Médecins quels changemens heureux & notables ces petits corps avalés operent, quelle refocillation générale ils procurent; combien une bonne digeſtion tient à leurs effets; combien au contraire elle eſt difficile, lorſque les organes ſenſibles ne ſont plus ſuſceptibles d'être excités, réveillés, & abreuvés par les particules ſapides qui leur plaiſent ordinairement; il faut ſavoir quels déſordres arrivent, lorſque ces mêmes organes, flétris & énervés, ont perdu l'énergie & l'eſpece d'orgaſme, au moyen deſquels les humeurs elles-mêmes ſont animées, comme on a éprouvé que la ſalive des animaux eſt animée par la colere. La chymie ni la méchanique n'atteignent pas à l'explication de ces assauts, de ces accès, & si je puis le dire, de ces poussées du sentiment. C'est pourtant d'elles que dépend le complément de toute digestion.

XXIII°. Portons à présent nos vues sur d'autres nuées d'émanations qui composent & animent le sang, & qui le rendent encore plus rébelle & plus résistible à d'autres voies d'examen que celle de la Médecine. Il faut se rappeller que chaque partie organique du corps vivant a sa maniere d'être, d'agir, de sentir & de se mouvoir: chacune a son goût, sa structure, sa forme intérieure & extérieure, son odeur, son poids & sa maniere de croître, de s'étendre & de se retourner, toute particuliere: chacune concourt à sa maniere & pour son contingent, à l'ensemble de toutes les fonctions, ou à la vie générale: chacune enfin a sa vie & ses fonctions distinctes de toutes les autres. Je ne sais si le fonds d'une même nourriture, d'une matiere premiere & comme élémentaire de nourriture, peut suffire au développement & à la conservation de tant de parties différentes: je croirois que les alimens sont fournis de corpuscules destinés par leur nature à aller par un choix spécial, nourrir, faire durer

& ſubſiſter tel ou tel organe. Cette ſorte d'omeomerie d'Anaxagore, renouvellée de nos jours par un célebre Naturaliſte, paroît avoir des fondemens aſſez ſolides pour être priſe pour un principe général de la réparation & de la formation des êtres vivans organiſés. Ce que je crois certainement, c'eſt que chaque organe tenant ſon coin, comme je viens de le dire, & vivant de ſa propre vie (pompée & renouvellée dans la maſſe, comme tout animal pompe & renouvelle ſa vie dans l'air,) chaque organe auſſi ne manque pas de répandre autour de lui, dans ſon atmoſphere, dans ſon département, des exhalaiſons, une odeur, des émanations qui ont pris ſon ton, & ſes allures, qui ſont enfin de vraies parties de lui-même.

XXIV°. Je ne regarde pas ces émiſſions comme inutiles & de pure néceſſité phyſique; je les crois utiles & néceſſaires à l'exiſtence de tout l'individu. La ſemence donne, comme on le ſait, un ton mâle & ferme à toutes les parties, dès qu'elle eſt dans le cas d'être repompée & d'être renvoyée dans la maſſe des humeurs & des ſolides, par le travail de ſes organes naturels : elle met un nouveau ſceau à l'animalité de l'individu, en partie ſoumis à l'action de cette liqueur créatrice. La comparaiſon entre les parties de la génération, & l'organe qui ſemble le moins néceſſaire & le moins noble, eſt aiſée à faire. Voyez comment le foie teint de ſa bile tout ce qui l'environne ; prenez garde à l'odeur urineuſe qu'exhalent les environs des reins : allez dans une boucherie éprouver comment chaque partie du corps donne à celles de ſon voiſinage un air de reſſemblance & d'analogie avec elle-même : cela paroît ſur-tout dans les viſceres. Mais examinez le ſang qui revient de chaque région principale, celui de la tête, de la poitrine, & du bas-ventre : il eſt évident que chacun d'eux a des qualités particulieres, qu'il a acquis dans le tiſſu des parties d'où il revient. Je prends enfin comme un fait médicinalement démontré, cette aſſertion ſur les émanations continuelles que chaque organe envoie dans le ſang ; & s'il étoit poſſible de tirer quelque parti des découvertes des Anatomiſtes ſur l'exiſtence des veines lymphatiques, je dirois que cette liqueur gélatineuſe a des vaiſſeaux particuliers pour être plus ſurement rapportée dans la maſſe du ſang avec les qualités individuelles qu'elle a pris dans le tiſſu intérieur de chaque organe, pour imprimer au chyle dans le canal thorachique, les propriétés & ſignatures propres aux parties dont il eſt compoſé. Quelqu'un a trouvé des veines lymphatiques dans les teſticules, & il les a deſtinées au retour de la ſemence dans le ſang : on n'avoit pas beſoin de ſavoir l'exiſtence de ces veines, pour ſavoir le fait de l'abſorbement. Ce qui ſoit dit en paſſant, de peur que quelqu'autre Anatomiſte ne vienne nous dire que ces veines n'exiſtent point dans les teſticules. Il faut toujours être en garde ſur ces petites aſſertions anatomiques, qui ne font rien au fait & à l'abſorbement des émanations de chaque organe, qu'on pourroit, en cas de beſoin, permettre tout à travers du tiſſu des chairs, comme la teinture de la bile aux environs de la véſicule du fiel.

XXV°. L'Ecole d'Hyppocrate ne connoiſſoit pas l'exiſtence des vaiſſeaux lymphatiques, & elle ſe paſſoit fort bien de cette connoiſſance qui a fait parmi nous, plus de bruit qu'elle ne mérite, & qu'en cas de beſoin, on trouveroit dans les ouvrages des Galeniſtes. Mais l'Ecole de Cos n'étoit pas embarraſſée ſur le fait & les voies des émanations ; elle prenoit tout franchement la ſemence pour le réſidu ou l'extrait de la nutrition, ou pour des exhalaiſons réfléchies par toutes les parties, pour le regorgement de leur richesse superflue, pour une copie ou empreinte de leur forme intérieure & extérieure. Cette idée de nos Maîtres, qui étoient toujours si près de la Nature, est bien remarquable : elle sert d'appui à ce que je viens d'exposer, sur les émanations individuelles de chaque organe. J'en conclus que le sang roule toujours dans son sein des extraits de toutes les parties organiques, qu'encore une fois on ne me fera jamais regarder comme inutiles pour l'accord de la vie du tout, & qui ont des qualités & des propriétés particulieres auxquelles n'atteignent point les expériences des Chymistes. Je dirai, à proportion que l'occasion se présentera, comment les Médecins s'essayent à suivre ces corpuscules dans le sang, & à calculer les effets qu'ils y produisent. Concluons que chaque organe du corps a, par ses émanations résultantes de son activité vitale, quelque rapport avec les fleurs qui répandent dans l'air une émanation séminale & vivante qui donne une idée de la semence des animaux, & de toutes les autres exhalaisons à quoi leurs parties sont sujettes.

XXVI°. Un autre fait entrevu aussi à Cos, mérite que nous nous y arrêtions. On y prétendoit que chaque partie se purge & se nétoye par les mouvemens de la vie, qu'elle ne sait point se nourrir & choisir son aliment particulier dans la masse des humeurs, sans que le travail qu'elle opere dans son sein, n'amene des excrémens, comme des scories dont elle se défait. Je crois la chose vraie, & j'en juge ainsi, parce que toutes les parties extérieures sujettes à l'observation, sont dans ce cas-là : chacune, ainsi que la tête, la poitrine & les entrailles à ses émunctoires toujours fumans, toujours plus ou moins ouverts pour repousser les excrémens. Sans cesse la peau se dépouille & forme une crasse particuliere ; toujours la membrane pituitaire suinte une humeur devenue étrangere. Cette séparation se trouve partout, & il n'est pas douteux qu'elle n'ait lieu dans l'intérieur comme dans l'extérieur. Je dis que cette vapeur excrémentitielle qui conserve long-temps quelques qualités propres à la partie qui lui donna naissance, flotte dans les humeurs, & qu'elle les domine plus ou moins, qu'elle s'incorpore avec elles, & concourt à la formation du tout résultant de ces divers mélanges ; du tout intimement lié à l'exercice des fonctions propres à chaque espece & à chaque individu. Les Ecoles anciennes faisoient purger la vésicule du fiel par les oreilles ; ce saut seroit trop fort pour nos physiologies ; mais on a quelquefois trouvé dans la pratique des Malades dont les oreilles abondoient plus ou moins en cette cire à laquelle Hyppocrate faisoit attention, à proportion que leur bile couloit plus ou moins complettement. Peut-être quelque Praticien rencontrera-t-il quelque cas particulier qui expliquera la prétention des Anciens.

XXVII°. Il est des excrétoires généraux destinés à porter hors du corps l'amas de tous les excrémens particuliers des parties ; l'urine, la transpiration, & les matieres du ventre, sont évidemment un composé ou un résultat de toutes les digestions antérieures. Tel est le sort de l'animalité. Sans cesse elle se dépure, & toujours elle reste impregnée d'humeurs plus ou moins hétérogenes. La sensibilité vitale qui préside à ces dépurations, est toujours en haleine, à moins de quelque maladie, pendant lesquelles même elle ne manque point de se réveiller tant que la vie dure. C'est dans ce cahos, dans ces révolutions que nos yeux prennent pour de la confusion ; c'est dans ce mélange de purgations & de réparations ; c'est au milieu de ces amas de corpuscules si variés, que la Nature travaille à ses opérations les plus précieuses, l'accroissement

du

du corps & sa conservation, les divers mélanges des humeurs & les purifications. Tel est le laboratoire naturel des liqueurs animales. Ceux des Chymistes n'en approchent qu'à peine, & d'une maniere très-imparfaite. Ils vous diront que leurs expériences dépendent souvent de l'air qui les environne dans leurs laboratoires, ou ailleurs; & nous leur répondrons que les opérations animales ne se font bien que dans le corps vivant, & que faute de ce milieu dans lequel ils ne peuvent travailler, toutes leurs épreuves sur les parties animales sont nulles, lorsqu'il s'agit d'acquérir la connoissance de l'état vivant.

XXVIII°. Les Anciens avoient réduit à quatre les humeurs qui composent la masse générale : la bile, le sang, la pituite & la mélancolie ont eu un regne très-long. On les a bannies dans ces derniers siecles, pour y substituer des globules, des acides, de l'huile, des sels, de l'alkali, du fer, de l'eau & de la terre. En connoît-on mieux la composition intrinseque du sang? On la connoît encore moins. Envain a-t-on prétendu plier la Nature à ces sortes de divisions ou de dénominations plus factices que celles de l'Ecole d'Hyppocrate & de Galien. Au moins les Médecins trouvoient un peu leur compte dans les dogmes de ces derniers. Mais nos Ecoles physiques & chymiques ont tout brouillé. Elles ont nié, dénaturé & négligé des observations anciennes, pour ne pouvoir les faire cadrer avec leurs systêmes nouveaux. Elles ont distrait les observateurs de la route qui les conduisoit plus utilement & plus surement au but. J'ai vu dans mon enfance vilipender jusqu'au langage des Anciens qui avoient peint la Nature ; & les plus acharnés contr'eux n'étoient que des polissons ou de petits *scioles*, qui jamais n'avoient vu un Malade. J'ai vu les meilleurs esprits trompés par ces subtilités physiques & chymiques, négliger l'étude du goût antique & naturel des Médecins Grecs. Toutes ces vérités, & ce qu'il y a à en conclure, s'éclaircissent par l'étude assidue de l'histoire des maladies tracée sur le sujet même, à la maniere des Peintres qui prennent toujours la Nature pour modele. Or qu'apprennent les maladies sur ce qui regarde les humeurs, leurs combinaisons, leurs mauvais mélanges? Voilà où la Physique & la Chymie tombent en défaut ; & c'est précisément où triomphe la Médecine. La preuve est aisée à faire : elle servira à répandre quelque jour sur tout ce que nous avons remarqué jusqu'ici. L'étude de l'état contre nature va nous conduire à celle de l'état naturel : les mauvais mélanges du ſang d'où réſultent les maladies, vont nous apprendre ce qu'il eſt dans ſon état de ſanté.

XXIX°. Le reflux de la bile, ſon développement dans le ſang, ſon épanchement dans tout le tiſſu du corps, la teinture qu'elle donne aux ſolides & aux liqueurs, ſont des phénomenes connus. Nous en concluons invinciblement, & de concert avec des Phiſiologiſtes même des plus modernes, qu'il y a pendant tout le cours de la vie, & lors de la plus brillante ſanté, un commerce établi entre le foie & toute la maſſe des humeurs & des ſolides. Le foie leur fournit journellement la quotité de bile préparée de maniere à concourir à la ſanté générale, à la compoſition & la réparation des parties. Il faut en dire autant des urines, & de la tranſpiration de la peau. La ſurabondance de ces humeurs évidente dans quelques-unes des maladies auxquelles leurs organes ſont ſujets, eſt une preuve de l'exiſtence des voies par où paſſe l'humeur dans l'état ordinaire. Ces voies établies & entretenues dans l'état de ſanté, prouvent la néceſſité des humeurs refluantes auxquelles elles donnent paſſage. La diverſité des tempéramens ne fut pas ſans quelque apparence de vérité attribuée autrefois à ces redondances d'humeurs. J'ai indiqué ailleurs (a) que les divers tempéramens, du côté des solides se rapportent au plus ou moins d'activité de certains organes, par comparaison à l'activité des autres. Ainsi le foie contient dans son domaine les tempéramens bilieux ; il les caractérise par son action & son énergie qui lui font prendre le dessus sur les autres parties ; mais il fournit en même-temps le fond de bile surabondante qui, en pareil cas, domine sur les autres humeurs. On peut faire l'application de cette remarque à tous les autres organes : chacun d'eux domine dans les tempéramens qu'il régit. Ce régime est sans doute dû à la sensibilité organique, radicale & nerveuse ; mais cette vie elle-même est entretenue & conservée par l'humeur propre & innée qui entre dans la constitution de chaque organe. Chacun d'eux a un département marqué sur les solides, sur les vaisseaux, le tissu cellulaire & les nerfs : chacun aussi sert de foyer & de laboratoire à une humeur particuliere qu'il renvoye dans le sang, après l'avoir préparée & fécondée dans son sein, après lui avoir donné son ca-

(a) Recherches sur les glandes.

ractere radical. Il faut entrer dans quelque détail pour développer ces vérités.

XXX°. Je fais autant de cachexies particulieres, autant de mélanges ou de mixtions principales des humeurs, qu'il y a d'organes notables & d'humeurs bien distinctes. Le tissu muqueux me paroît sur-tout être le siege de la plupart de ces révolutions cachectiques, si je puis m'exprimer ainsi. La cachexie bilieuse est avouée : je viens de l'énoncer, (n. 29.) & je l'examinerai plus particulierement dans la suite. La cachexie aqueuse ou séreuse n'est pas moins évidente : elle tient beaucoup au tissu cellulaire qui fournit à la vessie une grande quantité de sérosités, indépendamment de l'urine proprement dite, que les reins y envoyent. Il faut se rappeller ici les divisions tracées dans ce tissu, les divers départemens, ses divers balons (*a*). La vessie se trouve, ainsi que l'intestin rectum, placée précisément dans le fond de la grande poche cellulaire qui recouvre les visceres du bas-ventre. Cet aboutissant est comme la tige ou le bout de l'entonnoir auquel aboutissent les vapeurs aqueuses qui ont humecté toute cette région, & qui s'épaississent

(*a*) Recherches sur le tissu muqueux.

en ſe raſſemblant. Je ne fais aucun doute (fondé ſur l'autorité de beaucoup d'Obſervateurs qui ont eu à peu-près les mêmes idées), que les humeurs contenues ſur-tout vers le duodenum & le pancréas, n'aillent de proche en proche à travers le tiſſu cellulaire & les lames du méſentere vers l'épine, mouiller le rectum & aboutir à la face poſtérieure & dans l'intérieur de la veſſie. Toutes ces voies ſont naturellement ouvertes pour les liqueurs ſouvent ſurabondantes dans le balon abdominal du tiſſu cellulaire. Ainſi la grande quantité de pituite & de crachats qui aboutiſſent à la gorge, viennent non-ſeulement des vaiſſeaux, mais auſſi du tiſſu muqueux, comme je l'ai expliqué (*a*). D'ailleurs il n'eſt point de glande qui ne retire du tiſſu cellulaire qui l'environne, une grande quantité de ſéroſités, en les pompant, ſuivant l'expreſſion de l'Ecole d'Hyppocrate. Ces ſéroſités ſe mêlent à l'humeur ſpécialement formée & ſéparée dans la glande. Or ces ſéroſités n'étant pas pompées à ſouhait, elles forment une ſurabondance, une cachexie qui reflue dans les humeurs, & inonde tout le voiſinage, ainſi que la bile arrêtée dans ſon cours.

(*a*) Recherches ſur le tiſſu muqueux.

C'eſt aux Médecins à ſuivre & à claſſer les divers reflux qui ſurviennent par la faute de chaque organe en particulier. J'ai eſſayé cette marche dans quelques maladies ; j'ai ſouvent cru retrouver l'humeur retenue & peccante. Combien elle éludoit les voies de la circulation ordinaire ! Nous reparlerons auſſi de cette cachexie ſéreuſe, qui n'eſt ici qu'énoncée & indiquée, eu égard à ſon exiſtence & au méchaniſme qui concourt à la former.

XXXI°. L'humeur couëneuſe qui abonde dans le ſang lors de pluſieurs maladies aiguës & chroniques, m'a paru il y a long-temps, une eſpece de pléthore, de ſurabondance ou de cachexie que je nomme muqueuſe. C'eſt le produit du refoulement de la matiere nourriciere détachée par la maladie, des endroits où elle alloit ſe coler intimement au tiſſu cellulaire. Cette couëne eſt la baſe ou la partie principale de la chair fondue ou coulante qui paroît compoſer la maſſe du ſang (n. 15). Tout ce qui s'eſt imprimé depuis la publication de mon opinion, ne m'en a point détaché. J'ai regardé cette humeur couëneuſe ſurabondante, comme la matiere premiere des dépôts, celle du pus, celle des coctions ; & je me contente de demander ici aux Chymiſtes, s'il leur eſt poſſible de ſaiſir la nature & la marche de cette couëne, & de prouver à leur maniere qu'elle eſt une partie du ſuc muqueux & nourricier des alimens; s'ils peuvent auſſi la travailler de maniere à la changer en membranes, en pus, & cette eſpece de matiere qui fait les dépôts urineux. S'ils parviennent à ces effets par leurs opérations, ils ſont ſur ce point, très-près de la Nature. Ils tiennent un des principaux matériaux du ſang, ſon fond ou ſa baſe à laquelle (y joignant le mélange de la ſérosité,) toutes les humeurs qui caractériſent & vivifient cette eſpece de chair, viennent ſe joindre. Notre objet à nous autres Médecins, n'eſt que de ſuivre dans les divers âges & les diverſes variations des maladies, les modifications qui arrivent à cette couëne; & nous ne ſommes pas mal avancés à ce ſujet. Nous ſavons retrouver cette matiere pendant les évacuations critiques, & même ſymptomatiques, tantôt dans les urines, tantôt dans les crachats, tantôt dans les dépôts & métaſtaſes. Nous ſavons que lorſqu'elle ne ſe montre pas dans les excrémens, aux périodes marquées pour cela dans les maladies aiguës, ces maladies deviennent chroniques. Ces aſſertions, & pluſieurs autres de cette eſpece, il ne faut pas s'attendre que nous allions les établir par une ſuite d'expériences chymiques & anatomiques. Nos preuves ſe font journellement au lit des Malades. Il y a auſſi des occaſions dans leſquelles cette couëne du ſang, bien loin de ſurabonder, & de faire pléthore, ne ſe trouve point au contraire à la doſe où elle doit être ; & c'eſt ce qui établit une ſorte de diſſolution du ſang dont j'aurai lieu de parler dans les ſuites.

XXXII°. La cachexie laiteuſe, à la ſuite des groſſeſſes, fait un objet très-particulier & très-piquant dans l'hiſtoire des tempéramens & des maladies des femmes. Hyppocrate même a manqué la Nature, dans cet endroit : il n'a laiſſé dans ſes épidémies, que des eſquiſſes aſſez négligées des ſuites de couche. Les autres ouvrages de ſon Ecole, aſſèz étendus ſur les maladies des femmes, n'ont pas réparé la faute des épidémies. Peut-être le laconiſme de ces derniers livres, à l'égard des maladies des femmes en couche, a-t-il conduit bien des Médecins à ne point faire mention du reflux du lait dans le tiſſu ſpongieux des parties & dans le ſang, non plus que des effets qu'il y produit. J'en ai connu qui nioient l'exiſtence de ce reflux. Mais le hazard m'a fait voir pluſieurs fois des amas de fromage véritable &

de lait aigri ſous l'épiderme des femmes en couche. J'ai vu des dépôts extérieurs & intérieurs qui n'étoient que du lait ramaſſé & figé ; j'en ai vu comme du caillé, comme du petit lait, & en telle quantité, une fois ſur-tout, que le Chirurgien qui ouvroit le corps, ramaſſoit à pleines mains le lait caillé, & qui ſembloit à peine dénaturé. La femme étoit morte en couche, les vuidanges & le lait avoient été dérangés dans leur cours : tout ce lait, & il y en avoit une énorme quantité, s'étoit ramaſſé dans les entrailles, & collé à elles & à la partie extérieure de la matrice par où il ſembloit avoir ſuinté : la face intérieure de ce viſcere étoit ſaine. En un mot, je n'ai jamais douté, depuis que je vois des Malades, de l'exiſtence du reflux & des dépôts laiteux : j'en ai obſervé juſques ſur la dure-mere. Ainſi la cachexie laiteuſe eſt connue & avouée ; mais elle ne me paroît pas avoir été auſſi bien examinée qu'elle l'exige. Mon travail actuel ne comporte que des remarques détachées & propres à donner une idée de la conſtitution que les humeurs prennent fort communément dans les femmes, à la ſuite des couches.

XXXIII°. Une femme eunuque n'eſt pas un phénomene inconcevable. On a coutume dans quelques Provinces, de *chaponer*, comme on dit, les jeunes poulardes. Cette opération les met hors d'état de faire des œufs, & leur fait fuir le coq. (On leur a coupé les cornes flottantes de la matrice, qui vont aboutir & se joindre à l'ovaire pendant le travail de l'amour & de la ponte). Il est vérifié que les mœurs de ces volailles, le goût de leur chair, leur graisse se ressentent sensiblement de l'opération qu'on leur a faite, de même qu'aux jeunes truïes. Cette opération paroît équivalente à celles qu'on fait sur les mâles en les châtrant. Ces femelles mutilées menent, comme les chapons, une vie triste, solitaire, & mélancolique : elles fuyent la société, & passent leurs jours en recluses; elles ne servent, pendant leur vie, ainsi que les chapons, qu'à élever les enfans des autres. J'en ai vu que les coqs les plus bouillans fuyoient & dédaignoient; il y en a pourtant de plus traitables, & qui ne paroissent pas fâchés de travailler une terre ingrate & stérile. Ces phénomenes prouvent que les femelles sont sujettes, ainsi que les mâles, à recevoir des parties de la génération, un surcroît de vie qui les ranime & les échauffe. Les femmes sont certainement dans le même cas. Je parlerai de la révolution que fait éclater dans une fille pubere le premier développement de la ſemence. J'obſerve ici, qu'en y regardant avec attention, on trouvera quelque choſe de ſingulier, quelqu'humeur, quelqu'indiſpoſition particuliere dans les femmes qui, vivant avec leurs maris, ne font point d'enfans. La ſtérilité forcée de celles qui ont renoncé au mariage, amene des accidens étonnans : celles qui ont des maris les plus propres à faire des enfans, & qui, par leur conſtitution particuliere, ne deviennent point groſſes, éprouvent auſſi des révolutions très-notables. Ainſi les jeunes brebis, qui n'ont pas porté, & qu'on appelle *bouregues* dans nos Pyrénées, ſont très-différentes des autres, & autant que le mouton l'eſt du belier. Enfin les femmes qui font des enfans, acquièrent, pour ainſi dire, à chaque couche, une nouvelle tournure de tempérament, fort indépendante de la marche ordinaire de l'âge. C'eſt aux Médecins à ſaiſir toutes ces nuances : on n'en peut charger ni les Chymiſtes, ni les Anatomiſtes.

XXXIV°. Suivons le lait dans ſes couloirs : il n'eſt ordinairement que le produit de la groſſeſſe. J'aimerois autant qu'on me dît que les mouvemens de la trompe des poules, dont j'ai parlé (n. 33), & qui va ſaiſir l'œuf à propos, eſt une chose méchanique que d'entendre les Physiologistes étaler les causes méchaniques de la formation du lait pendant les grossesses. Je vois au contraire chez les femmes, comme chez les poules, un organisme dirigé par la sensibilité vitale, & tendant graduellement à son objet. Je vois de part & d'autre, une passion, un projet de la Nature pour enfanter, pondre, couver, & les parties se disposer en conséquence pour cette grande opération, non moins éclairée par l'action nerveuse, que toutes les autres fonctions: je vois une précision, une distribution d'oscillations entierement éloignées des loix ordinaires du mouvement: je vois cet accès d'amour saisir jusqu'aux végétaux, où l'animalité se montre, pour ainsi dire, dans ses premieres nuances: je vois enfin qu'en réveillant cette sensibilité, & trompant, pour ainsi dire, la Nature, cette passion de la préparation du lait, gagne des filles sans le concours de la génération: on en a vu qui devenoient nourrices sans avoir été grosses. Mais quelle est la source des humeurs laiteuses? Quelles sont les voies qui les conduisent à la matrice, aux mammelles, & de l'une à l'autre de ces parties? Et que devient le lait souvent arrêté dans les mammelles? Il est étonnant que les Physiologistes ordinaires se soient arrêtés sitôt sur ces questions, & tant d'autres qui en découlent. Nous disions il y a long-temps, que le lait n'est pas du chyle; que le lait ne se change pas tout entier en suc nourricier véritable, lorsqu'il rentre des mammelles dans le sang; que le lait qu'on avale doit se digérer, après s'être caillé dans l'estomac. La blancheur commune au lait & au chyle, semble avoir fait prendre une de ces substances pour l'autre : mais la couleur n'est pas une raison suffisante, non plus que plusieurs phénomenes qui se trouvent appartenir aux liqueurs émulsives, comme au lait & au chyle. Cette derniere liqueur, avant d'arriver dans les veines, est tellement mêlée aux sucs lymphatiques, qu'elle a déja acquis une sorte de vie (n. 35) : elle doit, pour refaire du lait dans la matrice & les mammelles, souffrir bien d'autres élaborations, qui l'approchent tellement de l'animalité, que le lait est empreint même des passions & des maladies de l'individu d'où il sort, pour les porter dans celui qu'il va nourrir.

XXXV°. La matrice & les mammelles sont des organes sécrétoires, des glandes, si vous voulez, congéneres, de la même famille; (comme les parotides sont sœurs du pancréas,

& comme toutes les glandes du col & du bas-ventre, connues même du peuple ſous le nom de ris de veau, & non moins bien claſſées & diſtinguées par cette dénomination générale & ſimple, qu'elles ne l'ont été par les Anatomiſtes, dont pluſieurs n'ont ſçu s'accorder ſur ce que c'étoit qu'une glande : je l'ai déja dit ailleurs (*a*)). Mais les mammelles & la matrice ont une eſpece de tact, d'inſtinct, de propriété ſenſitive, au moyen de laquelle elles travaillent à la ſécrétion du lait : cette ſécrétion ſe fait comme celle de la bile & les autres. Ici pourtant, plus que dans d'autres organes, il y a à conſidérer : 1°. le travail perſonnel, l'orgaſme affecté au corps glanduleux, comme tel : & 2°. le concours de ſon atmoſphere ou de ſon département cellulaire. Je m'explique. J'ai déja remarqué (*b*), comment tout le tiſſu cellulaire de la tête, par exemple, envoye dans les glandes ſalivaires une grande quantité de ſucs qui vont ſe joindre à la ſalive proprement dite, & ſéparée dans la glande. J'ai parlé de l'urine rénale à laquelle vient ſe joindre la roſée cellulaire des environs (*c*) C'eſt tout de

(*a*) Recherches ſur les glandes.

(*b*) Recherches ſur le tiſſu muqueux.

(*c*) *Ibid.*

même dans les mammelles & dans la matrice. Voyez l'énorme gonflement des mammelles dans quelques femmes, dans quelques femelles d'animaux : le corps glanduleux ſeul ne pourroit jamais ſe prêter à une pareille diſtenſion. Ce volume eſt l'effet des ſucs du voiſinage, autant que de ceux que les arteres apportent. Les mammelles, & encore mieux la matrice, ſe trouvent dans des recoins où le tiſſu cellulaire, devenu lâche & facile à s'étendre, attire auſſi beancoup de liqueurs. Ainſi le lait eſt, à mon avis, autant composé des recrémens de la ſubſtance cellulaire, que du ſang artériel. Encore une fois, cela ſe prouve dans toutes les ſécrétions, & ſur-tout dans l'hiſtoire & les phénomenes des maladies qui repréſentent ſouvent la fonction naturelle de l'organe affecté, portée à ſon dernier période de force & d'énergie.

XXXVI°. Communément la matrice & les mammelles marchent en bonne intelligence, & pour concourir au bien de la mere & de l'enfant. Il y a quelque différence (indépendamment de celle des organes en action) dans l'eſpece de ſucs que l'enfant tette, ou abſorbe, dans la matrice & les mammelles. Ici l'enfant n'attire que du lait plus ou moins chargé de ſéroſités, &

point

point de ſang : là-bas il ſuce la matrice juſqu'à tirer du ſang : c'eſt que la matrice ſaigne aiſément, & que le ſang paroît néceſſaire à l'embrion pour ſe former, au lieu qu'il ne l'eſt pas à l'enfant qui reſpire, pour croître. D'ailleurs la ſenſibilité individuelle n'eſt pas auſſi bien développée dans l'embrion, eſpece de plante paraſite, qu'elle l'eſt dans l'enfant qui tette & qui ſent, en quelque maniere, la valeur des chatouillemens qu'il donne à la mere, comme celle-ci ſent l'activité vitale de ſon enfant. Ce commerce de ſenſibilité entre l'enfant qui tette & la mere qui donne à tetter, eſt évidemment établi, & le cours, de même que la formation du lait, en dépendent à quelques égards : ce qui rend cette fonction de la formation du lait très-animale & très-vitale. On peut avancer auſſi que l'embrion ſe frotte à la face interne de la matrice, & que, pour ainſi dire, il la leche, ou bien il la tette juſqu'à ce que s'étant collé à elle, il la flatte & la chatouille plus continuellement. L'orgaſme de la matrice & le travail *incubatoire* en augmentent d'autant. C'eſt à ce travail qu'eſt dû le parti pris par la Nature d'amener & de former le lait dans la matrice, pendant le cours de la groſſeſſe. Elle n'oublie pas les mammelles, & elle s'en occupe d'autant plus, que la couche approche. Mille nuances particulieres, mille façons d'être se présentent dans la marche de cette loi générale, ou de cette espece de sentiment génératif & *procréateur*, qui anime tous les êtres, & qui méritoit bien qu'on en fit un sens particulier dans les animaux. Malheur à l'enfant si le détraquement se met dans l'ordre des fonctions des mammelles & de la matrice. Enfin je dis que la matrice fait & appelle & sépare son lait comme les mammelles : 1°. dans son tissu intérieur, au moyen du sang fourni par les vaisseaux sanguins : 2°. dans son département spongieux, au moyen du tissu cellulaire qui lui fournit des sérosités. On connoît la sympathie de chaque mammelle avec son côté correspondant de la matrice, & comment une mammelle qui se flétrit indique ce qui se passe à la matrice : desorte que la grande division du corps en deux côtés, par son axe, trouve aussi son application dans le cours du lait.

XXXVII°. J'ai essayé de poursuivre le lait au moment où l'on dit qu'il part de la matrice, pour aller se rendre aux mammelles. J'ai cru quelquefois que ce n'est pas le lait de sécrétion, mais seulement la surabondance des sucs muqueux, qui souffrent ce transport : & pour m'expliquer moins obscurément, j'ai pensé que dès les premiers jours de la couche, la matrice cesse de former ou de séparer du vrai lait, mais non d'attirer encore une grande quantité de mucosité cellulaire. En ce même temps les mammelles qui s'étoient précédemment mises en orgasme pour travailler le lait, redoublent d'efforts, & enlevent aussi à la matrice une partie de la sérosité cellulaire, dont l'autre forme les vuidanges. Il survient un mouvement fievreux qui préside à ce labeur & aux coctions nécessaires, qui ébranle tout le corps, qui ouvre la peau, qui porte en haut des torrens d'humeurs que la grossesse dérivoit vers le bas: peu à peu la matrice se nétoye, se tarit, & se repose, & les mammelles s'emparent de tout l'orgasme nécessaire à l'établissement fixe du cours du lait. Il faut une condition; de même que l'embrion sollicitoit la matrice pendant la grossesse, ainsi l'enfant doit en tettant tenir les mammelles en haleine; faute de cette cause habituelle d'irritation, la matrice revient au travail journalier des regles, à la passion des préparatifs propres à engendrer, dont la passion de former le lait est, pour ainsi dire, une partie. Tous ces phénomenes sont dirigés par la partie sensible, & par le feu de la vie.

C'eſt aux Anatomiſtes à découvrir les voies & les organes de ces fonctions.

XXXVIII°. Les femelles des animaux ont la matrice ſi près de leurs mammelles ; il eſt ſi aiſé d'imaginer une route d'un de ces organes à l'autre, à travers la poche cellulaire du péritoine, unie à celle des tégumens dans le bas-ventre, qu'il ſeroit très-naturel d'expliquer par ce moyen la ſympathie des mammelles & de la matrice. D'ailleurs le réſervoir du chyle eſt ſi voiſin de la matrice & des mammelles dans les animaux, que ceux qui croient que le lait eſt du chyle, peuvent aiſément faire arriver le lait aux mammelles ſans paſſer par la veine ſous-claviere. Dans les femmes, les mammelles ſont autrement ſituées, eu égard au tiſſu cellulaire du péritoine, & eu égard à la poſition du réſervoir de Pecquet. On conçoit bien que la ſéroſité aqueuſe peut aller de la matrice aux mammelles, par la même voie qu'enfilent les liqueurs pour aller du duodenum à la matrice, ou à la veſſie (n. 25 ;) & enſuite en remontant par derriere le diaphragme, pour aller aux mammelles, en parcourant le tiſſu de la plevre. Mais y auroit-il des canaux de communication établis entre la cavité du réſervoir du chyle & les mammelles, entr'elles & le canal thorachique ? Quelle que ſoit la maniere dont le lait ſe ſépare dans les mammelles, & quelles que ſoient les routes par leſquelles les ſéroſités laiteuſes paſſent de la matrice aux mammelles, & réciproquement, il nous ſuffit de ſavoir que le ſang eſt régulierement arroſé & parfumé, à chaque couche, d'une ſurabondance d'humeur laiteuſe, & que lors même que le lait paroît fixé dans les mammelles, ce même arroſement ou reflux vers le ſang, a lieu; que le lait eſt perſonnellement repompé; qu'il s'égare dans le tiſſu muqueux; qu'il ſe tranſporte d'un lieu à un autre avec le ſang & les autres humeurs. C'eſt la cachexie laiteuſe, qui donne aux humeurs une tournure particuliere, qui s'empare de tous les couloirs, qui change & modifie ſingulierement toutes les fonctions. Il nous ſuffit de connoître les ſources de cette diſpoſition, ſi on peut ainſi parler, laiteuſe qu'acquierent les femmes à chaque couche, plus ou moins, ſuivant les circonſtances. C'eſt à ce point d'obſervation que je réduis ici tout ce qu'il y auroit à dire ſur l'hiſtoire & les phénomenes des couches, ſur l'hiſtoire & la marche du lait dans les femmes qui allaitent leurs enfans, ou qui font perdre leur lait, qui ſont malades en couche, ou qui ne le ſont point; celles qui ſont propres à être nourrices, ou celles qui ne le ſont point; celles qui font perdre leur lait au moment de ſévrer leurs nourriſſons.

XXXIX°. Je ne ſuis pas auſſi avancé que l'Auteur d'une theſe nouvelle, qui tranchant la queſtion au ſujet des routes du lait, lui aſſigne uniquement le tiſſu cellulaire, & fait peu de cas de ce que fourniſſent les arteres. Je ne puis croire que les vaiſſeaux n'amenent, pour ainſi parler, la ſemence du lait, extraite du ſang, & que *l'arroſement* du tiſſu cellulaire vient étendre, mêler, & rendre plus abondant en eau & en ſucs graiſſeux. Ainſi la partie huileuſe & farineuſe d'une amande forment, comme l'enſeignent les Chymiſtes, une émulſion, étant mêlées à beaucoup d'eau. La quantité de celle-ci, portée trop loin, noyeroit le jus de l'amande, comme l'hydropiſie noye le lait: j'ai vu cette ſorte de fonte ou de diſſolution dans des maladies de nourrices. Au contraire le défaut d'eau, pour une quantité donnée de jus d'amande, rend l'émulſion trop peu étendue, comme une inflammation des mammelles concret & caille le lait: ce phénomene eſt encore aiſé à trouver en pratique. Au reſte ſi ce petit emprunt fait aux Chymiſtes, dans la comparaiſon du lait & d'une émulſion, pouvoit induire à croire que ces opérations du lait se font dans la mammelle, comme dans un laboratoire de Chymie, il n'y auroit qu'à rappeller des observations connues; c'est que la cessation du lait, son épaississement, son changement de nature ou de consistance arrivent très-ordinairement à la suite des passions de l'ame, par l'effet de la sensibilité vitale qui concourt à la direction & à la formation du lait, ou qui même préside à cette fonction. Il y a plus de vingt ans que j'ai essayé de raviser là-dessus les Physiologistes ordinaires (*a*). J'ai vu le lait s'épaissir dans une nourrice qui vit tomber son enfant; le lait reprit son cours & sa consistance, dès que l'enfant reprit le tetton, & la mere agitée par deux ou trois passions différentes, sentoit la chaleur, la souplesse & le *remontage* du lait, à proportion que l'enfant donnoit des signes de force & de santé. J'ai parlé ailleurs de la maniere dont les animaux domestiques retiennent ou laissent couler leur lait (*b*). J'ai oui dire depuis, qu'une chevre chérie dans une maison, n'avoit du lait que lorsqu'elle entendoit qu'on entroit dans sa loge pour la mettre

(*a*) Recherches sur les glandes.

(*b*) *Ibid.*

en liberté les matins ; ſon pis s'engorgeoit & ruiſſeloit tout d'un coup, à la nouvelle de ſa liberté. J'ai oui dire auſſi que des pigeons, & autres oiſeaux dérangés pendant leur ponte, produiſent des œufs faux & non féconds, juſqu'à ce qu'ils ſoient habitués aux ſenſations que les objets de diſtraction auxquels ils ſont expoſés, leur font éprouver. L'animalité ne perd ſes droits qu'à la mort : & c'eſt à ce point ſeulement que la Phyſique expérimentale a tous les ſiens ſur le corps : ſi elle veut calculer la ſenſibilité, elle rentre dans le domaine des Médecins ; elle renonce à ſa logique.

XL°. Il faut donc croire que l'action nerveuſe & l'influence de la partie ſenſible qui éclaire tout dans l'animal vivant, entre pour beaucoup dans la formation & les mouvemens du lait. Il faut croire que cet être ſenſible, mobile & vivant, ſpécialement appliqué aux nerfs, leur donne auſſi la vertu de communiquer aux viſceres, aux organes & aux liqueurs qu'ils contiennent, une portion de vie, comme l'aimant communique quelques-unes de ſes propriétés au fer, pour employer une comparaiſon qui a eu l'approbation du ſage & ſavant Lamure, ou comme le phlogiſtique, lequel donne une vraie maniere d'être toute nouvelle aux chaux des métaux. Le lait rend enſuite aux ſolides & aux humeurs une partie de ſes propriétés ; il domine dans la cachexie laiteuſe ; & cet empire dure non-ſeulement pendant les couches, mais pendant les incommodités qui en réſultent, & même dans les femmes qui jouiſſent de la meilleure ſanté. J'en ai vu & ſuivi dont le tempérament, la conſtitution, le moral & le phyſique, changeoient par les couches, au point de les rendre méconnoiſſables. Si cette ſorte de cachexie devient maladie, il n'eſt point d'accident qu'elle n'amene : & ces accidens ne peuvent être attribués qu'à la préſence du lait, à ſes égaremens dans tout le tiſſu cellulaire & dans toute la maſſe des humeurs. J'aurois voulu, pour éclaircir cette queſtion, que l'ingénieux & infatigable Fouquet qui a imaginé de ſi jolies expériences ſur le tiſſu muqueux ou cellulaire & dans le corps vivant, eut injecté dans l'intérieur des chairs d'une chienne actuellement nourrice, ou d'âge à l'être, une certaine quantité de lait, peut-être ce lait ſe feroit-il retrouvé dans les mammelles de la chienne. Je me ſouviens d'avoir ſoufflé & injecté dans l'entre-deux des membranes du méſentere, ſur un chien vivant, de l'eau colorée avec l'indigo. Cette eau ſe répandit dans tout le tiſſu cellulaire du bas-ventre, & me donna les premieres idées des tranſports d'humeurs dans le tiſſu cellulaire. Je remplis auſſi de la même liqueur une grande portion d'inteſtin entre deux ligatures; mon projet étoit de découvrir les ouvertures des veines lactées dans la membrane veloutée des inteſtins: cette expérience devint, comme tant d'autres, parfaitement inutile. Enfin j'ai vu dans une nourrice une ouverture ulcéreuſe vers les fauſſes côtes, à la ſuite d'un abcès; il en découloit du lait, ou du moins une matiere laiteuſe, lorſque cette femme donnoit à tetter à ſon enfant. Je dois auſſi ajouter, pour derniere obſervation, qu'il m'eſt arrivé de voir pluſieurs fois des nourrices qui s'étant couchées ſur leur ſein, l'avoient meurtri juſqu'au milieu du bras; il s'y faiſoit des engorgemens, leſquels ſe diſſipoient beaucoup plus aiſément, lorſque ces nourrices donnoient à tetter en ſens contraire de celui accoutumé, en faiſant tomber la mammelle du côté oppoſé auquel elles avoient coutume de placer leur enfant: c'étoient des cachexies laiteuſes particulieres, pareilles à celles qu'on nomme le poil, & pareilles auſſi à celles qu'on voit ſouvent ſe former dans les cuiſſes, où il ſe fait quelquefois des ouvertures d'où découle le lait plus ou moins dénaturé. Dans tous ces cas, & tant d'autres, nos femmes transpirent du lait, pissent du lait, mâchent & mouchent du lait, & elles en rendent par les selles : si cette cachexie gagne la tête & les nerfs ; si elle gagne la poitrine ; si elle inonde la matrice où la Nature aime à la porter, il survient mille phénomenes tous dépendans de cette cause, la cachexie laiteuse. Je voudrois que les Chymistes eussent examiné les humeurs animales dans de pareilles combinaisons.

XLI°. La surabondance de la matiere séminale, son reflux dans le sang forme une vraie cachexie, pressentie par tous les Médecins, & déja indiquée (n. 33). Withof a fait de très-bonnes réflexions sur cette matiere dans son Traité sur les Eunuques. Cet Auteur rappelle l'origine de la castration. On fit des Eunuques dès les premiers siecles du monde. Quelques Anciens ont pensé que la Reine Semiramis prétendit, par ce moyen, rapprocher les hommes de son sexe, élever même le sien au-dessus de celui des hommes. Les Eunuques étoient d'un grand usage, par leur douceur & leurs autres qualités, sur-tout par leur voix. Les Tyrans se plaisoient à faire souffrir la castration à leurs ennemis. On en fit de plusieurs especes : celles qui sont indiquées dans l'Ecriture, sont connues, de même que les folles hérésies auxquelles elles donnerent lieu. Or les Eunuques perdant la vertu d'engendrer, perdent aussi cette odeur particuliere propre aux mâles; leurs forces diminuent, leur pouls perd de son ressort, leur ame diminue d'activité : cependant ils grandissent comme les autres hommes, & même plus à proportion ; ils deviennent plus gras ; leurs chairs sont plus mollettes ; ils sont moins constipés ; ils ont la vue moins perçante. On connoît le phénomene arrivé à leur voix ; & on observe à peu près les mêmes changemens dans les animaux qu'on châtre. Dans les hommes au contraire, qui jouissent de tous leurs droits naturels, & dans lesquels la sécrétion de la semence se fait aisément, cette liqueur rentre dans la masse des humeurs ; elle est gélatineuse, spiritueuse ; elle a la vertu de consolider les parties, & de les nourrir ; elle irrite & stimule toutes les fibres ; elle est la cause de cette odeur fétide qui s'exhale des mâles vigoureux ; elle produit des effets admirables ; elle doit enfin être regardée comme un *stimulus* particulier de la machine (*novum quoddam impetum faciens*), auquel les Médecins n'ont pas regardé d'assez près. Ainsi s'exprime Withof (*a*).

XLII°. La fécondation des œufs a déja mérité l'attention d'un grand nombre d'Observateurs : elle est due à cet *aura seminalis*, qui se conserve dans l'œuf jusqu'au temps de l'incubation, qui même les vivifie d'avance, & les préserve un peu de la pourriture, qui sur-tout réveille par la chaleur portée à un degré particulier, met toute la machine en action, développe le petit animal, & lui donne l'être. La nutrition journaliere des mâles peut être regardée comme une sorte d'incubation continuée, prolongée & suivie à chaque instant. La semence qui reflue des testicules, renouvelle & remonte la vie & le tempérament ; elle entretient le ton de vigueur qui lui est propre. Les Eunuques manquent de ce viatique journalier, & ils sont par-là privés d'un grand nombre de propriétés réservées pour les mâles bien conformés. Les Eunuques roulent & passent leur vie sur les effets du premier jet de semence qui les vivifia : semblables, à cet égard, aux enfans, ils n'ont d'activité mâle & séminale que celle de leurs peres : la puberté ou le développement du

(*a*) *De castratis-comentationes quatuor* 1756.

ſtimulus ſéminal, eſt une époque perdue pour eux, de même que les effets journaliers de ce *ſtimulus*. Ainſi les vieillards, dont les ſources de la ſemence ſont flétries & taries, ſe ſoutiennent ſur leur ancienne vertu, ſur les reſtes du principe ſéminal qui s'éteint. Les femmes ne manquent pas de ce principe. J'ai parlé (n. 33) des *chapones* & autres femelles châtrées ; elles ont perdu pluſieurs qualités dévolues à leur ſexe, lorſqu'il n'eſt point mutilé. J'ai dit auſſi (n. 33) que les femmes qui ne font point d'enfans, ſont ſouvent caractériſées par des modifications particulieres : j'ajoute que les femmes bien conſtituées & éloignées de l'enfance & de la vieilleſſe, ont ainſi que les hommes, leur *aura ſeminalis*, qui reflue & ranime tout le genre nerveux, qui met enfin des nuances très-caractériſées dans les diverſes fonctions de la vie, en les ſoumettant plus ou moins ſenſiblement à l'influence & au domaine de la matrice & de ſes appartenances.

XLIII°. Ces étonnans phénomenes produits par la ſemence, méritent d'autant plus de conſidération, que cette liqueur & ſes effets ou fonctions ſont, pour ainſi dire, l'image ou le type, d'après lequel ſe comportent toutes les autres humeurs, qui parviennent à former quelqu'une de nos cachexies, ou de nos mélanges du ſang. Qu'eſt-ce que la ſemence? Un amas peu conſidérable de petits corps particuliers, vivans, propres à procurer la vie à l'embrion, & enſuite deſtinés à donner aux puberes & aux hommes faits, un nouvel éclat, un ſurcroît d'énergie journaliere. Comment eſt-il poſſible & concevable que ce miaſme ſéminal, à peine ſenſible, (que le ſavant d'Aumont voudroit appeller *l'eſſence de la vie* (a)) donne de la conſiſtance, de la force & de l'accroiſſement à certaines parties? Si on répondoit exactement à cette queſtion, on réſoudroit tous les problêmes concernant les autres humeurs. Notre logique médicinale ne va pas plus loin que l'hiſtoire des faits obſervés ſur le corps vivant; elle dépoſe pour la néceſſité & la grande utilité de la ſemence. Suivons encore cette hiſtoire. On eſt d'abord frappé de l'organiſme particulierement approprié aux ſources de la ſemence; elle ſe fait, elle ſe fabrique, ou ſe ſépare; en un mot, elle aime à germer dans les parties de la génération: celles-ci ſont d'autant plus fécondes, qu'elles ont acquis plus de conſiſtance, & que leur étendue eſt mieux pro-

(a) Encyclop. au mot *ſemence*.

portionnée & mieux diſpoſée à leurs fonctions. Quelques Phyſiologiſtes ont cru appercevoir une conformité ſinguliere entre la compoſition des teſticules & celle du cerveau, d'où ils ont conclu que ce dernier organe étant le ſiege & le dépôt des eſprits, les teſticules avoient tout naturellement la même propriété, & qu'ils n'étoient qu'une ſorte d'extenſion de la moëlle cérébrale & ſpinale. Le Camus, Médecin de Paris, qui ſavoit s'écarter des routes communes, a inſiſté ſur ces ſortes de comparaiſons. Mais à parler vrai, tous ces détails anatomiques n'apprennent rien de poſitif, quant à l'objet de la formation de la ſemence. Toutes les glandes; tous les organes ſécrétoires maniés par les Anatomiſtes, ſe réduiſent toujours entre leurs mains, à des pelotons de vaiſſeaux, à des ſollécules. Tout cela n'explique rien encore une fois, & ne dit rien à l'eſprit. La donnée de l'Ecole d'Hyppocrate (n. 24) eſt le terme auquel il faut s'arrêter. Il faut enfin prendre pour certain, que le développement & le travail des parties ſolides & ſenſibles, concourent évidemment à la procréation & à l'animaliſation de la ſemence.

XLIV°. J'ai eu occaſion de connoître trois jeunes Satyres, qui dès l'âge de dix à onze ans, étoient

étoient ſans ceſſe harcelés par un continuel prurit & par les autres phénomenes qui précedent les préparatifs de la génération. Ils avoient les organes deſtinés à cette fonction, d'une exceſſive groſſeur pour leur âge. C'étoient des enfans déja plus que puberes, & de petits hommes faits, prêts à la génération, affectés de la cachexie ſéminale, & vivant ſous l'empire des réſervoirs ſéminaux : l'abondance précoce de l'*aura ſeminalis* dirigeoit & nuançoit déja toutes leurs fonctions. Je dois même remarquer que la crue de ce côté, avoit été ſi conſidérable, que l'action de l'ame en étoit reſtée en arriere. Mes trois Satyres avoient quelque choſe de ſtupide, de triſte & de ſauvage ; ils ne penſoient qu'au plaiſir phyſique de l'amour ; ils ne ſembloient avoir d'autre ſenſation que celles de cette paſſion ; ils ſe fondoient, pour ainſi dire, en ſperme ; ils tiroient leur caractere individuel de l'organiſme ſéminal. Les éclats de la puberté, dont on a journellement des exemples ſous les yeux, prouvent la réalité de l'effet impérieux & tyrannique de cet organiſme : de même que la fureur du rut bien obſervée dans les animaux. La fievre chaude & ſéminale s'empare des bons mâles à l'âge de la puberté : les organes de la génération, ſans ceſſe en jeu, raniment & échauffent toutes les parties, ou leur communiquent quelques nuances du feu qui les dévore elles-mêmes. C'eſt le moment où les forces ſenſibles ne s'occupent que des préparatifs pour la génération. La paſſion de ſe reproduire, gagne l'homme intérieur. Combien de faux jugemens, combien de fauſſes ſenſations, quels déſordres corporels ne procure pas cette fievre? Ses accès ſe terminent par une maniere de convulſion générale & preſqu'épileptique, ſuivant la remarque de Démocrite: ſes ſymptômes ſont outre le prurit continuel des parties ſéminales, la moroſité, la férocité même, la taciturnité, les tranſports du ſang, & ſes éclats vers la tête, les laſſitudes, le dégoût de tout ce qui peut diſtraire l'ame de l'yvreſſe qu'amene le développement de la ſemence. C'eſt le temps où la partie ſenſible, partageant la vie avec les miaſmes ſpermatiques, elle leur imprime le caractere vital qu'ils doivent porter ailleurs, & qu'ils ſavent auſſi rendre au propre individu qui leur donne l'être. Tel eſt le commerce réciproque de vie entre les couloirs de la ſemence & cette même liqueur. Telle eſt la maniere dont ces êtres nerveux & ſéminaux ſe ſoutiennent l'un par l'autre.

XLV°. Malheur aux jeunes mâles disposés à prodiguer leurs trésors, & qui dépensant de bonne heure tout leur avoir, ne gardent rien pour leur viatique journalier, & pour ranimer leurs ressorts. Le service rendu à la société par un des premiers Médecins de ce siecle, ne pourroit être apprécié, si les hommes savoient profiter des leçons sages qu'il donne. Mais on ne jouit de la tranquillité nécessaire à bien juger, que lorsqu'il n'est plus temps. Ceux qui sont dans le cas d'être contenus, ne peuvent l'être. La fougue de la passion, la nécessité du besoin les emporte. Ce besoin est la suite de la fievre dont il faut les guérir. L'excrétion fréquente de la semence est en partie critique : si on devient malade parce qu'on la perd, il est vrai aussi qu'on la perd parce qu'on est déja malade. Le temps est le seul maître à cet égard : il amene d'heureuses révolutions dans le tempérament : il dérange le spasme de cette espece de rut précoce & continu, comme il l'use & le dérange dans les accès passagers propres aux animaux. Chez eux la maladie est très-aiguë ; elle l'est moins, elle est durable dans les hommes puberes. Tout bon mâle est prédisposé physiquement à souffrir plus ou moins des effets de la surabondance & du développement de la ſemence. Les remedes des ſages, les conſeils des vieillards ont peu de droit ſur cette fievre de la jeuneſſe. Nous manquons de ſpécifiques pour l'éteindre ; les médicamens qui ſemblent les plus appropriés, l'irritent quelquefois, & peuvent, en l'arrêtant dans ſa marche, porter ailleurs la fureur de la partie ſenſible. J'ai vu de ces jeunes étourdis auxquels lês bains froids, par exemple, avoient procuré des crachemens de ſang ; j'en ai vu que le lait de chevre avoit rendus plus furieux en les conſtipant. Je dois même remarquer que j'ai ſuivi plus de vingt malades de cette maladie, du prurit amoureux, tombés dans la mélancolie, & même la manie bien décidée, par les contradictions qu'on leur avoit fait éprouver. Leurs Maîtres, leurs Directeurs avoient prétendu les guérir en leur faiſant peur, & en leur inſpirant de l'horreur pour la dépenſe de leurs forces ; la peur s'étoit changée en imbécillité & en cette eſpece de folie qui eſt un des fléaux des Médecins. Il y avoit de ces Malades dans leſquels la crainte d'avoir failli, ſe mêlant avec l'amour-propre, (trop ſouvent de la partie, en pareille matiere,) leur faiſoit narrer, étaler & exagérer de prétendues proueſſes qui n'étoient aucunement exceſſives, & dont il n'y avoit qu'à rire. Ainſi la cachexie ſéminale & la foibleſſe de l'imagination, irritée par des leçons trop réitérées, rendoient ces jeunes êtres plus malheureux que ſi on les eut livrés à la Nature : les puberes lui doivent un tribut qui ſe paye ſouvent avec d'autant moins de conſéquence, qu'ils ſont moins contrariés. Le grand point eſt de les diſtraire avec adreſſe. Conſultez ces vieillards encore verds & pleins de vie, ils vous diront ſi j'ai tort ; ſi certains excès les ont énervés : & ſi ces mêmes excès (qui ordinairement ne paſſent point un certain degré de laſſitude où l'on s'arrête malgré ſoi,) ne tenoient pas autant au beſoin qui exigeoit un ſoulagement, qu'à la fantaiſie & à l'oiſiveté qui exigeoient quelques diſtractions : ils vous diront enfin ſi ceux qui ſe plaignoient le plus de cet excès, parce qu'on leur en avoit fait grand peur, étoient ceux qui en faiſoient davantage. Un cerf s'apprête au combat ; il ſe renforce avant le rut ; il maigrit & ſemble épuiſé, lorſque cette fureur eſt paſſée ; il n'eſt que las ; le repos qui ſuccede à l'accès, le rengraiſſe. La tête des hommes (je le ſais) ne comporte point cette marche naturelle, toujours pervertie par eux, toujours dérangée d'un côté ou de l'autre. Ce n'eſt pas la faute des Médecins :

il faut s'en prendre à la tyrannie des passions & des faux jugemens qui influent sur toutes les fonctions. Celle du labeur & de la dépense de la semence, est plus que toutes les autres, sujette à cette influence ; elle occupe la partie sensible ; elle la pénetre & l'ébranle plus profondément que les autres : en voici les raisons ; le département des organes de la semence s'étend dans tout le corps ; l'*aura seminalis* sert plus que les autres liqueurs de lien ou d'intermede entre le corps & l'ame.

XLVI°. Aëce, Médecin Grec, remarque que les Eunuques étoient moins sujets à la lepre que les hommes. On en a voulu inférer que la lepre avoit du rapport à la maladie vénérienne. J'en conclus que le reflux de la semence rend les hommes qui en sont abondamment pourvus, bien moins propres que ne le sont les Eunuques, plus forts de la peau, plus écailleux, plus velus, enfin plus odoriferes. Cela se prouve par l'odeur singuliere & notable due à la semence (n. 41.) Or il faut bien se garder de regarder cette odeur & les autres phénomenes de la peau, comme une maladie à combattre : il en feroit comme du voilement & de l'épaississement de la voix qu'on iroit prendre pour un rhume, aux approches de la puberté. L'état hirſute & écailleux de la peau, l'odeur qu'elle exhale, ſont des preuves de force, des effets d'une diſpoſition décidée à la génération, & des phénomenes de la cachexie ſéminale. Ceux qui ont beaucoup d'expérience ſur ce point, ne s'y trompent pas. L'odeur des femmes (qu'un Médecin de Paris comparoit à celle des ſinges) ne rebute que les tiedes. On ſait qu'elle n'étonnoit pas Henri IV. Les femmes plus inſtruites que cette Dame Romaine, qui croyoit que tous les hommes puoient comme ſon mari, ne craignent pas l'odeur ſéminale des mâles. Il faut même convenir qu'un excès mal entendu de propreté, fait ſouvent prendre pour maladie ce qui ne l'eſt pas, & peut auſſi, en éteignant les ſources de cette odeur, énerver, au détriment des enfans à naître, la vertu générative. Cet accident arrive à ceux qui ſont ſans ceſſe occupés à ſe laver & à s'embaumer. Les Habitans des Villes ne ſont peut-être pas aſſez attentifs, ou aſſez orientés ſur les conſéquences du luxe de propreté : il a auſſi ſes bornes & ſes modes, & ſes puériles manies : il faut le dire pour conſoler ceux qui ne peuvent pas s'y livrer. J'en ai dit mon avis au ſujet des femmes en couche, & des autres maladies *ſuantes*. Il eſt

vrai d'autre part, que ceux qui vivent dans la continence, mâles & femelles, ne prennent pas assez garde que leur négligence & la malpropreté dans laquelle ils semblent se plaire, ne sont pas les meilleurs moyens de repousser les tentations, & de corriger ou de vaincre le stimulus séminal. La Nature se fortifie, & l'amour germe sous la haire. Nos anciens Solitaires s'écartoient, à cet égard, de leur objet principal, en dédaignant les bains & la propreté, comme Saint Jean & Saint Pacôme qui ne changeoient jamais d'habits, & comme Saint Hilarion qui ne lavoit jamais sa chemise. Les émanations séminales qui n'étoient pas journellement noyées dans l'eau, n'en devenoient que plus piquantes. Les Calomniateurs de Saint Jerôme trouvoient mauvais qu'il passât sa vie avec quelques Dames Romaines : il répondoit qu'elles étoient trop dégoûtantes pour inspirer des desirs. Cette réponse étoit foible & peu concluante. » On ne me re-
» proche (dit-il) que mon sexe. . . . . Je n'ai
» jamais donné dans le luxe au sujet de la parure;
» je ne connois ni l'usage des perles, ni celui
» des habits de soie, non plus que celui de peindre
» mon visage. . . . J'aurois pu, étant à Rome,
» m'attacher à des femmes bien différentes de

» celles qui passent leur vie dans le jeûne & les » pleurs, qui sont très-mal propres, maigres » & décharnées, & que le soleil levant trouve » faisant leurs prieres : la continence est leur » unique plaisir ; elles ne pensent qu'à pleurer ; » on ne les voit jamais manger. . . . Ainsi vivoient » Paule & Mélanie. On ne parleroit point d'elles, » si elles alloient aux bains publics, & si elles » usoient de la liberté de leur état. . . . . Telles » qu'elles sont, on les accuse de vouloir passer » pour belles, & de perdre leur ame en macérant » leurs corps. . . . D'autres se plaisent à la parure » & à la toilette ; elles méprisent ces sortes de » propretés recherchées. . . . D'autres ne parlent » que de leurs repas somptueux. . . . Nous vivons » de feves. J'aime mieux Paule & Mélanie, » courbées sous la pénitence & pleurant leurs » péchés, que tous ces beaux cercles où l'on ne » fait que babiller & médire. . . . Elles ne boi- » vent que de l'eau fraîche, tandis que d'autres » se gorgent de vins préparés & miellés «. Il n'y a pas à se méprendre sur la pureté des intentions de Saint Jerôme ; mais nous parlons en Médecins, & nous pouvons mettre en these que toutes ces macérations, cette diette, & cette malpropreté de Paule & de Mélanie, n'étoient point les ſecours les plus efficaces auxquels elles auroient pu avoir recours ; au contraire, elles ſe trompoient dans le choix des moyens, & S. Jerôme avec elles. Les Pacomes & les Hilarions s'étoient trompés de même. Les pauvres le plus groſſierement nourris, ſont plus ſujets à l'aiguillon de l'eſprit ſéminal, que les riches & les gens de bonne compagnie, quels que ſoient leurs beaux diſcours & leurs beaux ſentimens. Il eſt certain que les acteurs des aſſemblées ordinaires du monde, ne font ſouvent que babiller, médire & mentir (comme le remarque Saint Jerôme,) tandis que les malheureux couverts de haillons, jouiſſent de leur activité naturelle.

XLVII°. J'ai connu quelques perſonnes des deux ſexes qui, étant livrées à tous les excès d'un tempérament âcre & vigoureux, étoient auſſi abondamment pourvues de cette odeur mâle & *inſuave*. Cette odeur ceſſa peu à peu, & les forces diminuerent à proportion : une propreté *inodore* ayant ſuccédé à leur premier état, les deſirs de Venus étoient devenus nuls, & il n'en reſtoit plus que le ſouvenir. La peau s'étoit nétoyée, les émanations & la tranſpiration fortes s'étoient détruites, mais tout ce qui caractériſe le ſexe étoit éteint. L'inſenſibilité avoit ſuccédé aux desirs les plus vifs & les plus lascifs. Un de ces sujets, qui étoit un homme marié, étoit parvenu à un point d'apathie si caractérisée, qu'il ne sentoit plus ses chairs, même lorsqu'on les pinçoit fortement. Sa femme m'avertit du changement arrivé à l'odeur ordinaire de son mari, & ce changement avoit suivi de près l'impuissance qui s'étoit déclarée peu à peu, & qui avoit flétri les parties de la génération. J'ai vu à peu-près les mêmes phénomenes dans un autre homme qui perdit sa vigueur à la suite d'une médecine, qui laissa dans l'estomac une impression, suivie quelque temps après, d'un squirrhe mortel. Une femme, à la suite d'une médécine, qui laissa dans la région épigastrique l'impression d'une chaleur & d'un resserrement considérable, devint aussi très-propre, entierement sans odeur, sans sentiment; ses parties de la génération devinrent de même insensibles & flétries. Ces faits démontrent l'empire des forces épigastriques sur l'organisme de la semence. D'ailleurs (pour revenir à l'odeur spermatique des bons mâles) c'est un fait d'expérience aisé à vérifier. Le belier & le bouc, maîtres du troupeau, répandent une odeur d'autant plus infecte, qu'ils sont plus supérieurs à leurs semblables. Les plus estimés, les favoris des femelles font précifément les plus maigres, les plus négligés dans leur marche, les moins bien nourris, les moins propres. Confidérez ces matoux qui courent les toîts: comme ils font efflanqués, mal peignés, & comme ils infectent les maifons : mais combien ils font fupérieurs à ces chats de chambre, douillets & bien peignés! C'eft, encore une fois, parce que la cachexie féminale fympathife fingulierement avec une odeur forte & particuliere; & même, (il faut en convenir) avec un certain fond de malpropreté: elle fe conferve mieux dans les individus mal foignés, & qui ne perdent pas leur tems & leur féve à force de fe nétoyer. Les eunuques, fuivant Aëce déjà cité, étoient moins fujets à la lepre : on peut ajouter que les lépreux étoient plus vigoureux & plus fujets à l'empire de la femence que les autres. Tel eft en effet cet empire; tels font les fujets les plus diftingués: j'ai, en conféquence de ces vérités d'obfervation, craint autrefois que les étalons de nos Pyrennées qu'on a foin d'enfermer & de traiter dans des écuries clofes & bien fervies, ne devinffent parlà moins habiles, que fi on leur laiffoit prendre le grand air.

XLVIII°. Montagne difoit qu'un accès d'amour & l'orgaſme de la ſemence mettoient les hommes dans un état d'enfance. Je les croirois, plutôt, en pareil cas, dans un accès de délire & de férocité plus ou moins violente. Ils n'entendent rien ; ils ne ſouffrent aucune réſiſtance ; ils ſont ſérieux, uniquement occupés de leur beſogne. Ceux qui ſe laiſſent aiſément déranger, & qui ne perſéverent point dans une ſorte d'ivreſſe, ſont les moins pris par la paſſion, & les moins vigoureux. La colere & des propos ſans meſure entrent auſſi dans un accès d'amour. Le bouillonnement de l'eſprit ſéminal déconcerte l'ame, & la détourne de ſes plus profondes occupations. Il faut dire auſſi que la Médecine a ſans doute dû s'occuper dans notre ſiecle des ſuites & des malheurs de l'incontinence ; mais qu'elle trouve encore des occaſions de traiter les effets fâcheux d'une ſurabondance des forces viriles & ſéminales : cette ſurabondance influe ſingulierement ſur le phyſique & ſur le moral ; elle dérange toutes les fonctions : la tête s'obſcurcit & s'appeſantit ; le ſang s'agite & s'effarouche ; les reins deviennent lourds & douloureux ; les extrémités deviennent tremblantes ; les cuiſſes & leurs environs ſe briſent, & les aînes s'irritent ; une conſtipation outrée ou de fréquentes évacuations irritées, & par convulſion, s'emparent de ces malades, ainſi que l'inſomnie, les rêves pénibles, le dégoût de tout bien. On en trouve des plus chaſtes & des plus retenus, malgré la vigueur corporelle, qui ſont ſur-tout frappés vis-à-vis des Médecins d'une curioſité très-marquée, & qui demandent des détails ſur les objets qui les occupent. Leur imagination exaltée leur peint ſous les plus vives couleurs des plaiſirs dont ils attendroient beaucoup plus qu'ils n'y trouveroient en effet. La maladie de l'amour, eſpece de mélancolie chronique & différente des accès de cette paſſion, a les mêmes principes & les mêmes ſymptômes, c'eſt-à-dire, qu'elle eſt accompagnée d'un prurit habituel des parties ſéminales, & ſur-tout d'un fond de délire ſur l'objet aimé. Le vrai priapiſme & le ſatyriaſis ſont différens de la maladie de l'amour, qui occaſionne une langueur quelquefois mortelle, comme j'ai eu occaſion de l'obſerver. Tous ces effets ſi variés, ſi multipliés ſont évidemment dus à la cachexie ſéminale, & à ſes diverſes modifications. On conviendra ſans doute de l'impoſſibilité où ſont les Chymiſtes de déterminer la nature de cet eſprit ſéminal, & les propriétés par leſquelles il concourt, comme on vient de l'expoſer, à tant de phénomenes de la vie. Ils ne ſavent pas mieux comment cet eſprit ſe mêle au ſang qu'il impregne de ſes vertus; comme il en impregne l'œuf fécondé, & comme il en impregne auſſi tout le ſyſtême nerveux. Quant aux Anatomiſtes, ils ſont muets ſur ces importans objets : les Médecins y trouvent un des principaux matériaux du ſang, une des principales cauſes de la vie, de la ſanté, de la force, & de bien des maladies.

XLIX°. J'ai dit (n. 41) que le ſang s'agite & s'effarouche par la préſence de l'eſprit ſéminal; ce qui me conduit à la cachexie que je nommerois ſanguine ou *hémorragique* : c'eſt une diſpoſition dans laquelle le ſang, ne pouvant être contenu dans ſes couloirs, s'agite ou eſt agité de maniere à ſe faire jour par des hémorrhagies plus ou moins fréquentes, périodiques, critiques & actives, qu'il faut bien diſtinguer de celles qui viennent par des cauſes extérieures, par des chutes, des efforts ou des plaies. Ce n'eſt pas ici le lieu d'entrer dans un grand détail ſur ces pertes de ſang : nous n'avons à conſidérer qu'une partie des cauſes qui les operent, & qui les prédiſpoſent. Elles ſont, ſans doute, ſoumiſes à l'action des parties ſolides qui font trémouſſer & mouvoir en tout ſens le ſang dans les vaiſſeaux, ſuivant que les circonſtances l'exigent, & ſuivant l'intention de la Nature; ou la direction des oſcillations de la partie mobile & ſenſible : mais je ne puis croire que cette action des ſolides ne ſoit excitée & amenée par quelqu'autre motif que la pléthore pure & ſimple, ou la ſurabondance de ſang pur & ſain. Les uns ont trop donné, & les autres ont trop ôté à cette pléthore : elle a quelquefois lieu : il eſt des occaſions où la vigilance de la ſenſibilité vitale eſt ſurpriſe au point de trop engorger les vaiſſeaux ſanguins. Ainſi un faux appétit, un faux inſtinct, une paſſion de la nature, la gourmandiſe & les mauvaiſes habitudes engorgent trop l'eſtomac & les premieres voies. Je crois auſſi ces ſortes de faux jugemens très-rares de la part des parties qui ne jouiſſent principalement que de la ſenſibilite vitale & non réfléchie : elles ſont moins ſujettes aux caprices du ſentiment & aux autres paſſions : tels ſont les réſervoirs du ſang : mais il y a tout lieu de penſer que le ſentiment des vaiſſeaux eſt ſollicité aux hémorrhagies par quelque qualité particuliere, autre que la pléthore. Une perte de ſang eſt vraiſemblablement le produit d'un labeur interne, que ſuit à tems & à lieu le labeur de l'excrétion. C'eſt une ſorte de fievre remarquable par ſon

pouls

pouls approprié. L'Histoire de l'apparition & de la cessation des regles prouve cette vérité, non moins que plusieurs phénomenes de toutes les pertes de sang examinées de près.

L°. Les regles sont dans les femmes l'aurore & les compagnes de la puberté : celle-ci est due au développement des parties de la génération, qui font éclore l'*aura seminalis*, dont les impressions ont beaucoup de rapport à celles de la semence de l'homme. Une de ces impressions des plus notables est la perte de sang par la matrice, portée à son degré de maturation. De savans Modernes ont eu sur cette matiere des idées qui paroissent fort près de la Nature, & qui sont conformes, au fond, à celles de bien des grands hommes. Ils ont suivi dans la marche de la puberté la naissance & les progrès de l'humeur prolifique des femmes, à laquelle ils ont attribué les phénomenes des regles. Cette opinion ne manque pas de vraisemblance : bien entendu que l'effet principal de l'humeur prolifique est toujours conjoint à l'action personnelle de la matrice & à sa sensibilité vitale, à son appétit, toujours plus ou moins tourné du côté de la génération. Il est certain d'ailleurs que l'esprit séminal vivifie, renforce, & remonte tous les ressorts dans une femme comme dans un homme, & qu'il maîtrise, conduit ou dirige tout l'individu dans le physique comme dans le moral : tout cela est prouvé (n. 41) : quant aux regles, elles seroient, à ce compte, une sorte de purgation ou d'excrétion en tout semblable aux autres, & destinée à chasser du corps quelque humeur surabondante, mêlée au sang, & dont la présence nuiroit à l'individu. Les regles seroient l'effet de la cachexie séminale, & leurs accès ou périodes une crise d'une fievre particuliere. Les Anciens le pensoient ainsi, & les petites épreuves des Modernes sur cette matiere ne détruisent point l'opinion ancienne, ou du moins elles n'en ont prouvé que l'abus & l'excès. Les Anciens avoient cru trouver quelque chose de venimeux dans le sang menstruel, & ils craignoient & respectoient les émanations ou la transpiration d'une femme ayant actuellement ses regles. Les Modernes ont fait quelques épreuves contre l'existence de ce venin : il n'en est pas moins vrai que plusieurs femmes répandent, ayant leurs regles, une odeur très-remarquable & fort différente de celle qu'elles répandent en d'autres tems. Le sang des regles a une odeur bien plus forte que celui de l'hémorragie du nez dans le même sujet : les bons Accoucheurs s'orientent par l'odorat sur les qualités du sang menstruel, & ils le jugent plus ou moins naturel, & plus ou moins laiteux dans les couches. Ils sont accoutumés à juger les humeurs plus ou moins sanguines, dont leurs doigts se teignent dans les femmes qu'ils visitent. Je vis, étant bien jeune Médecin, une demoiselle qui, venant d'accoucher sans me mettre de la confidence, en imposoit à mon inexpérience, m'annonçant qu'elle avoit eu une perte ou une surabondance de regles : je la traitois en conséquence de son dire : mais elle ne put en imposer à sa mere, qui prononça que les chauffoirs n'avoient pas l'odeur des regles ordinaires de sa fille, & qu'il y avoit quelque chose de laiteux. Deux jours suffirent pour vérifier la chose, & pour m'orienter. J'ai vu une femme qui, dans le tems de ses regles, cailloit le lait qu'on lui servoit, pourvu qu'elle l'exposât pendant quelque tems à son athmosphere.

LI°. Il y a quelque chose de caché : il y a une grande quantité d'émanations invisibles dans l'excrétion menstruelle réduite par les Médecins Hydrauliciens à une maniere d'écoulement forcé, & qui n'a, suivant eux, d'autre cause que la pléthore, de bon sang & d'autre destination que celle de la diminuer. Il paroît plus conforme aux loix de la Nature de comparer cette excrétion à tous les autres, comme je l'ai fait il y a long-temps. Il y a aussi tout lieu de croire que, lorsque l'action vitale fait tant que de préparer & de façonner, pour ainsi dire, une perte de sang, c'est pour mettre dehors quelque partie excrémentitielle. On convient que le sang se purge par diverses excrétions, &, pour ainsi parler, en se décomposant : il peut de même se purger en perdant une partie de lui-même, avec l'humeur étrangere qu'il entraîne. On sait que le poison du serpent *Hémorrhoüs* a la propriété de procurer des pertes de sang par tous les vaisseaux : cette agitation extraordinaire n'a d'autre but du côté de la Nature, que le changement & l'expulsion du poison : c'est aussi ce qu'on peut dire du scorbut ; ainsi les regles des femmes sont excitées par une surabondance d'esprit séminal, qui se joint au jeu de la matrice. Je l'ai déjà dit (n. 49) : cet effort est un vrai mouvement fiévreux, marqué par son rithme du pouls, & suivi ou calmé par la crise qui est l'évacuation sanguine. Il est aisé d'appercevoir, en pareille circonstance que, dans beaucoup de femmes, tous les couloirs se mettent de la partie, & qu'ils regorgent d'humeurs excrémentitielles, qui se joignent à l'*aura seminalis*, & qui échappent par les routes que cet *aura* fait ouvrir. Cette abondance d'humeurs complette les regles qu'on appelle *maladies* dans quelques Provinces. Je ne ſaurois compter le nombre des jeunes filles qui, à l'apparition de leurs premieres regles, de même que les femmes reglées depuis long-temps, ſe couvrent vers les cuiſſes & dans d'autres parties du corps, d'éruptions dartreuſes, éréſypélateuſes, muqueuſes ; en un mot, les regles ſont une vraie dépuration des humeurs.

LII°. Les accès d'orgaſme amoureux auxquels ſont ſujettes les femelles des animaux, occaſionnent un prurit, un engorgement, un gonflement conſidérable des parties qui laiſſent échapper du ſang avec des liqueurs blanches : ce flux eſt marqué par tous les ſignes d'une ſenſibilité fiévreuſe : on diroit que c'eſt un abcès qui creve. La chaleur, la fievre, au moins dominante dans la partie affectée, l'érétiſme, le ſpaſme, joints à la ſurabondance & au bouillonnement de la liqueur ſéminale, concourent à cette érection & à l'évacuation muqueuſe & ſanguine. Ce travail rappelle à merveilles les regles des femmes : les premieres des jeunes filles ſont ſur-tout très-approchantes quelquefois de l'évacuation d'une ſorte d'abcès. Il ſeroit curieux de voir les Hydrauliciens appliquer à ces ſortes de ſcenes ſouvent très-douloureuſes, leurs belles découvertes ſur la pléthore, la dilatation des vaiſſeaux, leur poſition perpendiculaire, le poids de la colonne du ſang. On pourroit auſſi demander à quelques Modernes, s'ils croyent que la perte de ſang qui, dans les chiennes, par exemple, imite les regles des femmes, eſt d'un bien bon ſang, ſans virulence, ſans une ſurabondance d'eſprit ſéminal plus ou moins exalté. Mais j'ai parlé il y a long-temps (*a*) de cette fonction de la matrice & de ſes pareilles, dues à l'activité du genre nerveux, à un ſurcroît ou un accès de ſenſibilité générale & locale qui caractériſe tout travail glanduleux, & tout labeur excrétoire. Ici nous conſidérons l'objet particulier des regles du côté du bouillonnement, du picotement, & de la ſurabondance des humeurs, ſur-tout de l'eſprit ſéminal qui produit dans la matrice & dans tout le genre vaſculeux, des effets qui imitent ceux que produit le venin du ſerpent *Hemorrhoüs*. Vous obſerverez dans toutes les hémorrhagies des deux ſexes, & non moins évidemment que dans celle de la matrice, un travail fiévreux & préparatoire,

(*a*) Recherches ſur les glandes.

un bouleverſement des fonctions naturelles, une agitation conſidérable de la part du ſyſtême vital; & vous ne douterez point, ſi vous ſuivez exactement l'hiſtoire & tous les phénomenes des hémorrhagies, que le ſang qui ſe répand n'emporte avec lui quelqu'humeur combinée dans la maſſe entiere, ou bien ſiégeant particulierement dans la partie qui eſt le ſujet de l'hémorrhagie : il y a, outre l'eſprit ſéminal qui préſide aux hémorrhagies de la puberté, d'autres humeurs qui excitent auſſi des pertes de ſang. Enfin vous verrez avec ſurpriſe (pour le dire en paſſant) combien les Anatomiſtes ſont reſtés en arriere ſur un objet qui étoit entierement de leur reſſort. Ils avoient à obſerver dans les ouvertures des corps morts avec des hémorrhagies, par quel méchaniſme l'hémorrhagie s'étoit faite, quels changemens avoient ſoufferts les parties d'où le ſang ſortoit. Morgagni n'a rien défini ſur cette queſtion. Ceux qui l'avoient précédé n'en ſavoient pas davantage. J'annonce pourtant qu'il y a des vérités anatomiques à découvrir ſur cet objet, & qu'en un mot ceux qui croient bonnement que l'hémorrhagie, par cauſe interne & à la ſuite de la fievre *hémorrhagique*, (telle que la fievre hémorrhoïdale, par exemple, ou la fievre de l'hémopthisie, ou autres,) n'est due qu'à une pure & simple déchirure des vaisseaux, se trompent parfaitement. Il est enfin permis de prendre pour certain, qu'une hémorrhagie naturelle n'est jamais de sang parfaitement pur, & qu'elle dispose les parties par où elle se fait, de maniere à laisser des traces d'une humeur autre que le sang. Cela se prouve aussi par la raison que les pertes cessant, ou ne se faisant qu'à moitié, les traces de l'humeur qui s'évacuoit avec le sang, paroissent sensiblement dans les parties. J'ai vu, entr'autres, un jeune pubere toujours disposé à l'hémorrhagie du nez, laquelle ne venoit jamais qu'incomplettement : chaque mois, ou environ, l'hémorrhagie se montrant sans se completter, il survenoit une grosseur, tantôt aux glandes du col, tantôt à la peau, à la jambe, aux bras, & ces grosseurs, qui étoient de vraies concrétions lymphatiques, restoient de maniere qu'on pouvoit, par leur nombre, calculer celui des hémorrhagies. Ce jeune homme mourut hydropique, & complettement tuberculeux de par-tout. Ce que j'eus lieu d'observer dans le traitement, où les saignées ne furent point épargnées, me conduit naturellement à faire remarquer aux Praticiens, qu'ils peuvent se tromper s'ils croient que les ſaignées ou hémorrhagies artificielles peuvent ſuppléer en tout aux naturelles. Ils verront celle-ci, lorſqu'elles viennent, par exemple, du nez, avec force & déciſion, empêcher l'engorgement des glandes que les ſaignées ne font que développer : ils verront qu'une hémorrhagie naturelle ſuſpendue, eſt ſouvent ſuivie de dartres, de divers flux ſéreux auxquels l'hémorrhagie ſuppléoit, au lieu que les ſaignées ne font ſouvent qu'aggraver les dartres & les autres flux.

LIII°. Paſſons à d'autres cachexies : la graiſſeuſe ou huileuſe, & l'aqueuſe ou ſéreuſe. La premiere, c'eſt-à-dire la ſurabondance de la graiſſe dans le corps vivant, ſe préſente ſous deux principaux aſpects : 1°. lorſqu'elle s'établit, lorſque la graiſſe prend le deſſus, de maniere à imprimer dans le ſujet où cette révolution arrive, le caractere de gras & de replet : 2°. lorſqu'elle ſe détruit ; lorſque la graiſſe figée ſe diſſipe, & qu'il lui arrive une révolution vulgairement compriſe ſous le nom de gras fondu dans la maréchalerie. Qu'on diſe tant qu'on voudra que la graiſſe n'eſt autre choſe que la portion huileuſe des alimens figée par un acide ; & cela parce qu'il y a des acides qui figent certaines huiles. Ce n'eſt pas ce dont il s'agit parmi nous.

Les Anatomiſtes ont fort bien démontré que la graiſſe ne ſe forme pas ordinairement dans toutes les portions du ſyſtême du cerveau, ni de ſes prolongemens nerveux, non plus que dans les ligamens & les tendons. Ces parties, que les Anciens appelloient ſpermatiques, n'aiment point la graiſſe : elle eſt auſſi bannie du ſyſtême des viſceres parenchimateux, tels que l'intérieur du foie, de la rate, du poumon, & du tiſſu intermédiaire & cortical des reins, & des glandes qui aiment pourtant à croître dans des lieux graiſſeux. Il y a donc des endroits du corps particulierement propres à ces amas de graiſſe plus ou moins ſurabondans. Il y a des organes qui leur ſont deſtinés ; il y a une diſpoſition particuliere du tiſſu cellulaire qui appelle, qui forme, qui contient la graiſſe. L'intérieur des os en eſt rempli ; car la moëlle n'eſt que de la graiſſe en effet. Il s'agiroit pour les Anatomiſtes, de diſtinguer l'eſpece & la ſtructure du tiſſu dans lequel la graiſſe s'aſſemble : ils ont tenté la réſolution de ce problême, mais inutilement. L'hiſtoire des glandes ſécrétoires graiſſeuſes ne dura point : ainſi l'on n'eſt pas aſſez éclairé ſur cet objet, malgré les travaux de beaucoup d'Anatomiſtes. Mais il eſt aſſez généralement convenu parmi eux, que la graiſſe a ſes cellules, ſes véſicules, ſes vaiſſeaux, & qu'elle circule & s'agite ſans ceſſe dans ſes réſervoirs, dans ces amas, que la chaleur de la vie liquéfie, & que la mort glace & fige au point d'en faire des maſſes qui ont l'air de ſuif figé & d'un corps ci-devant liquide & glacé par le froid, ainſi que cela arrive, par exemple, à l'eau. Ces aſſertions ſont avouées, quoiqu'il ne paroiſſe point aiſé de déterminer ſi c'eſt uniquement au degré de chaleur de la vie que la graiſſe doit ſon mouvement, ſi elle eſt paſſive & ſeulement ſoumiſe à cet agent général qui cauſe le froid & le chaud, qui fige ou liquéfie les liqueurs de l'atmoſphere. En effet, cette chaleur dure ſouvent après la mort, fort peu éloignée de ſon degré naturel, & cependant les amas graiſſeux dont on vient de parler, ſe forment dès que la ſenſibilité vitale abandonne ſon ſujet. Ce n'eſt point une choſe aiſée, dans les ouvertures des animaux encore vivans, de ſaiſir le moment précis où la graiſſe du cœur, par exemple, ſe fige, ou va ſe figer: je le déclare pour y avoir regardé de très-près, & pour n'y avoir rien pu découvrir de bien déterminé. Le mieux eſt de s'en tenir à penſer que ces maſſes & concrétions graiſſeuſes qui ne ſemblent que de la graiſſe figée, comme dans un vaſe expoſé au froid de l'atmoſphere, ne ſont en effet qu'un compoſé de membranes particulierement repliées qui, ſe reſſentent de la motitation de la vie, & concourent à l'agitation de la graiſſe, non moins efficacement que la chaleur. La graiſſe a auſſi ſa petite vie; elle la conſerve même dans ces animaux qui, pendant l'hiver, ſemblent glacés. Il faut dire un mot de ſa circulation prétendue. Cette expreſſion eſt trop vague : elle ſuppoſe que la graiſſe, ainſi que le ſang dans ſes vaiſſeaux, eſt conſtamment & continuellement pouſſée des arteres aux veines, & qu'elle participe à la force du cœur. J'ai peine à le croire; c'eſt préciſément comme ſi on me diſoit que la bile de la véſicule du fiel circule. Non, elle s'arrête, elle croupit, elle s'agite, elle ſort au beſoin de la poche qui la contient, & dans laquelle pourtant elle demeure animée à ſa maniere; il en eſt de même de la graiſſe. Si les Anatomiſtes n'ont voulu dire que cela, il eſt aiſé d'être d'accord avec eux. Le mot de circulation qu'ils ont adopté peut emporter une autre idée. Il n'en eſt pas moins vrai que la graiſſe fume pour ainſi dire, & qu'elle tranſpire ſans ceſſe, qu'elle pénetre à la maniere des émanations dont j'ai parlé (n. 33 ,) tout le tissu qui avoisine ses réservoirs, & aussi qu'elle demeure en dépôt pour servir aux besoins de la Nature, à l'empire de laquelle elle est soumise. Voilà un double emploi ou un double usage de la graisse dont nous reparlerons.

LIV°. Occupons-nous d'abord de la maniere dont elle croît & augmente quelquefois exorbitamment, avec une surabondance très-marquée. Voilà un phénomene dont nous ne connoissons ni la cause, ni le dessein, s'il y en a quelqu'un dans cette espece de pléthore. Il faut se borner à la prendre sur le pied d'une sorte d'incommodité, ou de maladie dont on ne peut que suivre les progrès & quelques effets. Elle se montre & s'accumule quelquefois tout d'un coup, & par une révolution prompte dont le méchanisme échappe à nos connoissances. J'ai, une fois seulement, trouvé une maladie, la fievre de vingt-un jours, dont la crise principale fut une monstrueuse poussée de graisse : c'étoit dans une jeune fille qui avoit eu ses regles depuis peu de temps. J'ai vu & suivi trois jeunes filles, toutes les trois devenues épileptiques à l'âge de la puberté ; chaque attaque, pour ainsi dire, les engraissoit & les fortifioit, au point qu'elles devinrent coloſſales , *homaſſes* , ſi graſſes , ſi pleines de ſucs graiſſeux, qu'elles faiſoient peur à voir. On le ſait, la croiſſance & l'extenſion du corps en tout ſens , eſt un phénomene qui ſuit ſouvent les maladies ; mais la cachexie graiſſeuſe arrive communément avec plus de lenteur que dans les filles dont je viens de parler , & elle n'eſt pas toujours de durée : c'eſt un amas paſſager : il y a même des convaleſcences caractériſées par un amas de mauvaiſe graiſſe. L'âge où la bonne graiſſe ſe forme , eſt communément l'enfance, puis le déclin de l'âge viril dans les hommes, & la fin des regles dans les femmes. Tout dépend auſſi du tempérament , de la conſtitution particuliere : d'ailleurs quoi qu'il ſoit vrai de dire que les eunuques engraiſſent plus que les autres hommes, ce qui fait penſer que la cachexie ſéminale s'oppoſe à la graiſſeuſe ; on voit cependant de très-bons mâles prodigieuſement gras, de même qu'on en voit de cette même conſtitution, dont les paſſions ſont très-vives , l'eſprit fort délié, les ſens très-délicats , l'ame & le cœur fort élevés ; je ne ſai pourquoi on croit communément le contraire. Il faut en dire autant des gros mangeurs qui ne deviennent pas toujours gras, & qui, au contraire, demeurent quelquefois très-maigres. Il n'eſt pas vrai, dis-je, que les hommes & les femmes dans leſquels la graiſſe domine, ſoient conſtamment les plus gros mangeurs. Enfin il n'eſt pas vrai que les gens gras ſoient toujours les plus portés à l'aſſoupiſſement, aux maladies ſoporeuſes. J'en ai vu un monſtrueuſement gras, arriver à l'âge de quatre-vingt-quatre ans, ſans avoir jamais eſſuyé d'autre maladie que la ſurabondance de ſa graiſſe, dans laquelle il tomba pendant la révolution de l'âge viril, après avoir été très-maigre dans ſa jeuneſſe.

LV°. Encore une fois, on ne ſait à quoi tient la diſpoſition à la ſurabondance graiſſeuſe : quoiqu'on ſache l'amener, pour ainſi dire, à volonté dans quelques animaux domeſtiques : on les renferme dans l'obſcurité; on leur creve les yeux, comme ſi la vue & le mouvement s'oppoſoient également à la formation de la graiſſe, & comme ſi le déplaiſir de la priſon où l'on renferme ces animaux, les portoit au ſommeil, & les tournoit à la graiſſe. La caſtration eſt encore un moyen connu pour engraiſſer la volaille, les cochons & les veaux, qu'on ſaigne ſouvent pour le même objet, afin que la cachexie graiſſeuſe prenne le deſſus ſur la ſanguine. On fait plus dans quelques-uns de ces animaux; on les nourrit; on les remplit & on les *guede* par force. C'eſt ainſi que les bonnes ménageres empâtent leurs oyes dans nos Provinces: elles leur rempliſſent deux ou trois fois par jour le jabot de pâte & de grain: ce ſac acquiert une étendue énorme; il devient ſi lourd, qu'il emporte tout le reſte du corps par ſon poids: il rend l'animal immobile & déſormais occupé uniquement à digérer par force, à devenir un être approchant du végétal, ſans autre force que celle de la force vitaſe & digeſtive. Ce qu'il y a de ſingulier, c'eſt que ces animaux qu'on nourrit par force, & qu'on engraiſſe malgré eux, s'accoucoutument & ſe plaiſent à cet *avalement* pareſſeux & paſſif. Tout leur ſentiment eſt concentré dans celui de l'eſtomac: le deſir de la conſervation ou de la digeſtion a éteint tous les autres: ainſi, (on peut le dire à la honte de l'Humanité) quelques gourmands paſſionnés pour la table & pour le manger, s'engraiſſent & ſe nourriſſent paſſivement, par habitude; ils ont accoutumé leur eſtomac à digérer ſans ceſſe. Il ne leur manqueroit, pour aſſouvir leur goût, que d'être *guedés* & *pâturés* par une main habile. Peut-être s'en trouveroit-il parmi eux qui, à ces conditions, renonceroient au ſens de la vue & à tous les autres, même à la liberté.

liberté. Il y a cependant des hommes de cette espece grasse & mangeuse, qui annoncent très-bien les inconvéniens de leur état ; mais ils ne peuvent contenir leur passion, dont ils prévoyent à merveille les suites : la raison se taît vis-à-vis d'un accès de sentiment : celui de la digestion & & de la faim est un des plus difficiles à contenir : il prend souvent un ton de passion indélébile : au reste un phénomene remarquable de ces animaux ainsi engraissés est la grosseur & la blancheur qu'acquiert leur foie. La cachexie graisseuse a vaincu la bilieuse : la bile a perdu sa séve & sa vivacité : la graisse n'auroit pas pris le dessus, si la bile avoit dominé. Cette liqueur paroît au moins aussi opposée à la graisse que la liqueur spermatique : ces considérations mériteroient l'attention de ceux qui ont prétendu que la graisse est faite pour fournir un des matériaux de la bile, & qui ont suivi le sang, s'engraissant dans les rameaux de la veine-porte aux dépens de l'épiploon & des autres visceres abdominaux.

LVI°. Les opérations pour engraisser les animaux domestiques réussissent en automne, d'autant mieux que cette saison est celle que la Nature a affecté au domaine de la graisse. On voit le gibier engraisser en peu d'heures : les chasseurs savent vous dire qu'il ſera plus gras aujourd'hui qu'hier. Une journée un peu ſombre, un brouillard épais rendent les grives des Pyrenées qui ne valoient rien la veille, plus délicieuſes que Lucullus ne pouvoit les manger : il eût envié le ſort de ces gourmands (nommés *Truquetaulés*), qui ſont à la recherche de ces oiſeaux engraiſſés du ſoir au matin. La tranſpiration retenue ſemble ſe changer en graiſſe, & l'air rafraîchi la laiſſe mieux germer que le tems chaud. On pourroit dire auſſi que l'augmentation de la graiſſe en automne eſt due à une ſorte de prévoyance de la Nature, qui met en dépôt de quoi concentrer la chaleur, & conſerver le jeu des fonctions pendant l'hiver ; de quoi réparer le défaut d'alimens à craindre en ce tems-là. Cela ſe vérifie ſur-tout dans les animaux qui ſe terrent, & qui paſſent l'hiver à dormir, ou à être dans un état pareil à cet aſſoupiſſement qui gagne les gros mangeurs après leurs repas. On ſait que ces animaux ſe réveillent au printemps beaucoup plus maigres que lorſqu'ils s'étoient endormis en automne : ce qui prouve que la graiſſe a ſervi à leur ſubſiſtance pendant la ſaiſon du ſommeil. L'action vitale, conſervatrice & ſenſible n'a donc pas perdu ſes droits ſur le corps graiſſeux, quelqu'éloigné qu'il paroiſſe des divers centres du mouvement d'où partent les principaux inſtrumens de l'animalité. Le repompement de la graiſſe ſe fait d'une maniere graduée & proportionnée aux beſoins de l'individu : il eſt même probable, ou plutôt démontré que le ſentiment de la Nature qui veille à la diſtribution & au reflux de la graiſſe, ſuivant le beſoin, préſide auſſi à la formation & à l'accumulation de la graiſſe par un inſtinct fondé ſur le beſoin, par une ſenſation particuliere qui peut devenir exceſſive comme toutes les autres. La collection de la graiſſe ſeroit, à ce compte, une ſorte de débauche ou d'erreur de la Nature dans les ſujets qui ne doivent pas manquer de nourriture : ce ſeroit un faux jugement de l'archée ou de l'ame conſervatrice, ſuivant l'opinion de Stahl : mais ces idées relevées ne ſont pas faites pour plaire à tout le monde. Convenons d'ailleurs que la formation de la graiſſe paroît avoir tant de rapport avec celle des amas huileux & réſineux dans les végétaux, que cette fonction des animaux les met tout à côté des plantes. C'eſt un des *latus* par leſquels les deux regnes ſe touchent. La formation & l'accroiſſement des ſucs huileux ſe faiſant dans les végétaux par une opération approchante des opérations purement chymiques & non animées, (quoiqu'on ne puisse refuser aux plantes une disposition particuliere à choisir ce qui leur convient); on pourroit soutenir que la collection de la graisse se fait de même dans les animaux. C'est aux Chymistes à s'occuper de cette espece de méchanisme qui peut être de leur domaine, & qui les rapproche des loix du corps vivant végétal, & même sensible ou animal. On ne risque pas d'être démenti, en avançant qu'ils ne sont pas jusqu'ici arrivés plus près du but que ceux qui, bannissant du corps vivant toute opération corporelle, chargeroient, comme nous venons de l'indiquer, le principe sensible de toute la manœuvre & de toute l'économie qui concernent le corps graisseux.

LVII°. Quoiqu'il en soit, il est certain que les amas de graisse diminuent dans le corps vivant avec économie, graduellement & à proportion du besoin qu'éprouvent les individus privés de la fonction digestive de l'estomac : cette fonction se transporte, pour ainsi dire, dans le corps graisseux, & y fait son travail, ainsi que la fonction productrice du lait passe de la matrice aux mammelles (n. 52). C'est une des manieres dont le corps graisseux se vuide & se défait du fardeau dont il étoit chargé, dans les animaux qui ne mangent point en hiver. On peut le demander d'après cette observation : est-il donc si raisonnable qu'on le pense, de forcer au mouvement, & de priver le plus qu'il est possible du sommeil ceux qui sont sensiblement affectés de la cachexie graisseuse? Le jeûne prolongé, avec du repos & du sommeil, ne produiroit-il pas des effets approchans de ceux qui se passent dans les animaux qui se terrent pendant les temps froids, & qui se renferment dans un degré modéré de chaleur; tandis qu'on affecte d'exposer au plus grand froid les hommes très-gras qu'on voudroit maigrir? Est-il prudent de leur faire boire abondamment des liqueurs rafraichissantes, tandis qu'on ne doit point ignorer que la transpiration aqueuse, retenue par le froid extérieur, paroît se changer en graisse (n. 53)? Passons à une maniere de maigrir différente de celle qui dépend du défaut d'occupation de la part de l'estomac : c'est l'effet des maladies. La graisse se détruit ordinairement dans le cours de leurs révolutions, pendant leurs évacuations, & quelquefois même sans qu'elles paroissent bien considérables : pourquoi? Y a-t-il dans cette expulsion & destruction de la graisse quelque vue particuliere de la part de la Nature conservatrice? Ou bien la diminution de la graisse n'est-elle qu'un effet néceſſaire & la ſuite pure & ſimple du dégorgement des vaiſſeaux? Le parti des Méchaniciens eſt ſans doute trop tôt pris vis-à-vis de la réſolution de ces problêmes. Je les ai vus autrefois réſoudre par le Profeſſeur Fizes; il avoit adopté à Montpellier, & il ſoutenoit à ſa façon le ſyſtême de Vieuſſens, qui a eu depuis tant de vogue ſous des noms empruntés, & dont on ne peut cependant refuſer la création & la publication aux Profeſſeurs de cette célebre école. Fizes, en expliquant les problêmes dont il vient d'être queſtion, ne ceſſoit de nous parler du *principe vital*, auquel il prétendoit que la fievre & ſes ſuites ſont directement oppoſées. *Febris principio vitali directè oppoſita*: notre Profeſſeur l'a répété cent fois; il l'a imprimé dans toutes les occaſions qui ſe ſont préſentées. Il ne manquoit pas de dire que la diminution de la graiſſe, portée à un certain point, eſt ainſi que la fievre oppoſée au principe vital. Il nous permettoit quelques demandes, & nous lui en faiſions pour nous inſtruire. Nous lui demandions comment, la formation naturelle de la graiſſe étant l'ouvrage du principe vital, la diminution de la même graiſſe, quelquefois favorable, eſt pourtant oppoſée à ce même principe; comment l'excès de la graiſſe produite par ce principe & sa diminution excessive à laquelle il préside aussi, lui étoit pourtant directement opposée. Nous demandions de proche en proche pourquoi ce principe créateur de toute action dans le corps, & créateur d'une fievre quelquefois salutaire, procuroit aussi la fievre destructive de la vie. Nous demandions enfin ce que c'est que ce principe vital qui opere le blanc & le noir, qui préside à ce qui lui est opposé, comme à ce qui est nécessaire à son existence? Fizes nous en donnoit plusieurs définitions, mais toutes obscures, n'apprenant rien; c'étoit des vaisseaux engorgés ou libres, des sucs épais ou dissous, des loix d'hydraulique & de méchanique: en un mot, nous crûmes découvrir que ce que Fizes nous enseignoit n'étoit (ainsi que le *vis vitæ* d'une autre école méchanicienne) qu'une suite d'énoncés, embarrassés, inintelligibles, faux & paroissant imaginés pour ne pas user du langage connu aux Médecins; pour ne pas prononcer le mot de *Nature*, sacré chez les Anciens, ni celui d'*ame conservatrice*, sacré chez les Animistes que notre Professeur n'aimoit point, non plus que les Helmontiens. Sauvages, ennemi des Méchaniciens, & Animiste décidé, avoit toujours, ainsi que Stahl, recours à l'ame raisonnable qu'il mettoit à la place de la *Nature* & de l'*archée* : ſes énoncés étoient plus clairs, plus francs, moins entortillés que ceux de Fizes. Lamure & Venel ſavent que notre ſenſibilité & mobilité inhérentes à l'élément de l'animalité, & éclairées ou enrichies dans l'homme par la préſence de l'ame ſpirituelle & immortelle, prit naiſſance des diſputes de Fizes & de Sauvages. Notre ſyſtême fut trouvé plus ſimple & plus naturel que celui de nos Profeſſeurs : nous l'avons vu reparoître depuis nos premiers eſſais ſous le nom d'*irritabilité* ; dénomination ſur laquelle peu de gens bien éclairés ont pris le change. Le ſyſtême de Fizes paroiſſoit être dans l'oubli, le nom de *principe vital* commençoit à vieillir; mais il vient de prendre un nouvel éclat entre les mains d'un ſucceſſeur de Fizes. M. Barthés, s'élevant bien au-deſſus de ſon devancier, n'a retenu que ſon expreſſion. Il n'eſt point Méchanicien comme Fizes ; mais il le ſuit dans le dégoût qu'il avoit pour la *nature des Anciens*, pour l'*archée*, pour l'*ame* des Stahliens, & peut-être pour *la ſenſibilité & la mobilité vitale.* Ainſi le *principe vital* n'eſt plus la méchanique du corps dépendante de ſa ſtructure : il n'eſt point la nature, il n'eſt point l'ame, il n'eſt point la ſenſibilité de l'élément animal : comment &

en quoi en differe-t-il ? Ce ſera à MM. Lamure & Venel, & enſuite à M. Fouquet qui s'eſt déclaré ouvertement pour la ſenſibilité, à éclaircir ce qui peut avoir trait à cette queſtion. Je me contente de les interpeller en paſſant; ils diront s'il n'eſt pas vrai que nous faiſions jouer à la ſenſibilité le même rôle qu'on attribue aujourd'hui au *principe vital*; ſi ce n'étoit pas depuis Fizes & Sauvages la doctrine ordinaire de Montpellier, à laquelle on doit féliciter des Savans étrangers de s'être attachés. Il peut y en avoir parmi eux qui ayent imaginé cette doctrine, & nous pouvons aſſurer que cette idée doit leur faire honneur. Qu'ils ſoient Eſclavons, Vandales, Danois ou Ruſſes, peu doit importer à ceux de Montpellier; où l'on eſt accoutumé depuis tant de ſiecles, à l'étude & à la diſcuſſion de toutes les opinions de Médecine, originairement arrivées dans cette Univerſité & dans celle de Paris, par la voie des Grecs, des Arabes & des Juifs. Quelques Modernes s'y étant placés entre les Anciens, entre les Méchaniciens & les Stahliens, y cultivent encore leur doctrine. Quoiqu'il en ſoit, le problême de la diminution de la graiſſe, dans les maladies, n'eſt pas encore bien éclairci.

LVIII°. Nous retrouvons la graiſſe dans la

matiere des évacuations, dans les urines, les excrémens du ventre, & même dans les crachats & les sueurs. La graisse ayant d'abord pris le dessus, & venant ensuite à se fondre, elle inonde tout, par maniere de colliquation : sans cependant reprendre la disposition qu'elle avoit à se figer ; elle se perd, un peu dénaturée, & mêlée à quelqu'autre substance. Ce seroit aux Chymistes à déterminer cette opération (de la fonte & de la colliquation de la graisse) directement contraire à sa formation & à sa collection. Un autre objet digne de leur curiosité, & dans lequel notre organisme ne paroît pas tout expliquer, est la reproduction subite de la graisse dans les convalescences des gens gras, qui parvenus après une maladie à n'avoir que la peau & les os, redeviennent, en peu de temps, non moins fournis de graisse qu'ils l'étoient avant leur maladie. Elle n'a pu, non plus que les effets des remedes, empêcher la rechute de la cachexie graisseuse : ce qui indique que cette cachexie tient radicalement au tempérament, à une disposition indélébile, à l'action de quelqu'organe particulier, à l'intention de la partie sensible qui cherche & préfere dans les alimens, les matériaux de la graisse, &c. Je ne sais si on m'a trompé, lorſqu'on m'a dit que Cheine, Médecin Anglois, qui étoit très-gros & très-chargé de graiſſe, ſavoit ſe maigrir par des remedes, mais ſeulement pour un temps; il ne put jamais éviter de tomber dans la diſpoſition exceſſive à la graiſſe qui lui étoit naturelle. On voit tous les jours faire des eſſais, par des perſonnes chargées de graiſſe. Je n'en conſeille aucun, n'ayant rien vu à cet égard qui ne fut plus nuiſible que profitable. Un des grands abus de la Chymie, ſeroit, en pareil cas, d'eſſayer des drogues dirigées d'après les idées ſur la formation chymique de la graiſſe. Si comme je le diſois (n. 54,) on alloit prendre pour principe que la graiſſe n'eſt que de l'huile figée par un acide, & partir de ce principe pour faire des eſſais de drogues réputées propres à détruire cette union, j'oſe avancer qu'on trouveroit des obſtacles inſurmontables. Il faut attendre qu'un hazard heureux nous éclaire.

LIX°. M. Bourgelat, célebre Hippiatre de notre ſiecle, prétend que la maladie, nommée *gras fondu*, dans les chevaux, n'eſt autre choſe qu'une inflammation d'entrailles, avec des évacuations purement glaireuſes & muqueuſes. Cependant nous connoiſſons (n. 58) des excrémens gras & des urines graisseuses & huileuses. L'octogénaire monstrueusement gras dont j'ai parlé (n. 53), finit par un dévoiement colliquatif qui paroissoit graisseux & huileux : il mourut comme un squelette, couvert d'une peau si ample, qu'elle faisoit, en la repliant, le tour de chaque membre. Il y a toute apparence que les chevaux sont sujets à de pareilles fontes qui seroient leur *gras fondu*. Une dyssenterie amene sans doute des évacuations glaireuses & muqueuses ; mais il peut se mêler aux glaires & au sang des sucs gras & huileux, sur-tout lorsque la colliquation se met de la partie. Hyppocrate connoissoit les excrémens gras & les urines huileuses. Nous les distinguons journellement, du moins quant aux excrémens du ventre ; & ils sont toujours d'un assez mauvais augure. J'avoue cependant qu'il peut rester quelques doutes à cet égard. L'air huileux, luisant, gras, dont nous jugeons à l'œil, n'est pas suffisant pour assurer que ce que nous appercevons est de la graisse pure & coulante. Il faudroit savoir si elle est inflammable, si elle tache les étoffes de laine, si elle se fige au froid : je n'en ai point fait l'épreuve. Il y a eu de grandes disputes sur les urines huileuses & grasses dans les vieilles Ecoles : tout cela ne nous a pas parfaitement instruits. Peut-être la graisse ne sort-elle jamais que mêlée, que combinée avec quelqu'autre corps, & en maniere de savon, comme disent les Chymistes. C'est à eux à faire des recherches sur ces objets, & à bien déterminer ce que c'est enfin que ces matieres grasses, sébacées, huileuses, qui se trouvent dans les divers excrémens. Les Chirurgiens en rencontrent souvent dans certaines tumeurs, dans les plaies & les fistules des parties graisseuses; ils n'en trouvent point dans le tissu des cicatrices où l'organe graisseux est détruit. Il me semble avoir vu couler de la graisse de certaines ouvertures fistuleuses: j'ai cru la voir suinter sur des corps extrêmement gras, sur le dos & les autres parties des cochons, par de petites déchirures de la peau. Les glandes du croupion des canards, & autres oiseaux aquatiques, celles de la tête des poissons contiennent une humeur grasse, & je crois inflammable. Il demeure toujours certain que le corps graisseux fournit à toutes les parties, à toutes les fibres, une rosée huileuse qui les préserve de la concrétion, & qui se mêle singulierement avec la rosée aqueuse de la transpiration, & autres (n. 33.) Elle fournit aussi, dans bien des cas, une partie de la nourriture,

& la portion de graisse qui va s'incorporer au sang, & s'y combiner, comme dans les évacuations grasses, avec un fond de glaires ou de suc muqueux, qui est toujours la base du sang. On pourroit dire qu'on trouve quelquefois du sang gras, & du sang maigre, apparemment suivant que la cachexie graisseuse a gagné plus ou moins cette liqueur rouge. Il faudroit savoir aussi si le sang qui paroît gras, est plus ou moins inflammable que celui qui paroît maigre.

LX°. J'ai déja parlé de la cachexie aqueuse ou séreuse (n. 34.) J'ai emprunté son nom pour le donner à toutes les autres surabondances d'humeurs. Ce n'est pas une petite affaire que de déterminer à quel point commence dans le sang, & dans toutes les autres liqueurs, la surabondance d'eau. Tout le corps n'est qu'une fumée aqueuse infiltrée dans une substance spongieuse (n. 39.) La proportion des parties constituantes du sang qui nagent dans une certaine quantité de sérosité, n'a pu jusqu'ici être saisie. On reste, à cet égard, dans le vague, comme sur beaucoup d'autres objets. Ce seroit à ces limites que commenceroit l'empire de l'analyse chymique, qui n'a pas encore appris quelle est la quantité d'eau nécessaire à chaque partie aliquote du sang. On ignore de même quelle eſt la quantité d'eau dans quoi ces parties doivent nager, pour qu'il en réſulte un tout bien proportionné. J'en ai dit mon avis ailleurs (*a*). Cela regarde la grande affaire des liqueurs épaiſſes, diviſées, diſſoutes, délayées; dénominations trop vagues, trop indéciſes, & par conſéquent trop répétées. La cachexie aqueuſe ſe joint ſouvent à la muqueuſe, (n. 33;) elles ne ſemblent différer que du plus au moins; elles ſiegent principalement dans le tiſſu cellulaire, qui quelquefois acquiert une énorme étendue. Ces expanſions jouent, pour ainſi dire, la graiſſe. On les voit être la ſuite d'une ſuſpenſion prompte de la tranſpiration, ſur-tout de celle qui, vers le point du jour, plus qu'à toute autre heure, ſort à flots, comme Sanctorius le ſavoit. Je compte huit ou dix ſujets qui, ſe trouvant expoſés à la fraîcheur & aux variations ſubites de l'air, à cette heure préciſément, devinrent généralement bouffis & d'une groſſeur énorme. Une ſtricture des entrailles un peu continuée, comme dans les attaques de vermine, amene auſſi ces bouffiſſures; ce que les obſervations journalieres prouvent. Les obſtruc-

(*a*) Voy. ci-deſſus, cinquieme Partie.

tions des viſceres, la groſſeſſe, les reliquats des maladies de la peau, ſont ſouvent ſuivies d'engorgemens aqueux du tiſſu cellulaire, dans ſa totalité ou dans ſes diverſes portions. Ce ſont des faits connus des moins expérimentés en médecine. Il y a dans tous ces phénomenes quelque choſe de ſimple & de méchanique : je veux dire que le torrent des humeurs aqueuſes, arrêté vers la ſurface de la peau, ou dans les parties intérieures, ſe détermine tout naturellement vers le tiſſu ſpongieux, aiſément gonflé par ces humeurs égarées. Nos diverſes poches du tiſſu cellulaire (*a*), ſervent à expliquer ces phénomenes. D'ailleurs les compreſſions des vaiſſeaux lymphatiques, les déchirures ou meurtriſſures des petits vaiſſeaux, trouvent ici leur application. On ne peut diſputer aux Méchaniciens Anatomiſtes d'être ſur ces objets, en poſſeſſion de donner des explications aſſez lumineuſes & fondées ſur la poſition des parties. Les compreſſions, le poids du corps, ſes diverſes poſitions, tous ces agens corporels & méchaniques, trouvent ſouvent leur uſage dans l'hiſtoire des hydropiſies univerſelles ou locales.

(*a*) Recherches ſur le tiſſu muqueux.

LXI°.

LXI°. Mais il y a ſur cette matiere, des vérités eſſentielles à ſavoir, & que la médecine méchanique néglige un peu trop : elle a pour uſage de déguiſer & même de nier des obſervations qui ne cadrent pas avec ſes principes. C'eſt, par exemple, une vérité d'expérience médicinale, que la tête doit être, ſuivant l'expreſſion des Anciens, regardée comme la métropole de la pituite, que le cerveau eſt le plus aqueux, le plus humide des viſceres ; & que de cette partie ſupérieure, regardée même par quelques Anatomiſtes modernes, comme un amas de bouillie, les ſéroſités ſe précipitent plus ou moins ſenſiblement ſur les divers organes. Fernel faiſoit ainſi voyager l'humeur goutteuſe. L'hiſtoire des maladies démontre ces tranſports. Il eſt encore démontré aux Médecins connoiſſeurs, que ces amas ou flux extérieurs d'eau ſurabondante, ne ſuppoſent pas toujours un relâchement total ; mais au contraire, quelque ſtricture intérieure par les efforts de laquelle les humeurs ſont activement portées vers les lieux où elles s'accumulent. Il eſt en effet des révolutions périodiques & critiques dans les hydropiſies les plus conſidérables, & qui, au premier coup d'œil, ſemblent les plus paſſives, les moins ſoumiſes à la direction des forces ſenſibles & motrices. J'ai vu des hydropiſies du tiſſu cellulaire qui ſembloient les plus apathiques & les plus molles , diſparoître ſubitement , & être pouſſées comme un torrent, vers la poitrine & le ventre : j'en ai vu une univerſelle diſparoître tout d'un coup, & porter du côté de la tête , par une vraie attaque d'épilepſie qui diſſipa le gonflement. Les Chirurgiens attentifs vous diront que les œdématies extérieures, & qui dominent certaines tumeurs, ſont ſouvent l'effet du travail ſuppuratoire établi dans le noyau de la tumeur. Auſſi tous ces gonflemens les plus conſidérables ont-ils quelque choſe de convulſif, & dépendent-ils, en grande partie , d'une ſorte d'érection des organes dont l'eau pénetre le tiſſu. C'eſt ce qui fait que les engorgemens les plus œdémateux & les plus ſaillans dans la ſuperficie du corps, ne demeurent jamais auſſi marqués dans le cadavre, qu'ils l'étoient dans le vivant : c'eſt pourquoi auſſi , aux approches de la mort , & même depuis , les cavités intérieures & libres ſe rempliſſent d'eau , par un reſte de la *motitation* vitale des parties ſenſibles qui font leur dernier effort. Ces obſervations diminuent le poids de beaucoup de remarques anatomiques , ou du moins elles militent contre l'utilité des ouvertures des corps.

LXII°. Les Partisans de l'autocratie Stahlienne ne manquent pas de raisons pour regarder les divers dépôts des sérosités, comme des amas dirigés par la Nature, afin d'éviter un mal plus pressant, ou bien pour tenir lieu de quelque excrétion, dans les cas où les organes séparatoires chaument : de maniere que la cachexie muqueuse & séreuse, qui sont les plus éloignées de l'action vitale, ne s'y dérobent pourtant pas entierement : elles sont établies & dirigées en conséquence de quelqu'intention différente de la nécessité purement méchanique & chymique : elles sont toujours subordonnées aux loix de l'animalité. Au moins ces sérosités, toujours plus ou moins chargées des débris des parties solides, & assez singulierement élaborées par les forces de la vie, pour ne pouvoir être confondues avec toutes les autres liqueurs connues, sont-elles la matiere principale des flux qui se font vers les parties intérieures, comme de ceux qui sont portés au-dehors. Tels sont ceux qui sortent par la bouche, les aisselles, les aines, les urines, & par toute la superficie de la peau. La pituite affecte la gorge & ses appartenances ; la vessie est l'émonctoire des sucs urineux ; les aisselles & les aines ſuintent ſans ceſſe une humeur mêlée de ſucs graiſſeux abondans dans ces parties : les bulbes des poils aiment à y végéter & à s'y nourrir de cette ſéroſité graſſe & aqueuſe, dont les reflux & les refoulemens vers l'intérieur, cauſent, ainſi que ceux de la tête & d'ailleurs, tant d'incommodités & de maladies, tant de cachexies particulieres que les Obſervateurs trouvent occaſion de ſuivre dans leur marche. Je ne pourrois compter le nombre des fluxions que j'ai vu arriver par les dérangemens de ces couloirs, trop expoſés aux excès des Amateurs d'une propreté mal entendue. Je dirai pourtant, qu'occupé il y a long-temps, de ces flux & reflux dans le corps vivant, de ces divers torrens qui pénetrent le tiſſu ſpongieux des parties, ſoit dans l'état de ſanté, ſoit dans celui de maladie, je demandois s'il eſt poſſible, s'il eſt vrai, & juſqu'à quel point on doit penſer qu'une excrétion peut être ſuppléée par l'autre : s'il n'eſt pas au contraire naturel de croire que chaque organe eſt propre à l'excrétion d'une humeur particuliere, & différente de tous les autres : s'il n'eſt pas vrai que cette humeur affectée à un organe particulier, ne peut point s'évacuer par ailleurs (*a*). La ſéroſité pure &

(*a*) Recherches ſur les glandes.

ſimple paroîtroit, dans tous les cas, faire une exception, puiſqu'elle ſemble propre à enfiler toutes les voies. La réſolution de ces problêmes & de toutes leurs branches, importeroit à la pratique, & peut revenir dans le traitement de bien des maladies. Ceùx qui n'y regardent pas de ſi près, & qui ſe vantent de pouvoir enlever les crachats du poumon, par la ſaignée, enlevent-ils auſſi l'urine dans la rétention de cette liqueur? La même queſtion pourroit ſe faire au ſujet de toutes les excrétions, & il ſeroit à craindre qu'il n'en réſultât un bouleverſement & un dérangement de pluſieurs points de pratique regardés comme des vérités inébranlables.

LXIII°. Reſtreignons-nous à quelques remarques au ſujet de ces divers flux ſéreux & muqueux. Conſultons encore Withof. » Chaque » animal, dit-il, a ſon odeur particuliere, & » cette odeur eſt différente dans chacune de ſes » parties..... Il y a ſept endroits remarquables » dans l'homme, par l'odeur plus ou moins forte » qui en ſort : la partie chevelue de la tête, les » aiſſelles, les inteſtins, la veſſie, les voies ſpermatiques, les aînes, les ſéparations des orteils. » L'odeur de toutes ces parties eſt forte & parti-

» culiere (*a*) «. J'ai déjà parlé de ces exhalaiſons, de ces émanations ſingulieres dont la ſéroſité eſt le principal véhicule (n. 34). Les endroits indiqués par Withof, & auxquels il faut joindre la bouche (d'où ſort ſans ceſſe un torrent de tranſpirations dont l'odeur prend ſouvent des nuances plus ou moins expreſſives & ſuſpectes) ſont des aboutiſſans particuliers vers leſquels ſe dirigent des flux muqueux combinés avec la fumée de la tranſpiration, & les émanations ou ſignatures propres aux organes : ces flux ont chacun une odeur toute particuliere, & qui même varie dans les divers ſujets, ſuivant leur âge & ſur-tout leur couleur : elle apprend aux Médecins à claſſer & à diſtinguer les humeurs d'une maniere aſſez aſſurée. Tel eſt l'ordre de la Nature : telle eſt auſſi la marche de la Médecine ; elle juge de l'eſſence des parties & de leur état ſain ou malade par l'odorat. Tous les Médecins s'en ſont aidés, & ont appris depuis Hyppocrate à calculer ou claſſer dans leur mémoire les odeurs propres à leur faire aſſeoir un jugement convenable ſur le diagnoſtic & le prognoſtic. La dyſſenterie, la petite vérole, la nature des excrémens du ventre, le pus des

(*a*) *Ubi ſupr.*

abcès long-temps croupis dans le poumon, les accidens des femmes en couche (n. 44.), tout cela se connoît & se distingue par l'odeur. Les Praticiens seroient encore mieux instruits sur cette partie, si leur odorat étoit mieux exercé & moins usé par des odeurs étrangeres à leur sujet. Un Journaliste judicieux le disoit il n'y a pas long-tems (*a*). Il se fût sans doute plaint de quelqu'un qui, pour jetter du doute & du ridicule sur son opinion & sur ses vues, seroit venu opposer que de grands Hommes & de bons Médecins n'avoient que faire de ses remarques, & s'en passoient bien. Il eût répondu que c'étoit tant pis pour ces prétendus *grands & bons*, puisque la véritable grandeur consiste à ne rien négliger en Médecine, & sur-tout à ne pas se donner de petits airs de mépris pour les choses que nous ignorons, & que d'autres disent ne pas ignorer.

LXIV°. La cachexie urineuse a des particularités remarquables : c'est une grande & grave maladie que le reflux de l'urine dans le sang. Je l'ai observé dans de vieilles maladies de la vessie : tout le corps est impregné d'urine d'une maniere plus ou moins sensible. Il est assurément des hy-

(*a*) Journal économique.

dropisies urineuses. J'ai vu plus d'une fois ces états fâcheux des voies urinaires singulierement caractérisés par une affection gangréneuse de la gorge, par des aphtes dans cette partie; comme si l'urine retenue conservoit une sorte de disposition spécialement défavorable à la gorge; comme si cette partie étoit de moitié avec la vessie pour l'expulsion de ce qu'il y a d'excrémentitiel dans l'urine. On connoît les vomissemens urineux à la suite de la rétention d'urine qui vient par l'affection des reins: ce reflux des reins à l'estomac démontre la possibilité du flux de la boisson, de l'estomac aux reins, sans passer par la voie des vaisseaux sanguins. J'ai vu une de ces rétentions d'urine rénale, telle qu'il n'y en a que bien peu d'exemples dans les Auteurs. Un fond de cachexie bilieuse & scorbutique ayant prouvé dans un homme âgé de soixante-quatre ans un engorgement de la jambe gauche, cet engorgement rouge, tendu, douloureux, comme variqueux, inhabile à la suppuration que j'aurois desirée, disparut tout d'un coup : les urines furent suspendues, non par la faute de la vessie qui fut sondée à diverses reprises, sans qu'il sortît jamais une goutte d'urine. Elle gagnoit le tissu spongieux intérieur, sans aucune sorte de douleur. Le pouls étoit intérieur, profond, un peu inégal avec quelqu'agitation fiévreuse, tel qu'il est ordinairement lors de l'irritation du département des reins. Le malade éprouvoit du dégoût; il se sentoit foible; il n'étouffoit point; il dormoit peu : les remedes furent variés & déterminés d'après les indications journalieres : empyriques & rationnels, ils ne produisirent aucun effet sensible : le ventre étoit assez libre, sans être tendu ni douloureux : cet état dura quatorze jours précisément. Il m'étonnoit : il y eut ce jour-là une consultation. Deux Médecins sages & habiles joignirent leurs lumieres aux miennes. Nous considérâmes la chose par tous les côtés possibles. Le malade, qui étoit un homme de beaucoup d'esprit, rioit de notre embarras, de notre étonnement : enfin nous determinâmes un plan de traitement. Nous quittâmes le malade qui avoit l'air assez tranquille : il mourut subitement une heure après notre consultation, & précisément vers la fin du quatorzieme jour de la suspension des urines : le corps ne fut point ouvert. J'ai été en occasion de rencontrer des cas à-peu-près semblables, des engourdissemens, des assoupissemens léthargiques à la suite de l'arrêt des urines. La cachexie urineuse doit donc, à bon droit, être réputée très-ennemie de la vie. Elle cause la mort subite, ainsi que la cachexie laiteuse, à la suite des couches, ainsi que la petite vérole confluente & autres. A quelle cause attribuera-t-on ces morts subites ? A l'âcreté des humeurs qui ronge & cautérise la partie sensible. L'imagination peut trouver son compte à cette explication; mais elle laisse bien des doutes. Nous devons un éloge à Wan-Swieten, au sujet de cette théorie des acrimonies rongeantes. Il avoit été nourri dans sa jeunesse de ces idées cartésiennes & méchaniques: il commençoit, dans sa vieillesse, à en sentir le vuide. S'il se fût ravisé plutôt, il eût fait un corps de Médecine plus durable.

LXV°. Au reste la cachexie aqueuse & l'urineuse ont des côtés par lesquels elles sembleroient échapper entierement à la direction organique de la vie. Il en est comme de la cachexie graisseuse (n. 44) qu'on peut augmenter à volonté, en accoutumant la nature à la surabondance des sérosités. Fizes traitoit un malade qui avoit, selon toutes les apparences, des pierres dans la vésicule du fiel. Je veux, dit-il, au malade, vous rendre hydropique à force de vous faire boire, & cette hydropisie frayera les routes aux pierres. La chose réussit au gré du Médecin. Le Malade devint bouffi à la ſuite d'une ample & longue boiſſon de liqueurs délayantes ; des purgatifs firent enſuite ſortir des pierres de la véſicule du fiel. J'ai travaillé heureuſement pour de pareilles affections, ſans que l'hydropiſie s'en ſoit ſuivie, ſans qu'il ait été néceſſaire de forcer de boiſſon d'une maniere auſſi peu meſurée. J'ai vu au contraire des Malades maigrir, & tomber dans un état fiévreux, par la reddition des pierres du rein & de la véſicule du fiel : j'ai même obſervé que ces révolutions critiques étoient d'autant moins ſuivies d'inconvéniens, qu'elles avoient été moins preſſées & moins forcées par les remedes. Les meilleurs deviennent ſouvent peu favorables, lorſqu'ils ſont trop précipitamment adminiſtrés. On a vu de nos jours l'excès des boiſſons aqueuſes porté auſſi loin qu'il puiſſe aller. Cet excès s'obſerve ſur-tout ſur les lieux des eaux minérales. Cette méthode a pris beaucoup de faveur ſous la direction de quelques célebres & habiles Modernes, attachés à la ſecte délayante adoptée par Fizes. Il eſt étonnant de voir ainſi la Nature obéir à cette énorme boiſſon, & aux évacuations aqueuſes qu'elle procure. J'ai pourtant cru remarquer que les ſecouſſes périodiques & critiques entrent pour quelque chofe dans ces fortes d'événemens. Mais il demeure certain que le corps vivant fupporte, au fujet de la boiffon, des quantités fi différentes entr'elles, qu'il n'eft pas poffible de déterminer à quel point commence la furabondance des liqueurs aqueufes. On ne connoît pas de bornes à cet égard. Il faut même l'avouer, la théorie commode & fi flatteufe pour l'amour-propre, qui prétend maîtrifer & diriger le corps à volonté & à force de boiffons, & autres drogues, trouve ici fon compte. J'ai déja parlé (*a*) du fang fec, trop liquide, trop aqueux, & remarqué combien ces dénominations vagues & fufpectes fervent d'appui à des traitemens populaires & empyriques, mafqués par les dehors féduifans des explications, à la portée de tout le monde. Le violent defir des boiffons dans quelques hydropifies, ont fouvent attiré mon attention, comme celle de tant de nos Maîtres. Comment le corps, fi chargé de férofités dans quelques-unes de fes parties, la chaleur & la féchereffe d'une foif inextinguible, gagnent-elles la gorge & tout l'intérieur? Pourquoi la pénétrabilité des parties fpongieufes ne permet-elle pas aux eaux

(*a*) Ci-deffus Partie cinquieme.

ſurabondantes dans l'extérieur, de pénétrer dans l'intérieur ? Pourquoi la Nature qui veille à la conſervation du corps, ne fait-elle pas refouler l'eau de l'extérieur à l'intérieur ? Elle feroit peut-être mieux de rendre les hydropiques hydrophobes, que de les tyranniſer par la paſſion du boire. Tous ces problêmes reſtent à réſoudre, comme tant d'autres. Je n'en parle que pour rappeller aux Médecins que la cachexie aqueuſe, toute phyſique, toute méchanique qu'elle eſt, tient ſingulierement aux écarts, aux accès, & aux paſſions de la vie, & qu'elle ſe dérobe par-là aux loix impérieuſes des théories ordinaires.

LXVI°. Conſidérons de plus près les grandes cavités du corps, qui ne ſont que des réſervoirs de ſéroſités & d'humeurs dans leſquelles nagent des viſceres plus ou moins vivaces & ſenſibles ; qui ont chacun leur atmoſphere propre & diſtinguée par ſes émanations, comme ils ont leur département particulier d'action. Le bas-ventre eſt le plus notable de ces cavités : c'eſt le laboratoire d'un grand nombre de fonctions : c'eſt un des objets ſur leſquels les Médecins ſe ſont le plus exercés. Les phénomenes qui arrivent à la pâte alimentaire, ceux qui caractériſent les divers changemens de la bile, l'accord ou le désaccord de toutes les liqueurs qui s'assemblent dans cette cavité, la cachexie hémorrhoïdale, la cachexie urineuse, la cachexie utérine, la cachexie bilieuse, la cachexie glaireuse, les éruptions des flatuosités, qui toutes ont leur principal siege dans le bas-ventre, sont aussi fort importantes à connoître. J'ai déja parlé de la cachexie urineuse qui prend sa source dans les reins & dans la vessie, de la cachexie de la matrice qui dépend de ce viscere, de même que de la séminale qui est soumise aux parties de la génération; la cachexie hémorrhoïdale exigera des recherches plus détaillées qu'elles ne peuvent l'être dans cet Ouvrage. Il nous reste à parler encore de la cachexie bilieuse (n. 45), & de l'intestinale, excrémentitielle, fécale ou stercorale. L'histoire des flatuosités aura son tour. L'énergie & l'activité des entrailles, leur sensibilité, leurs efforts impérieux sur toutes les parties, & qui concourent au complément de toutes les fonctions, leur contrebalancement perpétuel avec la tête & avec la poitrine, leurs mouvemens péristaltiques, leurs sensations variées à l'infini, tous ces objets qui caractérisent les forces épigastriques & *archéales* ont été exposés avec le détail qu'ils méritoient. Mais il s'agit de pénétrer dans le tiſſu & les cavités de ces viſceres même. Il s'agit d'y ſuivre le cours, la formation, & les effets des diverſes humeurs, qui, réveillant ſans ceſſe le genre nerveux, le mettent dans un état d'action & de ſpaſme plus ou moins remarquable dans les diverſes fonctions naturelles & dans les diverſes maladies.

LXVII°. La cachexie bilieuſe ne ſe montre pas toujours ſous la forme de la jauniſſe. La ſurabondance de bile eſt ſouvent plus locale que générale; elle domine ſouvent dans les conſtitutions les plus naturelles; c'eſt-à-dire qu'elle ſpécifie certains tempéramens, nommés bilieux par les Anciens, & que les Modernes n'ont pu s'empêcher de reconnoître. Or cette conſtitution bilieuſe dépend évidemment de l'activité du foie qui, par ſa groſſeur & ſon labeur extraordinaire, prend le deſſus, & aſſujettit tout le corps à ſon domaine. Cette ſupériorité organique en établit & en ſuppoſe une humorale; c'eſt-à-dire que l'influence de l'humeur bilieuſe ſe fait auſſi, en pareil cas, appercevoir par les Connoiſſeurs. Les Anciens appelloient *intempéries*, ces ſortes de diſpoſitions auxquelles la plupart des Modernes n'ont pas fait aſſez d'attention. Sylvius Deleboé approcha du but. Ses idées ſur la fermentation de la bile, du ſuc pancréatique, & des ſucs chyleux dans le duodenum, paroiſſent aſſez près de la Nature, lorſqu'on conſidere la choſe par les lumieres de la Chymie qui a pris ſur elle l'explication de quelques phénomenes de la digeſtion. Mais la Chymie conſidere principalement les changemens ſpontanés de la pâte alimentaire ſur lequel le champ eſt ouvert pour toute ſorte de combinaiſons & d'opérations plus ou moins curieuſes. Les Chymiſtes peuvent multiplier leurs expériences, en renfermant dans des lieux chauds & humides toutes les eſpeces d'alimens dont uſent les animaux, ſur-tout les hommes. Ce n'eſt pas une petite beſogne. Déja les livres académiques ſont pleins d'analyſes des diverſes viandes & autres alimens. Mais quelles analyſes ! Je m'en rapporte aux Chymiſtes mêmes.

LXVIII°. J'oſe demander s'il n'eſt pas vrai qu'elles ſe réduiſent preſque toutes à des faits iſolés, précipitamment vus, avancés ſans l'autorité dont ils auroient beſoin pour paſſer pour des vérités authentiques & uſuelles : ſi enfin il n'eſt pas démontré que la Chymie n'a encore pu lier ces expériences aux phénomenes de la vie, comme la Médecine l'a fait, par l'obſervation

du

du corps vivant? En effet les Médecins ont réduit la préparation des nourritures (en général & quelle qu'en soit la matiere), à l'extraction de la matiere nourriciere, contenant en soi les nuances propres à chaque individu, & même à chacune de ses parties. Or ce choix ou cette extraction, & ce travail préparés, il est vrai par des élaborations économiques auxquelles on a donné bien des tournures, & bien des dénominations, ont toujours supposé ou exigé (suivant la maniere de considérer ces objets, comme le font les Médecins) 1°. l'instinct ou le goût de chaque animal, sans lequel goût aucun aliment n'auroit seulement été avalé: 2°. la même influence d'instinct, de sensibilité, d'une sensation décidée de plaisir, sans laquelle toute digestion eût été bâtarde, manquée & trop approchante des mouvemens de la matiere morte: 3°. la surveillance continuelle de la partie sensible, toujours occupée à choisir, à admettre ou rejeter ce qui s'est présenté de profitable ou de nuisible: 4°. une affectation marquée, & l'habitude suivie de vivifier tout ce qui peut l'être, d'incorporer la vie avec ce qui en est susceptible: condition sans laquelle l'estomac & les intestins n'eussent été que des organes passifs, inutiles: 5°. à la délectation nécessaire dans toute fonction, sur-tout dans la digeſtion ſpécialement caractériſée par cette eſpece de ſenſation : 6°. mille vérités, mille accidens plus dépendans des diverſes paſſions de l'ame, de l'habitude, des mœurs, des uſages, que des changemens chymiques des nourritures. Je l'ai déjà dit (n. 21), la digeſtion eſt, aux yeux des Médecins, très-comparable au travail de l'incubation : elle concentre les miaſmes vitaux qui (de même que la ſemence anime le blanc d'œuf,) animent la pâte alimentaire. Il reſte après tout aux Chymiſtes moins de droits qu'on ne penſe dans l'examen de la fonction digeſtive : il en reſte encore moins aux Méchaniciens, s'ils ne prennent pour leur part le calcul des effets produits par les alimens à titre de leſt ou de poids, ou d'un renouvellement de reſſort : encore la ſenſibilité vient-elle varier ſingulierement ces effets purement paſſifs. Les Anatomiſtes peuvent auſſi s'exercer dans la comparaiſon & la deſcription des organes digeſtifs de tous les animaux : il ſe rencontreroit peut-être quelques notions utiles aux Médecins : dans le grand nombre de petits faits qui occuperoient les Phyſiciens.

LXIX°. La cachexie bilieuſe ſe fait remarquer par les phénomenes qu'elle produit dans le ſang & dans tout l'individu. C'eſt encore à Sylvius qu'on eſt redevable d'avoir, après quelques Anciens, fait ſpécialement attention au reflux néceſſaire, utile & journalier de la bile dans l'état de la ſanté la plus décidée. Les Anatomiſtes modernes ont, comme on ſait, éclairé les routes de communication établies entre tous les vaiſſeaux du foie, & ſuffiſamment preſſenties, connues même des Anciens. On a découvert une circulation particuliere de la bile. On a ſuivi cette liqueur dans ſes tranſports du foie aux inteſtins, & de ceux-ci au foie ou dans la maſſe du ſang. On a diſtingué la bile critique de la bile hépatique : ainſi l'anatomie du foie donne ſuffiſamment la connoiſſance des divers courans de la bile tantôt excrémentitielle, tantôt recrémentitielle, tantôt fluant vers les inteſtins, tantôt refluant vers le ſang & dans la véſicule du fiel ; ou elle ſe ramaſſe & ſe rend plus propre aux flux plus ou moins abondans à quoi elle eſt ſujette, par l'activité des parties qui la contiennent. Cette image eſt à-peu-près celle de tous les autres organes dans leſquels la Nature a formé des couloirs ſenſibles, actifs, ſurveillans, abſorbans, réſorbans, ſécrétoires, excrétoires, propres enfin à établir un foyer particulier à une humeur donnée qui roule ſans ceſſe, qui ſe mûrit, ainſi que les odeurs se mûrissent dans les fleurs, qui pénetre tout, qui fournit sans cesse à la masse du sang, au point qu'elle en est elle-même renouvellée. Tout cela est spécialement établi par les phénomenes des maladies. Plusieurs ouvertures de corps m'ont appris, comme à tant d'autres, que dans les sujets hépatiques & bilieux, le foie est en effet d'une grosseur considérable, que la vésicule du fiel y est de même très-étendue. J'ai vu de ces sujets qui, dans un âge encore tendre, avoient vécu sous le domaine du foie, lequel se trouvoit aussi formé, aussi gros qu'il l'est communément dans un âge avancé. Un appétit remarquable, des desirs vifs & singuliers, un esprit, une sensibilité précoces caractérisoient ces jeunes bilieux. Bien différens de mes jeunes Satyres (n. 44), ces bilieux avoient déja acquis toutes les passions, toute la délicatesse de sensations possible, jusqu'à la mélancolie même, dont ils se ressentoient déja. Démocrite cherchoit dans le foie la cause de la colere & des autres passions. Platon plaçoit dans ce viscere le siege de la concupiscence, & de l'amour de soi-même. Toutes ces remarques des Anciens, dont l'Ecole de Cos avoit jetté les fondemens, sont confirmées par les observations médicinales autant

& plus que par les diſſections. L'empire du foie eſt d'ailleurs ſingulierement lié avec celui des forces épigaſtriques & diaphragmatiques. Ainſi on conçoit à quoi tient le caractere radical des tempéramens bilieux : on voit les ſources de toutes les nuances de la cachexie bilieuſe.

LXX°. Il étoit naturel d'établir une comparaiſon entre la véſicule du fiel & la veſſie urinaire. Ces deux réſervoirs ont quelques rapports évidens : leurs maladies ſe reſſemblent beaucoup. On voit de part & d'autre une poche muſculeuſe ſujette à ſe remplir & à ſe diſtendre, ou ſe reſſerrer plus ou moins ; un canal excrétoire ſujet à des étranglemens ſinguliers, & qui ſouvent ne permet l'évacuation que par regorgement. De part & d'autre, l'humeur (ſi elle ſéjourne trop long-temps) acquiert des qualités particulieres ; elle ſe dénature & s'appierrit. Jean-Louis Petit, Chirurgien, jetta un coup d'œil lumineux ſur cette comparaiſon ; il eſſaya un parallele des maladies chirurgicales des deux veſſies. Mais il ne put voir, comme les Médecins, les phénomenes de l'engorgement de la véſicule du fiel, les coliques qu'il occaſionne, les fontes & diarrhées qui en réſultent, les temps des maladies où ces fontes ou évacuations ont lieu. Ces détails tiennent à l'obſervation médicinale. Elle montre journellement combien le foie & ſa véſicule ſont ſous la dépendance de l'irritation & de la ſenſibilité, quoiqu'ils paroiſſent, au premier coup d'œil, ne point y participer. Or la veſſie urinaire ſe trouve, indépendamment de ſes uſages pour l'urine, liée de très-près aux révolutions qu'excite la ſemence, par ſa collection, ſon ſéjour, ſon refoulement dans le ſang, par ſes accès d'évacuation, & par ſon effet ſtimulant le genre nerveux & l'appétit vénérien. Ainſi la véſicule du fiel reçoit & conſerve la bile; ainſi elle la renvoye dans les inteſtins & dans la maſſe du ſang, à proportion des divers degrés d'appétit ou de faim: ainſi enfin, cette véſicule ſe trouve compriſe dans le département, &, pour ainſi dire, dans le foyer même d'action des nerfs gaſtriques. Un ſujet éminemment bilieux, eſt celui dans lequel ce département hépatique ſe trouve pourvu d'une action ſupérieure à celle des autres organes, & qui, diſpoſé à une abondante formation de bile, eſt auſſi ſoumis aux effets de cette humeur refoulée dans le ſang. Il faudroit, pour évaluer & bien claſſer tous ces phénomenes, que les Chymiſtes puſſent déterminer exactement quelle eſt, dans la bile, la qualité, l'eſpece & la doſe de ſel ou de terre, ou d'huile qui la rend propre aux effets qu'elle produit. Mais ils ne ſont pas plus avancés ſur cet objet, que ſur la connoiſſance de l'*aura ſeminalis*, ou de cette partie ſpiritueuſe & vivante de la ſemence qui animaliſe l'œuf. La bile a auſſi ſa portion ſpiritueuſe qui, à ſa maniere, vivifie le ſang & réveille la partie ſenſible, qui imprime enfin à l'individu des caracteres particuliers dont il ſuffit aux Médecins de connoître l'exiſtence & les effets généraux.

LXXI°. J'oſerois preſque faire une cachexie ſplénique : c'eſt d'après la déciſion d'Hyppocrate, & d'après les diſcuſſions qui eurent lieu dans nos anciennes Ecoles. Les Malades qu'on appelloit à Cos *lienoſi*, *ſublienoſi*, rateleux, demi-rateleux, étoient ſujets à des gonflemens & des engorgemens plus ou moins fixes de la rate, à des tiraillemens de tout le côté gauche du corps, aux ſuites de ces engorgemens, à des évacuations d'urine & de matieres fécales particulieres qu'on croyoit venir de la rate, à une ſorte d'ictere différent, pour la couleur, de celui qu'on attribuoit au foie. Nous voyons tous les jours de ces ſortes de Malades ; tous les jours nous ſommes obligés de calculer les accidens qu'ils éprouvent, & qui ſe trouvent conformes aux obſervations anciennes. J'ai deſſiné autrefois le département de la rate (*a*). Quoiqu'il ſoit vrai de dire que l'organiſme hémorrhoïdal joue le premier & le principal rôle dans ces occaſions ; quoique les rateleux ſoient caractériſés par la ſurabondance d'action, ou par un engourdiſſement particulier de la rate & de ſon département nerveux, il ſe peut qu'il y a quelqu'humeur, ou miaſme particulier qui, réſidant naturellement dans la rate, ſe multiplie, s'agite, & ſe répand au point de porter ſes impreſſions & ſes caracteres dans toute la maſſe. Les Anatomiſtes modernes ont triomphé dans la démolition de l'édifice qu'avoit élevé l'Anatomie ancienne ; elle faiſoit ſéparer à la rate une humeur à laquelle elle avoit aſſigné juſqu'à des vaiſſeaux excrétoires, dont l'exiſtence n'a pas été établie. Mais il n'en eſt pas moins certain que la conſiſtance, l'odeur, la couleur de la rate & du ſang qu'elle contient, indiquent que ce ſang a quelque qualité différente de celles qu'il avoit lorſqu'il arriva dans ce viſcere. Il s'y accumule plus ou moins, ſuivant les circonſtances ; & il ſort de ce réſervoir pour aller

(*a*) Recherches ſur les glandes.

ſe plonger dans le foie, & pour y fournir des matériaux à la bile. Ne peut-il pas auſſi fournir quelque choſe à toute la maſſe ? Une ſorte de noirceur qu'il acquiert, ne peut-elle pas indiquer qu'il fournit auſſi quelque partie colorante pour le ſang ? Que des Chymiſtes modernes attribuent tant qu'ils voudront la couleur du ſang au fer : on leur demandera pourquoi le fer ne ſe développe que dans les vaiſſeaux ſanguins, & non dans les chairs d'où ils ſauront, je crois, le tirer quand ils voudront. On leur fera encore obſerver qu'en ſuivant la chaîne des fonctions, il eſt fort naturel de chercher dans la rate & le foie cette partie colorante quelle que ſoit ſa nature. Ainſi notre phyſiologie ſe rapprocheroit beaucoup de celle des Anciens qui faiſoient jouer aux viſceres des hyppocondres un rôle important, & auquel la Nature ſemble ſe prêter autant au moins qu'à celui que les Modernes ont aſſigné à ces mêmes viſceres. C'eſt principalement au lit des Malades qu'on trouve des occaſions de revenir à ces anciens dogmes.

LXXII°. La fiſtule inteſtinale, animal paraſite, qui revient ſans ceſſe dans l'étude de l'économie animale, a auſſi une place marquée dans l'hiſtoire des cachexies. Sa face intérieure eſt ſpécialement ſujette à une collection notable de ſucs glaireux, albumineux & muqueux qui forment une ſorte d'enduit ou de colle : cet enduit a des rapports plus ou moins éloignés avec la cachexie glaireuſe ou muqueuſe (n. 31.) Souvent les glaires de toute la maſſe ſont portées, en maniere de flux, vers la cavité inteſtinale. On en voit rendre des paquets non moins conſidérables que la quantité des crachats & de ſucs glaireux qui inondent quelquefois la poitrine & ſes appartenances, la veſſie & la matrice. Ces glaires inteſtinales ſortent en maſſes, & pareilles à des corps organiſés. On peut s'y tromper : c'eſt apparemment d'après l'inſpection de ces maſſes glaireuſes, que ceux de Cos avoient été induits à penſer qu'elles avoient quelque choſe de vivant & d'immédiatement diſpoſé à une ſorte d'organiſation ou de végétation d'où procédoit le ver ſolitaire. Ainſi les concrétions muqueuſes des vaiſſeaux ſanguins ont été priſes pour des vers : ainſi l'idée de polipe & de concrétion polipeuſe, rappelle toujours celle d'un corps végétant & croiſſant, non ſans quelque nuance de vie. Ces apperçues s'accordent avec ce que nous diſions de la chair liquéfiée & fondue qui fait la baſe du ſang (n. 15.) Cette ſorte de chair aime ſingulierement à s'étendre & à végéter dans les entrailles. On ſait auſſi que dans leur intérieur, il coule ſans ceſſe, & ſouvent par torrens, une humeur pareille à la ſalive, dirigée dans la cavité de la bouche, d'une maniere où brille ſingulierement la ſenſibilité, & que les Médecins méchaniciens avoient mal-à-propos voulu aſſujettir à leurs loix des corps morts (*a*). L'humeur ſalivaire inteſtinale tire ſon nom & ſa ſource du pancréas, ſiege & ſource trop féconde d'une ſorte de cachexie très-remarquable dans bien des maladies. On ſavoit du temps d'Hyppocrate, que les ſéroſités accumulées entre l'eſtomac & la veſſie, cauſoient beaucoup d'accidens. L'Anatomie moderne a éclairé cette partie. Sylvius Deleboé tira un grand parti des nouvelles découvertes, qui ne peuvent faire oublier que le pancréas eſt le ſiege de beaucoup d'orages dans les maladies, & comme je viens de le dire, d'une cachexie très-notable. J'en ai vu des exemples frappans, accompagnés de tenſion & de douleur dans la région épigaſtrique, d'une pâleur particuliere du viſage & de toute la peau, d'un remontement aqueux vers l'eſtomac & la gorge, d'un relâchement marqué dans les

(*a*) Recherches ſur les glandes.

chairs, d'urines crues, claires, d'une constipation considérable, ou de diarrhées passageres, d'un resserrement particulier du pouls : tous phénomenes tendans à l'hydropisie pancréatique. Enfin la fistule intestinale, considérée sous le point de vue dont il est question, reçoit, contient, travaille ou modifie singulierement : 1°. les sucs salivaires : 2°. la bile : 3°. beaucoup de sucs albumineux & muqueux : 4°. la transpiration de la peau souvent concentrée ou portée en torrent vers l'intérieur : 5°. les divers alimens & les diverses boissons, ainsi que les médicamens, & une grande quantité d'air. Ces travaux, ces mélanges, ces divers flux, aidés de la chaleur & du mouvement que n'abandonne jamais à lui-même la partie sensible, aboutissent en derniere analyse, à la formation ou à l'extraction des matieres chyleuses, à l'incubation, la collection & l'expulsion des matieres fécales, dernier produit de la vie animale.

LXXIII°. Cette extraction du chyle, & la formation des matieres fécales, semblent se combattre & se contrarier l'une l'autre : quelquefois l'une prend le dessus sur l'autre. Il est nécessaire qu'elles marchent d'accord pour la perfection de la santé. Nous avons réduit la fonction qui travaille le chyle, au choix de la matiere nourriciere incorporée dans les alimens, prédiſpoſée à la vie dont elle a déja joui précédemment, & ſubordonnée à la ſenſibilité des voies digeſtives (n. 21.) Nous avons indiqué (n. 22), que cette matiere eſt bornée à une très-petite quantité, qu'elle nage dans une abondante ſéroſité ; de maniere qu'on comprend à peine comment ſi peu de ſuc nourricier peut réparer la maſſe entiere. L'hiſtoire de la ſemence (n. 43) & celle de l'incubation, nous ont induits à croire que le chyle eſt radicalement composé d'émanations ou d'atomes alimentaires dormans, pour ainſi parler, dans les alimens, & deſtinés à aller trouver chacun leur organe. Nous avons penſé que ces atomes, ſemblables à la ſemence par leur infinie petiteſſe, n'en ſont pas moins propres qu'elle à concourir à la force du tout & au complément des fonctions. Nous avons laiſſé aux Chymiſtes (n. 67) le droit dont ils jouiſſent de multiplier leurs expériences ſur toutes ces humeurs privées de la vie. Nous ſommes demeurés convaincus que leurs travaux induſtrieux, fort amuſans & inſtructifs pour les Phyſiciens, n'ont pu juſqu'ici être d'aucune utilité réelle pour les Médecins. La plus ſage analyse du lait qu'ils aient mise au jour, prouve cette vérité, & peut servir d'exemple au sujet du chyle qu'on n'a pu, que par des conjectures, regarder comme une espece de matiere laiteuse.

LXXIV°. Les Chymistes ont donc reconnu dans le lait: 1°. (d'après les plus anciens Médecins) une partie caseuse, une partie huileuse, & une partie séreuse: 2°. ils n'ont pu s'accorder sur la quantité de chacune de ces parties, discussion dont les Anciens ne s'étoient point avisés: 3°. Ils ont eu recours à une matiere albumineuse, à une matiere mucilagineuse: ils ont réduit le fromage en terre: ils ont trouvé, les uns de l'acide, les autres de l'alkali volatil: ils ont trouvé de l'acide dans le beurre, d'ailleurs comparable aux huiles ordinaires. Enfin la sérosité laiteuse est composée, suivant les Chymistes modernes, d'une sorte de sel doux & sucré, d'un peu de sel marin, & d'un sel alkali fixe végétal. Ils sont remontés à l'origine du sel marin, que les uns ont trouvé dans les boissons dont usent les animaux, & auquel d'autres ont attribué la disposition que le lait porte à la fermentation. Quant à l'alkali fixe, les uns le veulent développé, & les autres ne le veulent point; les uns l'ont attribué au nitre; ce qui n'a pas été du goût de tout le monde.... Quels examens ! quelles assertions !.... Mais quand même on trouveroit un accord parfait entre les produits de toutes les analyses, ce qui n'est pas, à beaucoup près, est-il possible de dériver de ces connoissances les vertus alimentaires & médicinales du lait ? Comment conçoit-on que l'huile, le sel, l'alkali volatil, le sel sucré, & tous les autres matériaux du lait, composent un tout nourrissant l'animal, & spécialement lorsqu'il est jeune ? Comment & pourquoi ce tout devient-il médicamenteux dans la pthisie & d'autres maladies ? Est-ce d'ailleurs aux Chymistes qu'on est redevable de la découverte de ces propriétés du lait ? Non assurément : il faut donc en convenir, il ne résulte rien d'utile de l'analyse du lait : elle n'en démontre que les matériaux les plus grossiers, & auxquels on ne peut lier aucune vertu propre à cette liqueur, sur-tout celle de conserver la vie.

LXXV°. Quant à la formation des matieres stercorales, la Médecine suit journellement les divers phénomenes que l'observation présente, & qui conduisent au moins à quelques discussions utiles, à quelques apperçues dérobées à la Nature, sur une aussi singuliere fonction, commune à tous les animaux, & marquée par des caracteres particuliers ſur chacun d'eux. L'homme n'exiſte preſque que par cette fonction : il n'exiſte que pour elle. Continuellement occupé à ſe vuider & à ſe remplir, il ne peut ſe dérober à l'eſpece d'humiliation qu'inſpire une deſtination pareille. La Philoſophie, détournant la vue de ces objets, ſuit, à cet égard, les paſſions communes : on cherche à ſe tromper & à s'étourdir. La Médecine franchit courageuſement tous les obſtacles ; elle prend l'homme pour ce qu'il eſt, & lui prête une main ſecourable au milieu des miſeres qu'il voudroit, mais qu'il ne peut oublier. Chaque jour enfin ſe paſſe à la collection & à l'incubation des excrémens ſi indiſpenſablement néceſſaires à la vie, que la Nature en prend le plus grand ſoin, & qu'il n'eſt point de bonheur ni de plaiſir pour les hommes, ſans le plein exercice de cette fonction ſur laquelle toutes les autres roulent. L'enfant n'a pas encore reſpiré dans le ventre de la mere ; il n'a rien goûté ni rien avalé : moitié plante & moitié poiſſon, ſes fonctions animales ont à peine eu le temps d'éclore : cependant la fonction principale des inteſtins a lieu ; ils travaillent à la production d'une matiere ſtercorale, qui eſt comme le premier

premier essai de ce travail. On connoît cette matiere sous le nom de *meconium animal* : on sait que les enfans le rendent peu d'heures après leur naissance : on connoît sa couleur noire, jaune & verdâtre, sa consistance comme celle du miel. On lui a attribué quelque qualité stimulante propre à solliciter la fistule intestinale. Mais on n'a presque rien dit de sa formation, de sa nature, de ses usages. Les Anatomistes auront peine à se laver du reproche qu'on peut leur faire, d'avoir négligé une chose qui étoit de leur ressort. On trouve des traités complets & fort longs d'Anatomie & de Physiologie ; des histoires suivies de l'anatomie du fœtus, où celle du meconium est oubliée. Les Chymistes n'ont point porté leurs vues sur l'analyse de cette matiere, qui leur eut sans doute appris des faits particuliers. Frappé de bonne heure de la singularité de cet objet, je l'ai suivi à plusieurs reprises : j'ai trouvé le meconium ordinairement sans odeur, & quelquefois d'une odeur désagréable, terreuse, moisie. Il m'a paru non inflammable, plus muqueux qu'huileux, & n'avoir aucune qualité dominante, acide ou alkaline ; il est plutôt savoneux, soluble dans l'eau & dans les menstrues huileux & spiritueux, noir sur-tout dans les gros inteſtins, moins noir & comme verdâtre dans les autres. Enfin j'ai tâché de m'éclairer par les lumieres de deux hommes ſages & habiles; l'un Apoticaire-Chymiſte, c'eſt M. Bayen; l'autre Chirurgien-Accoucheur, c'eſt M. de Leury. Je leur ai communiqué mes doutes, pour m'inſtruire avec eux. Voici le réſultat de leurs remarques que je les exhorte de pouſſer encore plus loin, chacun pour leur partie, & qui pourroient, je crois, donner lieu à un bon nombre de mémoires, ſi l'examen du meconium devenoit à la mode.

LXXVI°. Le meconium que j'ai examiné, (c'eſt M. Bayen qui parle dans tout cet article) étoit d'une couleur brune, tirant un peu ſur le jaune, ou d'une couleur olive foncé. Il avoit une conſiſtance pareille à celle de ces médicamens connus ſous le nom d'électuaires. Il reſſembloit aſſez à un mucilage épaiſſi. Il teignoit en jaune le linge ſur lequel il avoit été reçu; & cette couleur tenoit ſi fort au linge, que pluſieurs lavages dans l'eau froide ne purent l'enlever. Les eaux de ces lavages étoient cependant teintes en jaune. Ce meconium étoit ſans odeur & preſqu'inſipide. En ayant trituré un gros avec deux onces d'eau, il ſe délaya ſans ſe diſſoudre en entier ; l'eau ſe teignit en jaune, & il s'en ſépara environ quarante-ſix grains de matiere groſſiere, qui, par une deſſiccation ſpontanée, prit une couleur brune. Un autre gros mis dans une cuiller de fer, ſur des charbons ardens, ſe bourſouffla, répandit une vapeur d'abord aqueuſe, enſuite huileuſe, mais dont l'odeur étoit bien moins déſagréable que celle des autres matieres animales. Quoique le feu fut pouſſé au point de rougir la cuiller, le meconium ne s'enflamma point. Une once deux gros de cette ſubſtance, miſe dans un vaſe de verre, poſé ſur un bain-marie, a été parfaitement deſſéchée en douze heures, & elle s'eſt trouvée réduite au poids de deux gros cinquante-quatre grains. C'étoit alors une matiere opaque facile à pulvériſer, & de couleur brune, qui répandoit, même après le refroidiſſement, cette odeur douce & agréable que répand le lait lorſqu'il a été deſſéché par le même procédé. On commençoit alors à diſcerner un peu d'amertume. Les cinquante-trois grains qui étoient en ſus des deux gros de meconium deſſéché, ont été mis en digeſtion avec une once & demi d'eſprit-de-vin, qui en a diſſout une portion. Il s'eſt coloré en jaune aſſez foncé : décanté & évaporé, il eſt reſté dans le vaſe-

environ cinq grains d'une matiere jaune de ſafran, tranſparente, & d'une ſaveur amere, telle enfin que celle qu'on extrait de la bile par le moyen de l'eſprit-de-vin : la partie qui ne s'étoit pas diſſoute, étoit devenue plus noire, & avoit cependant conſervé la propriété de teindre en jaune l'eau dans laquelle elle fut détrempée. Enfin les deux gros de meconium deſſéché, ayant été mis dans une petite retorte de verre, & pouſſés au degré de feu qui décompoſe les parties animales, il a paſſé un gros environ d'eau, une douzaine de gouttes au moins d'huile : il s'eſt dégagé de l'air, & il s'eſt attaché au col de la retorte un peu d'alkali volatil, ſous forme concrete. Le charbon reſté dans la retorte, peſoit vingt-quatre grains. Ce charbon ayant été expoſé ſur le feu dans un tet, il s'en éleva encore un peu d'alkali volatil, tenu rouge pendant cinq à ſix minutes. La ſuperficie parut ſe couvrir de cendres, tandis que le centre avoit encore beaucoup de dureté : enfin ce charbon donna tous les ſignes que donnent les charbons du regne animal, qui, comme on ſait, ne perdent que très-difficilement leur phlogiſtique. Après un quart-d'heure de calcination, celui-ci étoit encore noir, quoiqu'il eut perdu ſa conſiſtance : ce n'étoit plus que de la cendre dont le poids ſe trouva de quatorze grains ; quantité trop petite pour être ſoumiſe à des expériences d'un certain ordre. Je me ſuis donc contenté de verſer deſſus un peu d'acide nitreux qui a attaqué ces cendres avec effer-veſcence. On peut conclure, d'après ces expériences, que le meconium eſt véritablement un excrément, mais un excrément laiteux dans lequel la bile ſe trouve déja comme dans ceux des adultes.

LXXVII°. Le meconium (dit M. de Leury, auquel cet article appartient) ſorti de cinq enfans morts peu de temps après la naiſſance, mis ſur le feu, a donné en ſe deſſéchant, une odeur fétide ; il s'eſt réduit en une maſſe noire friable. Cette maſſe conſervoit, ſuivant le degré de chaleur où elle étoit expoſée, une partie graiſſeuſe très-puante. Mis dans de l'eau expoſée au feu, l'eau a acquis une couleur noirâtre, & la vapeur produite par l'ébullition, étoit très-fétide. Le meconium deſſéché, ou ſortant de l'inteſtin, ne donne aucune ſaveur ſur la langue. Quelqu'un qui en a goûté, la trouve inſipide, mais d'une odeur déſagréable. J'ai ouvert les enfans morts en naiſſant, qui m'avoient fourni le meconium ; la véſicule du fiel étoit de différente groſſeur dans ces divers ſujets ; mais la liqueur qu'elle contenoit, toujours la même, tirant plus ſur le rouge que ſur la couleur ordinaire de la bile. J'ai trouvé dans des fœtus morts avant d'avoir reſpiré, qu'il n'y avoit point de liqueur dans l'eſtomac, mais ſeulement un enduit d'une matiere gluante rougeâtre, qui, enlevée & préſentée au feu, s'eſt deſſéchée avec quelque pétillement, étant expoſée à la flamme d'une bougie. Les inteſtins greles de ces enfans ont préſenté les mêmes phénomenes. Dans le cœcum, l'enduit étoit plus blanc, plus épais : le colon a paru mériter plus d'attention : la liqueur qui l'enduit étoit plus épaiſſe & plus brune, prenant la couleur du meconium à proportion qu'on avançoit vers le rectum. La face interne de cet inteſtin étoit tachée & colorée de la nuance brune du meconium, & très-difficile à nétoyer. Le rectum étoit plein de meconium, & cet inteſtin a conſervé opiniâtrément la couleur de cet excrément : il étoit très-difficile d'enlever la matiere viſqueuſe qui le tapiſſoit.

LXXVIII°. Il demeure certain qu'une colonne de liqueur continue, remplit dans le fœtus, la véſicule du fiel, les conduits cyſtique & hépatique, l'eſtomac & tout le canal inteſtinal : cette colonne reçoit quelques filets de liqueur du pancréas qui, dans le duodenum, se mêle à la bile, ainsi que tous les filets de sérosité & de mucosité qui suintent de toute la face intérieure de la bouche, de l'œsophage & des intestins. C'est sur cette colonne de matiere que se forment & se modelent les intestins qui n'ont pu devenir creux autrement, & qui, sans cette espece de moule sur lequel ils s'étendent, auroient été comme des ligamens. J'ai vu un enfant qui n'ayant pas rendu son meconium par les voies ordinaires, le rendit par la bouche, & mourut de ce vomissement, sans que rien passât par l'extrémité du rectum, qui n'étoit pourtant point imperforée. Le petit cadavre fut ouvert, & on trouva une partie du colon, vers le côté gauche, précisément comme une corde, & avec si peu de cavité, qu'on y passoit à peine un stilet. C'est aussi sur cette matiere muqueuse, aqueuse, bilieuse, pancréatique, stomacale, contenue dans les intestins du fœtus, que s'exerce la faculté digestive & stercorale, en attendant que la naissance de l'enfant le mette dans le cas d'en faire un emploi plus suivi sur les alimens dont il aura à se nourrir.

LXXIX°. Pourquoi le meconium est-il d'une couleur verte & noirâtre? Parce qu'il est composé foncierement de la partie la plus pure de la bile, qui, en s'accumulant & végétant dans le foie, est devenue jaune, ensuite verte & rembrunie dans la vésicule du fiel, (comme le comporte l'essence du miasme bilieux, qui se développe dans le foie, & se mûrit peu à peu). Ce miasme concentré & joint à plusieurs de ses égaux, dépouillé de toute la surabondance d'eau dans laquelle il nageoit, devient noir, & noircit tout ce qu'il touche, les membranes même des intestins, sur-tout des gros. Ainsi la-vésicule du fiel devient jaune par les miasmes bilieux, de même que tout son voisinage. Il faut donc que le meconium, en se formant & se ramassant dans les intestins, en y arrivant à sa maturité, envoie ses émanations particulieres; il remplit de sa fumée toute la capacité du bas-ventre. N'est-il pas naturel de penser qu'il envoie aussi quelques-unes de ses émanations ou semences dans les orifices des veines lactées, & de-là dans le sang, même dans les orifices de la veine porte ? Je suis fort porté à le croire. Il paroît aussi qu'on pourroit trouver dans ces émanations la semence de la couleur du sang. Originairement développée dans le foie & dans les autres visceres du bas-ventre, cette teinture rentre par plusieurs voies dans la maſſe des humeurs. Quelques Anatomiſtes de réputation ont trouvé dans les reins ſuccenturiaux une humeur noirâtre qui peut-être ſert pour le même objet. On ſait que cette teinture noire va dans l'état de la plus parfaite ſanté, ſe nicher dans l'œil, qu'elle teint les cheveux & la peau, &c.

LXXX°. On chercheroit envain à jetter des doutes ſur l'exiſtence de cette partie colorante dont il a déja été queſtion (n. 74). Elle domine dans le meconium ; & on apprend par l'hiſtoire & les révolutions des âges, ſur-tout par l'étude des événemens de la digeſtion, & par les phénomenes des maladies du bas-ventre, qu'elle cherche toujours à prendre le deſſus. La grande vieilleſſe ſe rapproche beaucoup de l'état du fœtus, à l'égard de cette teinture. Elle eſt très-remarquable dans les tempéramens bilieux, mélancoliques & hémorrhoïdaires, dans leſquels le ſang abdominal prend ſouvent une nuance plus noirâtre que dans les autres parties. Les Modernes ont fait bien des efforts pour détruire, ſur ce point, les opinions anciennes ; mais la pratique de la Médecine a toujours ramené à cet opinions les bons eſprits. *Probamus admitti debere melancholiæ & atræ bilis exiſtentiam . . . ſatis ſit ſi exiſtentiam & varietates atræ bilis, ab Autoribus antiquis admiſſas, a Recentioribus, eò quòd receptæ nòn quadrarent theoriæ, prætermiſſas, aut levius tractatas extra dubium, ut confidimus, poſuerimus* (a). Cette déciſion me ſuffit & doit ſuffire à bien d'autres : je pourrois l'appuyer par pluſieurs hiſtoires de maladies où j'ai vu l'humeur noire teindre toutes les excrétions, l'urine, la tranſpiration, les crachats, les évacuations du ventre, & juſqu'au ſang même qui acquiert quelquefois une couleur plombée, violette, noirâtre. Je pourrois rappeller la cachexie connue ſous le nom de maladie noire, & faire voir que cette maladie eſt due autant à une humeur noire & bilieuſe, qu'au ſang : je pourrois ſuivre cette maladie juſques dans quelques vieillards, ſouvent bien portans, quoiqu'affectés de la cachexie noire. Les changemens auxquels eſt ſujette la peau des Negres qui ſont blancs en venant au monde, trouveroient ici leur place, ſur-tout s'il eſt vrai, comme on me l'a raconté, que les fœtus negres ont quelque choſe de particulier dans leur meconium. Enfin je pourrois faire remarquer que

(a) *De melancholiâ & morbis melancholicis*, 1765. Ouvrage de M. Lorry.

nos enfans deviennent quelquefois très-jaunes & même noirâtres, dès les premiers jours de leur naissance, & que des gens instruits sur ces objets, m'ont dit qu'alors le meconium n'est pas bien rendu. Mon petit vomisseur (n. 78) dont le colon étranglé ne put laisser vuider le meconium, devint d'un jaune noirâtre avant de vomir le meconium. Toutes ces questions en feroient naître bien d'autres ; mais je suis fixé ici à l'examen de la cachexie, de la fonction, & de la faculté stercorale non moins sujette que toutes les autres, à la direction du genre nerveux.

LXXXI°. Elle a deux excès remarquables, cette faculté ; elle fait exprimer complettement toutes les parties liquides & nourricieres des alimens. Alors les excrémens sont réduits à une très-petite quantité, dure, légere, noirâtre : c'est l'état de constipation. Dans celui de relâchement, au contraire, tous les alimens semblent se changer en excrémens, les évacuations semblent souvent plus considérables que la masse des alimens & des boissons. La jeunesse, la foiblesse, & un fond de mollesse générale dans les tempéramens, sont, ainsi qu'un grand nombre de maladies, particulierement sujettes à de copieuses évacuations. Le travail des entrailles est sur-tout d'une mobilité, d'une vivacité & d'un exercice notable dans l'enfance: la Nature semble hésiter & n'arriver que par degrés au complément de cette fonction, comme à celui de toutes les autres. On diroit qu'elle manque son objet en grande partie, puisque les excrémens des enfans à la mammelle, & ensuite ceux d'un âge plus formé, paroissent composés d'autant de parties recrémentitielles, que de celles qui sont nécessaires à expulser, comme nuisibles ou inutiles. L'âge viril, au contraire, les tempéramens secs & bilieux, ceux de quelques femmes vives, sensibles, babillardes, étourdies, chaudes, ceux des gens les plus vigoureux, & ceux de la vieillesse, sont, ainsi qu'un certain nombre de maladies, accompagnés d'une constipation outrée. La Nature avare, & portant tout en dedans, ne laisse rien à exprimer dans les alimens; elle les desséche & les brûle, pour ainsi dire, au lieu que dans l'enfance, elle rejette tout avec une sorte de profusion, sans doute trop peu réfléchie.

LXXXII°. Combien de nuances & de degrés entre la constipation & le trop grand relâchement du ventre! Combien de réflexions journalieres les Médecins ne trouvent-ils pas à faire sur ce sujet! Forcés par les décisions des Anciens, &

encore plus par les obſervations bien étudiées, ils ſe voient bornés à regarder la formation radicale des excrémens, comme appartenant à une faculté particuliere, comparable, à quelques égards, à la digeſtion de l'eſtomac & à la déglutition des alimens. L'eſtomac apprête & appelle à lui les alimens, pour en exprimer la nourriture; les inteſtins attirent les reſtes de la digeſtion, pour former les excrémens, & pour ſe défaire à propos de ce ſuperflu. La faim, le dégoût, la ſoif, le vomiſſement, la vivacité ou la lenteur de la digeſtion; tous ces phénomenes appartenans à l'eſtomac, trouveroient des phénomenes comparables & paralleles dans les fonctions des inteſtins. Il y a plus, la préparation des matieres ſtercorales a quelque choſe de particulier, ainſi que la digeſtion de l'eſtomac, dans les diverſes eſpeces d'animaux, même dans les divers individus. On connoît, il eſt vrai, quelques-uns des matériaux, quelques-uns des inſtrumens de cette préparation ou de ce travail; mais le ſecret que la Nature s'eſt réſervé, demeure inconnu. Les Médecins, en partant de ce principe qu'ils n'eurent jamais honte d'avouer, ont rangé en claſſes particulieres & diſtinctes, les excrémens, quant à leur forme, leur conſiſtance, leur couleur, leur odeur, leur uniformité ou leurs variétés : ce qui leur a fourni depuis l'Ecole de Cos jusqu'à nous, une abondante source d'indications & de discussions utiles à l'humanité. Ils n'ont jamais négligé de calculer dans cette fonction l'influence des passions de l'ame, & toutes les modifications journalieres qu'amene dans la fonction stercorale, l'agent sensible qui la dirige jusqu'à ses moindres détails.

LXXXIII°. Il est dans cette fonction des phénomenes spécialement liés à nos émanations & à nos cachexies. On ne peut, par exemple, oublier de remarquer que dans le cas de la constipation (qui paroît être le complément de la perfection, ou peut-être le degré excessif de la fonction excrémentitielle), une grande quantité de miasmes exprimés des matieres retenues, va se répandre dans tout le corps. Quel effet ces miasmes produisent-ils ? Bien loin de nuire, ils amenent de la force, ils servent comme d'aiguillon aux parties sensibles. Aussi les sujets les plus constipés, sont-ils ordinairement les plus forts, les plus roides, sur-tout les plus portés à la cachexie séminale, & à cette odeur exaltée dont j'ai parlé (41). D'autre côté, ceux qui, naturellement relâchés, sembleroient dans la meilleure voie poſſible pour purifier leur corps par des évacuations abondantes & réitérées, ſont ſouvent les plus foibles, les plus mal ſains. On dira qu'ils rendent autant de parties nourricieres recrémentitielles, que d'excrémentitielles, d'où procede leur foibleſſe. Cela peut être vrai : mais il eſt certain auſſi que cette exceſſive dépenſe de parties nourricieres tient à un vice de la faculté inteſtinale : ce qui prouve que cette faculté ne doit point être uniquement évaluée par la quantité des matieres qu'elle produit, mais encore par la qualité. Fitz-Gerald, Profeſſeur de Montpellier, alloit ſouvent dans les lieux écartés, aux environs de la Citadelle, où le Peuple & les Soldats ont coutume de ſe rendre chaque jour pour leurs néceſſités. Le Profeſſeur nous menoit avec lui, & prétendoit décider l'épidémie & les maladies populaires, à la couleur & à la conſiſtance des matieres. Il faiſoit remarquer comment la bile noire, verte ou jaune, prenoit ſouvent le deſſus, ainſi que le ſang hémorrhoïdal ; comment la conſtipation ou le dévoiement gagnoient le Peuple ; comment les digeſtions étoient plus ou moins parfaites, ſur-tout après des jours de fête, où l'on avoit bu, & ſuivant les révolutions des ſaiſons. Il prétendoit que par cette inſpection, on pouvoit décider du tempérament, de l'âge, de la constitution du temps, des passions, du bonheur ou du malheur des Peuples, & même du sexe. L'occasion de faire l'application de ces regles générales, s'offre souvent aux Médecins Praticiens, que l'inspection des matieres conduit pour la marche des maladies & de leurs redoublemens, sur-tout de leurs révolutions critiques. Ils connoissent les matieres crues, cuites, loüables, glaireuses, bilieuses, colliquatives : ils distinguent sur-tout cette sorte de purée jaune & bien liée, qui est ordinairement le signe de la victoire de la Nature : elle est, dans les maladies, tellement occupée de la perfection de cette excrétion critique, qu'il n'y a point d'infirmité qui ne finisse par cette excrétion, & qui ne cede à la formation des matieres d'une bonne consistance. Or cette formation est une sorte de digestion caractérisée par tous les signes qui accompagnent la vitalité ; bien éloignée d'être une préparation purement fermentative, ou putréfactive. C'est une vraie maturation animale, que la plus légere passion, ou le plus léger dérangement de la partie sensible, va bouleverser : elle est l'annonce & comme l'aurore du complément de la santé & du sentiment intérieur qui la gouverne. En un mot, le

fort

ſort de l'humanité eſt intimement lié à la fonction & à l'opération excrémentitielle, à la faculté qui la dirige. Je l'ai déja dit (n. 78.)

LXXXIV°. Les Chymiſtes ſont reſtés bien loin des Médecins dans l'examen des excrémens, & dans les diſcuſſions que cet examen fait naître. Les mots populaires d'excrémens, de pourriture, de corruption, de fétidité, ont été prodigués, ſuivant le courant des idées vulgaires. Mais la Médecine apprend que ces dénominations vagues ne peignent point aſſez exactement l'état des matieres ſtercorales; elles n'ont point ordinairement acquis dans le corps, le dégré de malfaiſance que la pourriture dont on les taxe peut leur donner, lorſqu'elles ne participent plus à la vie: leur fétidité n'eſt que le produit de leurs qualités exaltées, & ſouvent d'autant moins ſuſpectes pour la ſanté, que leur odeur paroît plus frappante. Elles ne ſont même excrémentitielles, c'eſt-à-dire entierement inhabiles à la nutrition, qu'en partie. Il y auroit, à cet égard, quelques reproches à faire à ceux qui, abuſant des idées vulgaires, eſtiment les évacuations d'après les ſenſations qu'elles impriment aux témoins qui n'ont point d'expérience. On inſiſte trop ſur ces ſortes de qualités. Il ne faut, pour le prouver, que réfléchir ſur l'uſage médicinal que nos Prédéceſſeurs ont fait de toutes les eſpeces d'excrémens des divers animaux. Ils les ont réduits en diverſes claſſes, dont l'uſage leur a appris les effets : les uns purgent ; les autres guériſſent de la jauniſſe ; d'autres font ſuer : ceux-ci guériſſent la fievre ; d'autres la colique : ils ont enfin des qualités particulieres & individuelles fort éloignées de celles que procure au corps animal la pourriture proprement dite. On connoît d'ailleurs la maniere dont ſe nourriſſent les cochons de la Weſtphalie : ils ſont enfermés & engraiſſés dans les latrines. Chamouzet, eſpece de Médecin Amateur, Empirique, fut ſi frappé de cette pratique, qu'il propoſoit de nourrir des troupeaux de cochons à la ſuite des armées. Quelle que ſoit la valeur de ce projet ſingulier, il demeure bien prouvé aux Médecins, que la putridité attribuée aux excrémens, eſt de même que leur fétidité, une qualité qui ordinairement n'a pas détruit dans ces matieres la vertu vivifiante ; qu'elles n'ont point été expulſées par la Nature, précisément parce qu'elle n'y trouvoit plus de ſuc nourricier. Il faut que la faculté expulſive y trouve des qualités qu'on ne peut déterminer. Or cette faculté a ſes bizarreries, ſes habitudes, ſes maladies, ſes variations, comme celle qui produit la graiſſe, & les autres cachexies : c'eſt-à-dire qu'elle eſt régie par la ſenſibilité vitale, bien plus que par les changemens purement phyſiques qui peuvent arriver aux nourritures dans la cavité des inteſtins, comparée aux vaiſſeaux chymiques dans leſquels les Artiſtes font leurs mélanges & leurs fermentations. L'Auteur de l'Encyclopédie, au mot *excrément*, a dit trop généralement, que *les matieres fécales ſont pouſſées hors du corps où elles ne peuvent être d'aucune utilité pour l'économie animale, étant dépouillées de toutes les parties qui pourroient contribuer à la formation du chyle.*

LXXXV°. La préparation des matieres ſtercorales eſt une vraie coction, un mélange particulier, qu'on diroit être deſtiné primitivement à engluer, & enſuite mettre dehors cette humeur particuliere, réſidu de la bile (n. 76,) & qui forme le vrai miaſme ſtercoral, celui que la Nature a autant de ſoin que d'intérêt à rejetter, lorſqu'il eſt parvenu à ſa maturation. Mais c'eſt aux habitudes & aux uſages de cette faculté inteſtinale, qu'il importe de faire non moins d'attention qu'aux révolutions humorales des évacuations, ſans oublier, ſans doute, ce qui tient aux alimens & aux autres choſes avalées. On voit par l'hiſtoire des tempéramens, & ſur-tout par celle des maladies, combien la ſenſibilité vitale a d'empire ſur ces révolutions; avec quelle attention elle les prépare; combien la ſanté & le bien-être, ou ſon ſentiment intérieur, ſont dépendans de cette préparation. Encore une fois, la liaiſon de la vie avec la cachexie & la fonction excrémentitielle, ne peut ſe calculer ni ſe décrire. On ne peut cependant la méconnoître, lorſqu'on veut éviter les bévues de ces Empyriques qui ne penſent qu'à nétoyer, laver, évacuer les entrailles, & qui ne ſavent briller que par l'étalage d'une grande quantité de baſſins. Ceux même des Médecins dogmatiques qui ont aſſis leur ſyſtême ſur l'idée de la réſorbtion des matieres chyleuſes dégénérées, & propres à épaiſſir la maſſe du ſang; ceux qui ne s'occupent que de la ſaburre des premieres voies, & qui en craignent ſans ceſſe les amas & les effets, peuvent craindre auſſi de ſe trop laiſſer entraîner par l'envie que les Malades ont d'évacuer. Il faut en convenir, elle eſt étonnante cette envie. L'hiſtoire des diverſes ſcenes de garde-robe, des effets des médecines & des lavemens, ſeroit longue & des plus ſingulieres. On en reviendra toujours à dire que tout cela est fondé sur la sensibilité & la mobilité propres au canal intestinal : ces deux qualités prennent un nombre infini de nuances, par les habitudes & les constitutions particulieres. Enfin il n'est point d'état d'incommodité ou de maladie où un Médecin connoisseur ne soit forcé de penser à l'état des entrailles de son Malade, & à cette espece de fievre qui est l'effet de leur irritation & de leur labeur ; qui revient dans toutes les périodes des maladies, sur-tout lors des évacuations finales que la Nature aime fort à terminer par le couloir intestinal.

LXXXVI°. L'analyse chymique, assez peu avancée sur les matieres stercorales, s'est, en revanche, fort exercée sur la bile. On a prouvé qu'elle a beaucoup de ressemblance avec le savon, qu'elle est, comme lui, composée d'huile & de sel. On a dit que ce sel est celui du sang ; c'est-à-dire un sel ammoniacal volatil. On a tiré de la bile, suivant les uns, cinq sixiemes d'eau, deux vingt-quatriemes d'huile & de sel volatil, & un cent quatre-vingt-douzieme de sel fixe : suivant d'autres, on trouve dans la bile douze vingt-quatriemes d'huile & de sel volatil, un cent quatre-vingt-douzieme de sel fixe : d'autres enfin ont extrait de la bile quatre cinquiemes d'eau, un onzieme d'huile, & dix trois cents vingt-septiemes d'huile empyreumatique, point ou très-peu de sel volatil, mais deux trois cents vingt-septiemes de sel fixe impur, & deux cents neuviemes de terre. C'est ce qui se trouve consigné dans l'Encyclopédie, au mot *bile*. On y ajoute que quelques Chymistes disent avoir tiré de la bile des esprits inflammables, des sels volatils en assez grande quantité, du soufre, un peu de sel fixe & de la terre; & après la putréfaction, des sels volatils & des esprits. Pourquoi (s'écrie ensuite l'Auteur de cet article) ces Chymistes n'ont-ils pas donné les poids exacts de chacune de ces matieres? . . . On pourroit lui demander à quoi cela auroit été bon, & si quelqu'un auroit cru ces Chymistes sur leur parole, sur-tout après la diversité des produits, & celle du poids des mêmes produits dont l'énumération vient d'être faite. Cet Auteur apprend, en continuant son histoire, que suivant Boerhaave, il sortit de douze onces de bile, neuf onces d'eau, deux onces & demi d'huile, & un ou deux gros de sel fixe : (un ou deux gros). Enfin notre Encyclopédiste ne doute pas que tant de contradictions qui se trouvent dans les Auteurs au ſujet de l'analyſe de la bile, ne viennent ſouvent de ce que les uns auront opéré ſur une bile fraîche, & les autres ſur une bile vieille & comme pourrie, ſouvent auſſi de l'inexactitude & de l'ignorance des Artiſtes. Il faut l'avouer, ces aveux généreux ſont peu propres à fixer les idées des Lecteurs qui veulent s'inſtruire, & on en peut conclure que l'analyſe de la bile eſt encore à faire. Je ſais que depuis peu, de ſavans hommes ſe ſont appliqués à réparer les fautes des Chymiſtes précédens. Il eſt juſte d'attendre que les nouvelles découvertes aient reçu l'approbation de tous les gens inſtruits dans cette matiere. Il eſt auſſi à deſirer qu'on faſſe l'application d'une analyſe de la bile, moins incertaine que celle dont on vient de voir l'expoſé, aux phénomenes du corps vivant. C'eſt toujours l'écueil de la Chymie. Il eſt ſur-tout à craindre pour les Chymiſtes, qu'en travaillant ſur la bile & ſur les autres matieres animales, on ne ſoit forcé de leur reprocher ce dont ils ſemblent convenir eux-mêmes au ſujet de leur examen des excrémens : c'eſt que *ces travaux ſont fort dégoûtans & d'une parfaite inutilité*. C'eſt l'aveu qui ſe trouve au mot *excrémens* de l'Encyclopédie.

LXXXVII°. Les Médecins peuvent ſe contenter de remarquer que tout ce que les Chymiſtes ont dit, & peut-être ce qu'ils peuvent dire de l'analyſe de la bile, n'apprendra rien ſur les uſages ſuffiſamment connus de nos écoles anciennes. En effet, dira-t-on qu'il réſulte de l'analyſe de la bile qu'elle doit irriter & ſtimuler les entrailles, qu'elle eſt une ſorte de cliſtere naturel? Galien l'avoit dit en propres termes. Prétendra-t-on que cette liqueur eſt ſujette à s'épaiſſir, à ſe rancir, à ſe diviſer plus ou moins: ce ſont auſſi des aſſertions conſignées dans les Ouvrages de nos anciens Maîtres. Veut-on qu'elle concoure à la digeſtion: jamais les Anciens n'ont dit le contraire, ou, pour parler plus exactement, ils n'ont dit que cela. Peut-être les Chymiſtes prétendront-ils que les remedes correctifs de la bile dégénérée ou ſurabondante, ſont naturellement indiqués par leurs analyſes, & que les acides ſont ſur-tout de ce nombre: mais ceux de Cos & toutes les Ecoles poſtérieures ſavoient & avoient dit que le vinaigre émouſſe l'activité de la bile (*illioſo ſtomacho malum punicum eſt optimus ſuccus*). Gal., &c. Ils faiſoient en un mot autant d'uſage des acides que nos Docteurs modernes. Les Anciens étoient auſſi parvenus à cette pratique par une voie plus ſûre que les analyſes, celle de l'expérience & de l'instinct des malades. Un Accoucheur Anglois est, je crois, le premier qui dans ces derniers temps (où les épreuves & les expressions chymiques sont dans toutes les bouches), a débité qu'un jaune d'œuf crud, ou légerement cuit, est merveilleux pour la jaunisse, & cela parce que le jaune d'œuf se mêle aisément avec la bile. On auroit pu, pour la même raison, dire que la térébenthine, la résine & la gomme lacque conviennent pour la jaunisse : mais il n'a fallu que cette petite apperçüe chymique pour réveiller l'attention de tous les *expérimenteurs*. Leurs Gazettes sont pleines d'histoire de la jaunisse guérie par le jaune d'œuf. Cependant quel est le Médecin qui ne puisse rapporter par douzaines de ces sortes de guérisons de jaunisse faites, avec quoi? Avec l'eau pure ; précisément & uniquement avec l'eau, que la Chymie ne mettra pas au rang des meilleurs dissolvans de la bile. Au reste Galien avoit remarqué que la bile amassée dans l'estomac occasionne une soif violente, & que le jaune d'œuf avalé crud appaise la soif. (*Bilis in ventriculo facit sitim..... Ovum si crudum bibatur, sitim prohibet*, &c.). Il disoit aussi que les jaunes d'œufs sont bons pour la fievre tierce, & qu'étant mêlés avec les cataplasmes, ils émoussent l'âcreté des phlegmons.

LXXXVIII°. Je n'ai pas trouvé dans l'Encyclopédie l'analyse de l'urine. Je puis m'être trompé; mais je ne la cherchois que pour vérifier si elle étoit aussi juste & aussi naïve que celle de la bile (n. 86). Il n'en reste pas moins certain que de toutes les analyses de l'urine, à commencer par celle de Van-Helmont, fort approuvée des connoisseurs, aucune ne donne la clef des phénomenes observés dans l'urine par les Médecins, aucune ne démontre pourquoi, par quels moyens & dans quel objet de la nature l'urine est tantôt ténüe, aqueuse, claire, trouble, rouge, noire, avec un sédiment rouge, jaune, grisâtre, sabloneux, filandreux, brun, noir, blanc, glaireux, avec un suspens léger & plus ou moins considérable. Les connoissances des Médecins sont très-étendues sur les présages à tirer de toutes ces especes d'urines. La cachexie urineuse & ses phénomenes exigent de leur part une attention journaliere (n. 61) : mais on est forcé de convenir au moins que les Chymistes ont beaucoup d'essais à faire avant de rien prononcer sur cette matiere. Leurs charmantes expériences sur le phosphore, sur le sel microcosmique; toutes ces vérités amusantes, délicieuses, n'ont été jusqu'ici d'aucun usage pour la Médecine : ce sont des objets de pure curiosité. Puisse quelque bonne tête chymique, profitant de ce qui est déjà découvert, & ouvrant quelque route nouvelle, pénétrer aussi avant qu'il est possible, dans le laboratoire de la nature animée, & décider si le sel microcosmique est constamment l'effet de l'animalité, qui le crée ; ou bien si ce sel répandu en tout ou en partie, dans tous les êtres, ne fait que se développer dans les animaux ; s'il y existe tout formé ; quels usages il peut y avoir, & quelle influence il a sur la partie sensible ; s'il est lié à cette partie pour en contenir, diriger ou augmenter les forces ; enfin jusqu'à quel point il y a lieu de penser que le sel microcosmique peut agir, se former, se développer par les forces de la vie, pouvant jusqu'ici être regardé comme le produit de plusieurs opérations de l'art, entierement destructives de l'urine qui jamais n'arrive en pareil état dans les animaux. Voilà des objets sur lesquels nos neveux seront peut-être plus instruits que nous.

LXXXIX°. En voici un qui ne promet pas moins à la postérité, & dont on s'occupe singulierement aujourd'hui : c'est l'histoire des vents ou des flatuosités, celle de l'air contenu & opérant des phénomenes particuliers dans les liqueurs animales. Il n'eſt queſtion que d'air fixe, fixé ou défixé, d'air combiné & ſe combinant, ou bien ſe développant dans diverſes circonſtances : on le peſe ; on l'injecte ; on le lave ; on le trouve partout. Telle eſt la révolution excitée ſous nos yeux par Halles & par Venel. L'un a dégagé l'air fixé, concret & incorporé dans des parties animales, où il s'étoit réduit à un volume d'une incroyable petiteſſe, eu égard à celui qu'affecte une pareille maſſe d'air miſe en liberté. Venel a trouvé & ſuivi l'air ſe combinant avec l'eau ; il a pris la nature ſur le fait dans la formation de quelques eaux minérales ; il en a formé de toutes pieces, comme diſent les Chymiſtes. Leur ardeur a redoublé depuis ces découvertes. Jettons un coup d'œil ſur ce que les Médecins ont dit de l'air & de ſes phénomenes, eu égard au corps vivant. Il leur a été aiſé de trouver dans le cours de leurs obſervations des malades tellement ſujets aux mouvemens & aux éruptions de l'air dans les entrailles, qu'ils n'ont pu s'empêcher de les reregarder comme ſoumis à cette action tumultueuſe des vents qui forment de véritables orages dans la cavité inteſtinale. Ils ont apperçu que ces vents ſont dus à l'air qui s'avale avec les alimens, & qui fait, pour ainsi dire, l'atmosphere qui les suit dans l'estomac, de même qu'à l'air qui se dégage dans la pâte alimentaire, pendant les mouvemens de la digestion, sur-tout lorsqu'elle n'est pas parfaite & suivant le vœu de la Nature. Ils ont calculé les effets de ces raréfactions qui tiraillent & irritent les parties les plus éloignées du ventre; de maniere qu'il y en a eu qui ont cru, avec le peuple, que les vents voyagent dans le tissu des chairs. Ils ont reconnu que le bouillonnement de l'air intérieur avoit des rapports singuliers avec celui de l'atmosphere; de sorte que les révolutions de l'air extérieur se peignent à merveille dans l'air intérieur. Ils ont très-bien jugé que, dans ces mouvemens intérieurs, l'air n'est pas seul la cause des phénomenes qui s'observent, mais que cette cause tient en grande partie aux strictures, aux spasmes, aux convulsions des parties solides & sensibles, qui, en s'étranglant dans diverses portions, causent des boursouflemens particuliers, & forment des especes de bourses ou de vessies pleines d'air, & plus ou moins gênantes dans diverses portions du canal intestinal. Ils ont observé avec soin divers exemples qui leur ont prouvé que les mouvemens de l'air renfermé dans ce canal dépendoient ſouvent de la ſenſibilité vitale, & même de la volonté; puiſqu'il y a des ſujets qui, par habitude ou par des diſpoſitions particulieres, ſavent, à volonté, faire éclater les vents par tous les bouts. Enfin les Médecins de tous les ſiecles ont, depuis ceux de Cos, fait une attention très-réfléchie à la nature des vents qui ſortent du corps, & à la maniere dont ſe fait cette éruption; phénomenes qu'ils ont trouvé avoir des liaiſons remarquables avec diverſes maladies. Ces vérités générales ont fait dans nos Ecoles anciennes & nouvelles le fond & les matériaux de la théorie & de l'hiſtoire des vents, dans l'état de ſanté & dans celui de maladie. Combaluſier, Médecin de Montpellier & de Paris, en a fait, il y a quelques années, le ſujet d'un aſſez bon traité connu ſous le nom de *Pneumato-Patologie*.

LXXXX°. Les Médecins ont été plus loin: leurs obſervations faites ſur l'air contenu dans le conduit inteſtinal ne les ont point détournés de celles qu'il étoit poſſible de faire ſur l'air qui entre dans le poumon par le moyen de la reſpiration. C'eſt de cet air qu'ils ont cru que dépendoient la vie, la ſanté & les maladies: ils l'ont ſuivi des poumons dans le ſang, dans les arteres, dans les plus petits couloirs, où ils ont cru qu'il ſe combinoit avec les humeurs, qu'il vivifie, qu'il entretient dans l'état de ſanté, ou qu'il corrompt lorſqu'il eſt corrompu lui-même : ils l'ont pourſuivi juſque dans les cavités du cerveau & celles des autres viſceres, où ils ont prétendu qu'il ſe mêloit diverſement aux ſéroſités pour devenir eſprit vital, animal ou naturel, c'eſt-à-dire, pour prendre des formes particulieres dans chacun de ces viſceres principaux. Tels furent ſur-tout les principes d'une Secte entiere connue vers les premiers ſiecles de notre ere, ſous le nom de *Pneumatique* ou aérienne. Elle nâquit cette Secte à peu-près en même temps que celle des Méthodiſtes, & elles ſe partagerent l'une & l'autre les ſuffrages juſqu'au temps de Galien. On peut croire que les expériences modernes auroient été du goût des *Pneumatiques*; & il eſt auſſi permis d'avancer qu'à parler vrai & ſans aucune ſorte de partialité, les Chymiſtes de notre temps ne font que démontrer, par des opérations d'un détail particulier, les aſſertions générales des Médecins. Je me contente, ſans aller plus loin, de rapporter ici quelques déciſions des *Pneumatiques*, quelques paſſages de leurs Ouvrages. On en trouve ſur-tout un dans le recueil des Œuvres attribuées à Hyppocrate, qui, s'il n'eſt pas de l'ancienne Ecole de Cos, appartient au moins à quelqu'Auteur du siecle des *Pneumatiques* desireux d'incorporer son Ouvrage avec ceux d'Hyppocrate. Galien nous fournira aussi quelques assertions remarquables.

LXXXXI°. » L'air, que les yeux ne peuvent » appercevoir, se connoît par la reflexion & par » ses effets : (*consideratione cognoscitur.*). . . » Qu'est-ce qui se fait sans lui ? Quelle est l'opé» ration de la Nature, à laquelle il ne parti» cipe ? . . . Il est le premier Auteur de tout ce » qui arrive aux corps des animaux. . . Ils se » nourrissent d'alimens, de boissons & d'air ou » d'esprits, ce qui est la même chose. . . L'air » sert d'aliment au feu qui ne peut subsister sans » l'air. . . L'air se reproduit par la vertu du feu » qui fond & liquéfie le corps. . . L'air concentré » & devenu compacte se change en eau. . . L'air » ayant abandonné une certaine quantité d'eau ; » elle paroît de moindre volume, mais la même » quantité reste. . . L'eau de la mer elle-même » n'est point privée d'air. . . Les poissons ne sau» roient vivre dans l'eau privée d'air. . . Ils savent » l'extraire de l'eau. . . L'air est nécessaire à tous » les animaux & à tous les instans de leur vie. . . » Il est même l'auteur de la vie. . . . L'air contracte

les

» les vaiſſeaux ſanguins dans le poumon.... La » chaleur chaſſe l'air de la maſſe du ſang.... » L'air ſe niche dans les chairs, comme de » petits coins.... Tout le monde ſait qu'il eſt » la cauſe des flatuoſités dans les entrailles..... » Il eſt auſſi celle de toutes les maladies.... Il » ſe joint à diverſes eſpeces de corps qui le » rendent malfaiſant.... Il agit ſur les corps à » proportion de la reſſemblance qu'il ſe trouve » avoir avec eux.... Le ſang s'agite comme de » l'eau bouillante, & il en ſort de même des » bulles d'air.... L'air concourt même à la for- » mation & au volume conſidérable des hydro- » piſies..... Les maladies ſoporeuſes, telles que » la paralyſie, dépendent de l'air.... Il occaſionne » des engorgemens (*oppilationes*) dans les vaiſ- » ſeaux ». Ainſi s'exprimoit, il y a deux mille ans, le Médecin, Auteur du livre *de flatibus*. Oſeroit-on demander à nos Chymiſtes, s'ils croiroient apprendre à cet Auteur des choſes qui lui paroîtroient bien nouvelles, & bien éloignées de ſa maniere de penſer? Toute la ſecte *Pneumatique* penſoit comme lui. On voit quelle étoit ſa logique; elle ſe fondoit ſur l'obſervation, & elle cherchoit à connoître les choses cachées à l'œil, par la méditation, l'analogie, la réflexion (*consideratione*).

XCII°. Ecoutons Galien. » L'air, qui est la » même chose que l'esprit, est contenu même » dans l'eau.... Il se change en eau par l'évaporation des parties du feu qu'il contient, lorsqu'il n'est pas élémentaire.... Il se change de » même en d'autres élémens.... L'air est moins » mobile que le feu.... L'air ne se trouve jamais » pur & sans mélange.... L'air conserve le feu, » non en le rafraîchissant, mais en le nourrissant, » ou lui fournissant un aliment.... L'air se trouve » partout & pénetre tout.... Il se trouve dans » l'intérieur des animaux.... Il sert à la Nature » pour modeler les diverses cavités du corps des » animaux.... Un animal qui respire reçoit & » absorbe l'air.... Il est mêlé au sang dans les » arteres.... Les chairs même contiennent de » l'air dans leur intérieur.... Il nourrit la chaleur du cœur, dans lequel il entre peu à peu » par des voies insensibles.... L'air frais guérit » ceux qui ont été très-échauffés, & comme » brûlés au soleil.... L'air s'épaissit à proportion » qu'il s'approche des corps humides.... La » flamme n'est que l'air allumé.... L'air humide

» relâche les cordes des instrumens, & dérange
» singulierement les corps des animaux.... L'air
» fait exaler du corps une grande quantité de
» transpiration, sur-tout en été.... L'air ne
» pénetre pas comme le feu les pores des mé-
» taux.... L'air est contenu dans la neige en
» grande quantité.... La glace se forme par
» l'expulsion de l'air contenu dans l'eau ». Les Médecins ne s'étoient donc pas restreints à considérer l'air dans le corps humain; ils avoient aussi suivi l'histoire de ses effets sur divers corps de la Nature, à la maniere des Physiciens.

XCIII°. M. Bayen, bien loin d'imiter quelques Philosophes qui se sont instruits aux dépens de l'Ordre des Médecins, sans lui faire honneur de ce qui lui appartenoit, vient de rendre à cet Ordre un hommage authentique & exemplaire, en remettant sur la scene l'ouvrage de Jean Rey, Médecin du pays & du siecle de Montagne, qui avoit formellement connu & annoncé des phénomenes dépendans de l'air, dans la calcination des métaux. Les Chymistes modernes n'ont fait que répéter, sur ce point, ce qui avoit été dit par Rey: ils n'ont fait que se ranger dans la classe des Médecins *Pneumatiques*. Nous devons, à l'exemple de M. Bayen, & par reconnoissance pour son honnêteté trop peu imitée, mettre sous les yeux des Chymistes deux autres passages de Galien, qui prouvent encore mieux que ceux qui viennent d'être rapportés, combien la logique des Médecins les avoit conduits heureusement dans leurs opinions sur l'air ; combien les Modernes ne font que les répéter. M. Bayen voulant donner de l'air une idée propre à faire sentir sa maniere d'être dans l'atmosphere, la compare à l'eau de la mer. Voici comme il s'exprime : » La » Chymie moderne (si elle veut un terme de » comparaison) doit regarder l'atmosphere » comme un second océan, & voir dans l'un » & dans l'autre un fluide simple, élémentaire, » si on veut, qui sert d'excipient & de dissolvant » à un grand nombre de corps ». Galien s'exprimoit ainsi sur cette comparaison prise dans un autre sens, mais expressément établie par les expressions suivantes : » *Haud alius videtur aeris* » *status ac mais ; sicut illic fluctus est in alto vel* » *major vel minor, qui interim ob parvitatem* » *non advertitur . . . sic aer quoque plane immotus* » *& quietus haud videtur unquam esse ; tamen* » *interdum nos, quia motus est parvus, fugit,*

» *ac nullus : frequenter nobis consistere videtur*, » *cum revera moveatur* (*a*) ». L'autre passage de Galien regarde la calcination des matieres dans un fourneau. Frappé de la maniere dont l'air se précipite dans un brâsier, ou dans les matieres qui se calcinent, il prétendoit que cet air s'incorpore dans ces matieres, pour y tenir lieu du feu qui s'évaporoit par l'effet de la brûlure, laquelle produit des scories dont l'air tient la place. Voici comme Brassavole exprime l'idée de Galien (*b*) : *Aer influens per poros cineris ignitur ad restaurationem evaporationis ignis.* Voilà une apperçue qui approche bien de la décision de Rey, & de celle des Chymistes qui l'ont suivi (*c*). Certainement Galien eut été de l'avis de Rey, & il eut prétendu qu'il avoit conçu la chose à peu-près comme nos Modernes, qui, encore une fois, se rapprochent, on ne peut davantage, de nos Médecins *Pneumatiques*. Ce rapproche-

(*a*) *In 3. de morb. vulg-comm. 3.*

(*b*) *De utilitate respir.*

(*c*) Voy. l'extrait de l'ouvrage de Jean Rey, publié par Bayen : dans le Journal de Physique, cahier de Janvier 1775, ainsi que les expériences de ce dernier ; dans le cahier de Février, même année.

ment paroît auſſi dans les belles expériences de Venel, qui a prouvé que l'air minéraliſe certaines eaux. Agricola donne une idée aſſez exacte des opinions anciennes : » *Aer omnem locum. . . .*
» *ab aliis elementis & exhalationibus vacuum ſuâ*
» *mole complet. Simplex autem non eſt, aut ſi*
» *unquam fuerit ſimplex diu talis manere non*
» *poteſt : ſed expirationibus inficitur. . . . in aere*
» *exiſtit varietas frigoris, caloris, humoris, ſic-*
» *citatis ; cum enim propter frigus, ſit frigidus ;*
» *in ardentibus locis eſt calidus & ſiccus. In cana-*
» *libus per quos calidæ fluunt, propter vapores*
» *quos expirant, calidus & humidus. Ipſæ verò*
» *exhalationes perfectam formam non habent ;*
» *ſed fluctuant adhuc incertæ, & medicæ ſunt inter*
» *elementa* (*a*) *: halitus quidem qui calidus &*
» *humidus eſt inter aquam & aerem : vapor qui*
» *calidus & ſiccus, inter aerem & ignem : etenim*
» *halitus humidus quidem eſt, quod aquæ cum*
» *aere commune ; ſed quo calidior fuerit eò proprius*
» *ad naturam aeris accedit, &c.* (*b*).

(*a*) Cette indéciſion ou incertitude de la Nature ſe retrouve dans l'hiſtoire de tous les *gas*, ou émanations des divers corps, ſur leſquels les Chymiſtes ne peuvent rien définir.

(*b*) De naturâ eorum quæ effluunt è terrâ. *Georg. Agricola.*

XCIV°. Il eſt enfin démontré que nos anciens *Pneumatiques* avoient rencontré fort juſte, en prenant pour ſynonimes les mots *eſprits* & *air*. Des eaux *ſpiritueuſes*, ſuivant leurs principes, étoient des eaux *aërées* ou *aërienes*. Il n'eſt pas concevable que des Médecins aient prétendu infirmer les aſſertions de Venel, en diſant que les eaux minérales qu'il nomme *aërienes*, contiennent des eſprits, mais non de l'air. Que cet air, au reſte, ſoit plus ou moins pur, ou chargé de divers corpuſcules qu'il entraîne avec lui, les *Pneumatiques* vous apprendront que cela arrive ſans que pourtant on puiſſe méconnoître l'air qui eſt toujours le même, mais qui paroît avoir quelques différences, ſuivant les matieres auxquelles il eſt joint, ainſi que l'eau ſe joint à différens ſels. Une nouvelle dénomination donnée aux eaux aërienes par quelques Savans diſtingués, ne change rien : ils les nomment *gazeuſes*; mais ceux qui entendent la langue Allemande, diſent que *gazeuſes* vient de *geiſt*, qui eſt la même choſe qu'*eſprit*, & par conſéquent que *gazeuſes* ſignifie *ſpiritueuſes*. Van Helmont avoit appellé *gas*, ce que les anciens *Pneumatiques* appelloient *air* ou *eſprit*. Quant à la découverte de Halles ſur le calcul animal, qu'il a dit être preſque tout formé par de l'air concret, fixé, & comme coagulé; il eſt bien ſingulier que les *Pneumatiques* euſſent attribué les obſtructions, *oppilationes*, (n. 91,) à l'air. On pourroit, en ſuivant cette idée, regarder les matieres des obſtructions comme de l'air fixé & rapproché. Il ne ſeroit pas ſurprenant que quelque Chymiſte, analyſant ces matieres d'obſtruction, prouvât qu'elles ont ſouvent du rapport avec les calculs; qu'elles ne ſont que l'air contenu dans les humeurs, lequel s'eſt mis en maſſe par la décompoſition du ſang. On fera peut-être quelque jour une cachexie oppilatoire (n. 63). On a déja parlé des corpuſcules platreux ou terreux qui durciſſent les os.

XCV°. Il ſeroit heureux de trouver ainſi quelque moyen de conciliation entre les Chymiſtes & les Médecins: mais il faut rendre à ceux-ci ce qui leur appartient: il ne faut pas que les Chymiſtes croient être ſi loin qu'on ne puiſſe les atteindre. Après tout, ils ont ſouvent abouti au même but que les Médecins, mais quelquefois par des voies différentes. C'eſt aux plus ſages d'entr'eux de fixer nos idées ſur tous ces points. Ils y travaillent à l'envi. La Chymie ſe gliſſe partout: on l'invoque ſur des matieres & dans des lieux où elle fut juſqu'ici parfaitement inconnue

& non moins inutile. Il arrive un malheur ; c'eſt que les Chymiſtes en ont dit aſſez depuis quelques années, pour faire craindre quelque ſciſſion entr'eux. Cette ſciſſion ne pourroit arriver à l'avantage de leur Art, qui prétend tout démontrer. Rien ne paroiſſoit, par exemple, auſſi aſſuré que l'exiſtence du phlogiſtique, & la jolie doctrine que Stahl avoit édifiée. Voilà que des Chymiſtes *pneumatiques* commencent à jetter des doutes ſur cette exiſtence. Il y en a de cette claſſe, moitié Chymiſtes, & moitié Phyſiciens ou Médecins, qui ont fait quelques eſſais d'injection d'air fixe, en lavement & ſur des plaies, dans la vue de révivifier les parties privées d'air fixe, mortes ou corrompues, comme ils le croient. On peut le dire, ces eſſais ſe rapprochent beaucoup de la prétention des Médecins de la Chine, qui vont faire chercher au haut des montagnes des ballons pleins d'air vierge, pour le donner à reſpirer à leurs Malades. Cet air ſe vend dans les rues de la Chine. Nos Modernes pourroient de même vendre le leur, garnir les arſénaux des Chirurgiens de ce nouvel inſtrument pour les plaies, ou les boutiques des Pharmaciens de ce nouveau compoſé. Belle matiere pour briller, pour arrêter les curieux & pour diſſerter !

Au moins cette invention (quel qu'en ſoit le mérite, & par laquelle nous avons déja vu quelques femmes tentées de ſe rajeunir, comme par une nouvelle transfuſion qui ne manquera pas de prôneurs) ; cette invention, dis-je, n'eſt pas dûe complettement à nos Chymiſtes pneumatiques. Elle avoit, comme on le voit par l'exemple des Chinois , paſſé par la tête des Médecins. On en trouveroit peu, concernant le corps vivant, qui ne pût remonter aux mêmes ſources. Quant à nous, ſuivant, avec quelques reſtrictions, les principes de l'Ecole *pneumatique*, nous nous bornons à conſidérer l'air comme un aliment néceſſaire au ſang (n. 19,) & comme produiſant dans le corps humain un nombre de phénomenes dont la conſidération eſt indiſpenſable à quiconque veut en connoître la compoſition intime & médicinale. Nous ne héſitons pas de le dire après nos anciens Maîtres ; il eſt des cachexies aërienes ; il eſt des conſtitutions du ſang dépendantes de l'air & des divers corpuſcules, des diverſes émanations (ſi variées dans la Nature) auxquelles il ſait ſe joindre, comme l'eau ſe joint à divers ſels, ou de quelqu'autre maniere que ce puiſſe être.

XCVI°. Maintenant je puis m'expliquer plus

clairement ſur la compoſition du ſang, ou de cette chair coulante qui remplit les vaiſſeaux du corps, & qui eſt toujours prête à ſe concretre, à perdre ſa fluidité, ſi le mouvement & la chaleur qui la lui conſervent, ſont ſuſpendus. Semblable au fond au blanc d'œuf fécondé (n. 43), le ſang eſt animé par la ſemence; c'eſt-à-dire qu'il contient une certaine quantité d'émanations ſéminales qui le vivifient : il contient de même une portion de bile (n. 29,) & auſſi une portion de ſucs laiteux, ſur-tout dans l'enfance & dans les femmes depuis leurs groſſeſſes (n. 40) : il contient une partie colorante qui ſe travaille dans les entrailles (n. 74 :) de la ſéroſité en abondance (n. 22;) un extrait de chaque corps glanduleux qui fournit ſa cotte part aux émanations dans leſquelles nagent toutes les parties ſolides (n. 23;) une certaine quantité d'air (n. 20;) une portion de ſubſtance muqueuſe (n. 15 :) Toutes les cachexies dont il a été queſtion juſqu'ici, ne ſont que des ſurabondances d'humeurs qui indiquent la maniere dont s'en fait le mélange dans l'état de la meilleure ſanté. On ne peut remonter à cet état d'équilibre où la combinaiſon eſt la plus réguliere poſſible, que par celui où chaque humeur ſe rend prédominante & reconnoiſſable par ſon excès. La maſſe du ſang eſt donc le réſultat de l'aſſemblage d'une quantité donnée de petits corps, leſquels doivent être mis au nombre des premiers inſtrumens de la vie, en ce qu'ils ſont à portée de réveiller les diverſes nuances de ſenſibilité vitale. Ils rendent, en un mot., le ſang propre à toutes les fonctions auxquelles il eſt deſtiné, dans chaque partie qui y trouve ſon aliment, ſon ſtimulus, des ſucs propres à réveiller ſon ſentiment propre. Le travail intérieur réſultant de l'action de tous ces corps (inſenſibles & méconnoiſſables à nos yeux, mais très-ſenſibles pour la vie radicalement inhérente aux nerfs), eſt une des cauſes premieres de toutes les révolutions qui arrivent au corps. Nous ne voyons, nous ne calculons que les effets & les impreſſions qui en réſultent dans les organes ſujets à notre Anatomie. La Nature s'eſt réſervé les mouvemens & les combinaiſons intérieures qui nous échappent, & que les Chymiſtes ne peuvent ſaiſir, puiſqu'ils commencent par les détruire dans leurs eſſais ; & que dans ces objets ſoumis à la vie animale, ils ne peuvent pas défaire & refaire, décompoſer & recompoſer, ſuivant leur logique, qui n'eſt applicable qu'à très-peu de corps inanimés.

XCVII°. On doit conclure de ces vérités d'obſervation médicinale, que les Anciens avoient compris la compoſition du ſang, mieux que les Modernes. Les Méchaniciens ſur-tout qui, pour analyſer le ſang, l'avoient dit compoſé de globules rentrans les uns dans les autres, s'étoient puérilement écartés du but. Il faut en convenir, on ne l'atteindra jamais ce but, ni par le ſecours de l'Anatomie, ni par celui de la Chymie, ni enfin par les expériences phyſiques & académiques. C'eſt en ſuivant & méditant les maladies, qu'on a ſaiſi la vraie compoſition, les combinaiſons & la nature des humeurs animales. Il faut le répéter ſans ceſſe; la connoiſſance de la compoſition du ſang eſt inſéparable du calcul des effets qu'il produit continuellement ſur les organes ſenſibles. Ces effets ſe renouvellent à chaque inſtant de la vie, qui eſt ſpécialement dirigée à la conſervation de l'individu & à celle de la maſſe des humeurs. La Nature a pris pour tâche de remuer, de dépurer, de détruire, de reproduire ſans relâche les matériaux de ces humeurs. Elle ne ſe plaît qu'aux combinaiſons réſultantes de toutes ces parties ſéminales & vivantes. Telle eſt la ſuite du premier ébranlement occaſionné par la fécondation de l'embrion, ſoutenu par l'incubation, enſuite par la chaleur, par l'exercice de la reſpiration, enfin par celui de toutes les ſécrétions & digeſtions ſinguliérement liées les unes aux autres : par l'effet des paſſions, &c. on ne peut ſe former une idée de la fécondation de l'embrion ; mais l'examen de l'incubation qui ſeroit dérangée & tourneroit à la mort, au lieu de tourner à la vie, ſi elle n'étoit continue, non interrompue, indique quels doivent être l'enchaînement, l'ordre & la continuité des fonctions, pour aſſurer l'exiſtence de l'individu, toujours pourſuivi par des cauſes extérieures allant à ſa deſtruction, ſi le principe de la vie ne veille, comme dans l'incubation. Ira-t-on, pour pénétrer le travail & l'objet de l'incubation par la voie de la Chymie, interrompre la poule qui couve ? Le petit animal qu'elle faiſoit croître eſt déja mort, ſes humeurs rentrent dans la claſſe des corps inanimés ; elles ne peuvent déſormais ſervir que d'aliment pour d'autres individus ; elles ſont mortes & livrées aux mouvemens de la fermentation générale, mais non vitale ni animale. Ainſi le raiſin ſéparé du ſep, va fermenter par des mouvemens différens de ceux de la végétation, de la croiſſance, du développement de ſes parties, qui tendent à l'établiſſement d'un tout organique, au lieu que la fermentation tend à la diſſolution & à la deſtruction de ce tout. Ces idées peuvent, je le ſais, ne pas ſatisfaire les Chymiſtes, les Phyſiciens & les Anatomiſtes. Elles éludent leur logique, leurs inſtrumens, leurs opérations, & ſur-tout leurs démonſtrations (ſi propres à gagner les ſuffrages des Spectateurs) : mais la médecine ne doit ni ne peut aller plus loin. Si j'oſois le dire, elle eſt comparable à la poule qui couve la vie ; elle n'abandonne jamais ſon ſujet aux atteintes des arts diſſéqueurs & deſtructeurs ; elle ne ſait pas ſe faire entendre par ceux qui ne l'ont point étudiée, & qui croient tout connoître quand ils ont vu & palpé quelque machine à expériences, à opérations.

XCVIII°. J'ai dit (n. *96*) que la chaleur eſt un des agens néceſſaires à la fluidité du ſang ; ce qui ſe prouve autant par l'hiſtoire de l'incubation qui allume la premiere étincelle de la vie, que par l'hiſtoire de la reſpiration, & ſur-tout par l'exemple de ces animaux qui, encore vivans, ſemblent pourtant inanimés, à un certain degré de froid : ils ſe raniment, ſe réveillent, & reprennent leurs mouvemens intérieurs par un degré de chaleur convenable. Il ſeroit long &

très-difficile de ſuivre toutes les recherches que les Anciens & les Modernes ont fait pour éclairer l'hiſtoire de la chaleur animale. Les Méchaniciens, ſouvent malheureux dans leurs prétentions, ont encore échoué dans l'examen de cette queſtion. Envain ont-ils eu recours à leurs mouvemens, leurs ſecouſſes, leurs *attritus*, les regardant comme la cauſe de la chaleur. Il paroît au contraire démontré par l'hiſtoire de ces animaux moitié gelés, & enſuite dégelés par la chaleur, que leurs mouvemens ne commencent que lorſque le ſang eſt arrivé au degré de fonte ſuffiſant. On les fait revivre; on remue leurs organes en les réchauffant : ainſi la chaleur pénetre ces organes & leurs humeurs, les liquides & les ſolides, avant que ceux-ci donnent quelques ſignes de la vie qu'ils conſervent encore, & qui n'eſt que la diſpoſition au mouvement & au ſentiment, en vertu des cauſes données. La chaleur eſt une de ces cauſes. Les Chymiſtes ſembleroient avoir mieux rencontré au ſujet de cet agent, par leur théorie des efferveſcences & des mouvemens fermentatoires; mais on a peine à concevoir que la chaleur animale, qui augmente & diminue graduellement, ſuivant les beſoins ou les efforts de l'animal, ſoit uniquement livrée

aux

aux hasards des mouvemens spontanés. D'ailleurs les liqueurs animales n'ont pas une constitution propre à favoriser ces chaleurs incoercibles des volcans & des corps fermentans, pour se détruire. Il paroît plus naturel de penser que la partie animale & sensible exerce jusqu'à un certain point sa vigilance & son action, même sur la chaleur, pour en prendre ce qu'il lui en faut dans un temps ou dans un autre, pour la transporter d'une partie à l'autre, pour l'augmenter ou la diminuer. En effet, cette chaleur animale paroît dépendre d'une matiere particuliere qui l'allume, qui l'entretient, qui la fait se concentrer ou se développer suivant les occasions. La respiration est sur-tout très-comparable aux torrens d'air & aux soufflets qui allument un brasier. Les Anciens insistoient beaucoup sur ces sortes de considérations, auxquelles l'histoire des maladies mene encore mieux que celle de la santé.

XCIX°. Nous conviendrons aussi que l'histoire du feu vital & animal, peut se lier avec quelque vraisemblance, à celle des phénomenes phosphoriques, de même qu'à celle de l'électricité. On doit, sur ces objets curieux & intéressans, consulter l'Encyclopédie. Si les articles qui s'y trouvent ſur la bile & ſur l'urine peuvent être jugés trop peu inſtructifs : il n'en eſt pas de même de l'article *Chaleur*, fait par M. Vénel, qui laiſſe à deſirer l'application de ſes principes aux divers phénomenes de l'économie animale, & leur connivence avec ceux des Anciens, qui s'étoient fort occupés de cette matiere. Le Docteur Queſnay s'eſt auſſi appliqué à l'étude de la chaleur animale. Nous venons de le perdre & de le voir louer comme Académicien, comme Economiſte & comme Chirurgien. Il ſe fit gloire d'être Médecin; c'étoit ſon vœu. J'en dirai un jour ce que j'en ſais, & que je n'ai point trouvé dans ſes éloges. Il eſt juſte que la Médecine ait auſſi ſon tour pour juger un de ſes Membres, & lui donner la place qu'il peut mériter parmi ceux qui l'ont cultivée. Voulez-vous auſſi nous apprendre ce qu'il faut penſer de nos Auteurs. En attendant nous regarderons la chaleur comme un principe de l'animalité, & nous nous en tiendrons à penſer qu'elle eſt dirigée, modérée par le moyen de la reſpiration, qu'on a cru rafraîchir le ſang, qui le rafraîchit, ſi l'on veut, non en aſſemblant ſes globules, ſuivant les petites idées de quelques méchaniciens, mais en enlevant les fuliginoſités, comme diſoient les Anciens. La respiration échauffe aussi le sang, en lui apportant avec l'air nouveau & frais un nouvel aliment, un nouveau souffle vital, pour le renouvellement & l'entretien convenables à chaque individu, devenu lui-même foyer de chaleur, en devenant foyer de vie.

C°. On ne lit presque plus le Traité de Fernel, *de abditis rerum causis*; on a tort: c'est dans cet Ouvrage, & dans ceux des Anciens qui ont traité à-peu-près les mêmes questions, qu'on s'instruit sur le jeu des corps organisés, autant au moins que par le détail des expériences & des expositions par lesquelles il est si aisé d'en imposer à notre siecle. On apprend dans Fernel & ceux de son parti qui l'ont suivi & précédé, qu'un monde invisible sujet à des loix particulieres dirige le monde visible : celui-ci, sujet par lui-même aux loix imposées aux masses de matiere purement passives, est sans cesse ébranlé & conduit à ses fins par des ressorts intérieurs, ou par des agens d'une nature active, & qui ont leur marche & leur action propre. Les corps organisés, sur-tout le corps animal & les molécules prédisposées à le composer, lorsqu'elles se joignent à la partie sensible & nerveuse, sont à quelques égards sujets aux loix des masses de matiere inerte &

passive ; mais ils sont relevés par les effets de cette partie nerveuse (ennoblie & dirigée dans l'homme par l'ame spirituelle) & réveillée aussi par l'action & les propriétés particulieres d'une foule invisible de petits corps qui, doués chacun de leur signature déterminée, servent d'instrument & de cause stimulante à chaque organe. La partie morte & inerte du corps humain est réservée pour les Anatomistes & pour les Chymistes ; mais les Médecins sont en possession de l'étude du corps vivant : cette vérité, qu'on ne peut se lasser de répéter, peut se prouver fort aisément. Il y a des maladies (dont on ne disputera pas la connoissance exclusive aux Médecins) qui fixent entierement les idées sur cet objet. Ces maladies sont en effet dues à des corpuscules invisibles & d'une nature fixe & inconnue autrement que par l'observation médicinale. Telles sont les cachexies véroliques, dartreuses, vénériennes, écrouelleuses, scorbutiques, galeuses, cancéreuses, goutteuses & autres de cette espece. Leur miasme séminal est généralement avoué. L'histoire de ce miasme, sa germination dans le corps vivant & ses autres effets éclairent sur toutes les autres cachexies dont j'ai parlé jusqu'ici ; je veux dire la bilieuse, la laiteuse, & les autres : il en résulte que la présence ou l'absence de tels ou tels corpuscules amenent dans l'individu des révolutions notables, dans le physique comme dans le moral. Ces révolutions décelent les ressorts par lesquels les forces naturelles se conduisent.

CI°. Ce ne sera que dans l'examen détaillé des affections dartreuses, vénériennes, cancéreuses, *&c.*, que nous pourrons donner à ces assertions tout le développement dont elles sont susceptibles. Nous nous bornerons ici à deux réflexions : 1°. Quelle est la composition, l'origine, la nature de ces miasmes? Tout le monde l'ignore : les formes pointues & angulaires, imaginées par les Méchaniciens, n'ont aucun fondement plausible. Les Chymistes n'y voient pas plus clair avec leurs acides & leurs alkalis. Ils ne peuvent saisir ces petits corps pour les analyser. Ces petits corps ne font aucune impression sur les cadavres ; ils n'irritent & ne réveillent que le corps vivant, dans lequel ils aiment à se nicher & à se multiplier. On ne sait d'où ils arrivent originairement ; mais leur nature se fait à quelques égards connoître par les Médecins qui se contentent de les juger par les événemens arrivés au corps vivant impregné de ces corpuscules. Voilà donc plusieurs especes de miasmes sur lesquels la Chymie & la Physique perdent entierement leurs droits. Il n'y a qu'une licence d'imagination qui puisse les leur faire, pour ainsi dire, habiller à leur fantaisie. Malheur aux malades qui tomberoient entre les mains des Médecins qui auroient de pareils principes! On ne peut cependant le déguiser; le monde est plein d'insensés qui traitent les maladies d'après de pareilles rêveries. Quelqu'un imaginera que le levain dartreux est acide; & voilà qu'il partira de son rêve pour employer inconsidérément tous les alkalis possibles : un autre le voudra alkali, & voilà tous les acides en train. Vains & puériles efforts de quelques têtes mal organisées! Combien ils ont causé de maux, d'essais, de dépenses! A quel pillage ne sont pas exposés les malades!... Mais, convenons-en, ils sont souvent les premiers à exciter l'industrieuse charlatanerie, par laquelle ils se plaisent à être dirigés & caressés. Le Médecin sage a tout fait quand il a parlé vrai.

CII°. Passons 2°. à la deuxieme réflexion sur nos miasmes ou petits élémens malfaisans. Il y en a parmi eux qui ont la vertu de se reproduire dans le corps. Un atôme de petite vérole ou de gale va se multiplier au centuple par les mouvemens de la vie; chacun, suivant sa marche fixe

& indélébile, va germer, croître, fleurir, fructifier. Par quel méchanisme, par quelle singuliere vertu ? Tantôt ces semences seront long-temps sans donner le moindre signe de leur existence ; tantôt elles se reproduiront par saisons, & (plus souvent qu'on n'y prend garde) suivant les diverses passions de l'ame. Ces phénomenes ne peuvent que très-grossierement être comparés à l'action du levain qui aigrit la pâte : ils sont spécialement subordonnés à la partie sensible, & se rapprochent aussi de la végétation des plantes. Il n'y a qu'à suivre leur marche pour s'en convaincre. Il y en a quelques-uns qui paroissent à peine dépendre d'une cause physique. On diroit que le moral les entretient & les reproduit. Quelques goutteux, par exemple, même après des attaques qui semblent avoir épuisé tous les miasmes, retombent dans un nouvel accès, par un saisissement, par une contradiction, par la colere : le chagrin ne manque jamais d'aggraver la maladie; la gaieté dissipe la matiere morbifique avec une aisance marquée. Il y a des dartreux dans lesquels le plus léger événement moral double & triple l'éruption dartreuse : en un mot, il n'est point de miasme dont le développement ne soit troublé, accéléré ou retardé par les passions.

D'ailleurs, l'effet principal de ces corpuſcules eſt toujours d'irriter les nerfs, de troubler l'économie de la partie ſenſible : l'hiſtoire de toutes les eſpaces d'inoculation l'indique. Les nerfs étant irrités, toute la machine s'ébranle, l'agitation qui prépare la germination de l'atôme ſéminal devient plus ou moins générale ; les organes dans leſquels il a un penchant naturel à ſe fixer, pour y croître & pour y fructifier ou pour s'y reproduire, s'affectent : il ſurvient enfin une révolution organique, fiévreuſe, nerveuſe, que j'ai déjà comparée à celle de la fécondation de l'embrion. (*Voyez premiere partie*, *Th.* 34).

CIII°. Il y a plus : comme la ſemence des animaux ne ſe multiplie jamais que dans les parties de la génération, comme le lait ne peut ſe former dans le corps que par le travail des organes qui lui ſont deſtinés, les mammelles & la matrice ; comme la bile part toujours du foie, *&c.* : de même tous les miaſmes maladifs ont leurs organes marqués & prédiſpoſés pour leur germination. C'eſt dans ces organes que le miaſme ſe niche ; c'eſt pour eux qu'il a une tendance marquée : le dartreux attaque la peau & toutes les parties qui ſont de ſa nature ; l'écrouelleux attaque les glandes & leurs dépendances ; le vénérien les parties de la génération & celles qui y ont le plus de rapport, celles aussi qui se nourrissent principalement de sperme, qui ont une sympathie évidente avec le virus vénérien. Le miasme goutteux harcelle tout le genre nerveux, & se développe complettement dans les membranes articulaires, *&c.* : la Nature dirige tous ces travaux ; elle y préside par l'influence de la sensibilité qui se livre plus ou moins à l'admission, à l'impression, à l'incubation & au développement du miasme ; celui-ci se multiplie donc par une force vraiment animale & vitale, à laquelle les mouvemens purement physiques ou chymiques n'atteignent point. Tel est le laboratoire de la vie ; telles sont ses loix générales. Le détail de tous ces phénomenes appartient à celui des effets de chaque virus en particulier. Chacun donne à l'individu dans lequel il germe, des modifications particulieres, souvent contre nature, *maladives*, souvent aussi constitutives d'une matiere d'être particuliere d'un tempérament caractérisé. On peut même assurer que tous les orages, toutes les passions dues aux virus ne doivent point être, aussi généralement qu'on le fait, prises pour des effets destructifs de la vie. Répétons-le : les organes de la digestion savent séparer les parties nutritives, confondues dans la maſſe des alimens: chaque organe ſait tirer du chile & du ſang les corpuſcules dont il a beſoin pour ſubſiſter & pour s'acquitter de ſes fonctions: tout cela eſt dévolu aux effets de la ſenſibilité (*a*) Ainſi chaque miaſme maladif va ſe fixer à la partie où il doit s'attacher: il s'y multiplie par l'action naturelle de cette partie: il part de-là pour exercer ſes forces ſur les diverſes fonctions. C'eſt une nouvelle preuve de ce que nous diſions ſur l'action des cauſes inviſibles (n. 96) qui dirigent le corps, qui entretiennent la vie, qui concourent à modifier, ſuivant le beſoin, la ſenſibilité radicale & nerveuſe, qui enfin operent tous à proportion comme la ſemence, dont les effets ſont avoués, quoiqu'aucun Chymiſte n'ait oſé concevoir le projet d'en fixer la nature: ils doivent porter la même réſerve & la même ſageſſe dans l'expoſition des autres humeurs: ils doivent convenir que le monde animal & inviſible n'eſt pas de leur reſſort.

CIV°. Tout n'eſt pas dit ſur nos corpuſcules inſenſibles. Nous venons de parler de la maniere dont chacun ſe combine, & dont il ſe reproduit dans le corps, en y excitant divers accidens de

(*a*) Recherches ſur les glandes.

maladie : ils ſe trouvent quelquefois en foule, & d'eſpeces différentes dans le même ſujet. Chacun y garde ſon caractere ſpécifique, & il en réſulte des accidens plus ou moins compliqués. Quelquefois l'un des miaſmes naturels, comme la bile, manque, ainſi que la ſemence dans les Eunuques. Ce ſont autant de cauſes ou de raiſons de la complication & du mélange des maladies, ſi ſouvent difficiles à débrouiller & à réduire. C'eſt dans la pratique journaliere que ſe rencontrent ces difficultés : au reſte on ne peut, en parlant des allures des miaſmes morbifiques, s'empêcher de rappeller que des Médecins avoient tellement ſenti à quel point ces miaſmes approchent de l'état vivant, qu'ils en avoient fait des animaux qui viennent par eſſains s'emparer des corps : ainſi les dartres & la vérole ont été conſidérées comme des familles d'inſectes qui viennent ſe nicher dans les parties, s'y nourrir & s'y reproduire. Cette idée paroît plus près de la nature animale que celle des mouvemens chymiques, des diſſolutions, des précipitations & des affinités que d'autres ont voulu mettre en jeu, détournant les yeux, ſoit par inattention, ſoit de propos délibéré, des phénomenes qui réclament pour l'action de la ſenſibilité vitale, pour l'exiſtence d'une chymie vivante, génératrice des corps organisés, si différente de celle qui travaille sur la combinaison des corps sans ame. Ce n'est pas qu'il n'y ait des poisons qui, de leur nature, ne sont que des masses de matiere brute : il y a aussi quelques médicamens de cette espece ; mais quelle que puisse être leur constitution, on a toujours recours pour expliquer leur action, à la force de la vie qui s'irrite plus ou moins contr'eux, qui unit ses forces aux leurs pour les faire ressortir. On peut mettre dans cette classe les odeurs & les autres corpuscules, les émanations & les venins animaux & végétaux, les émanations propres à porter les ressemblances des peres & meres aux enfans. Les phénomenes de tous ces corpuscules, sur lesquels on croit superflu d'entrer dans quelque détail, démontrent entierement l'existence de notre petit monde animal, invisible, reconnoissable par ses effets, inconnu & irréductible à la chymie : ce monde n'est fait que pour les spéculations des Médecins. Ils n'ont pas besoin de savoir, par exemple, si le venin de la vipere ou celui des cantharides sont acides ou alkalis : ils se contentent de connoître les effets qu'ils produisent sur le corps vivant, en observant que,

ces effets étoient de pure & simple fermentation

ou putréfaction, ces venins agiroient sur le cadavre, ce qui n'est point : ce corps a perdu le sentiment qui veilloit sur les venins, & qui excitoit des révolutions particulieres par leur présence, &c. Je rappellerai aussi en passant l'existence de certains sels dans le sang : les Chymistes se sont donné tant de peines pour les y découvrir, sans être convenus de leurs faits ! Hippocrate avoit pourtant dit qu'il y a dans le corps du salé, de l'amer, de l'aigre, du doux. S'ensuit-il que ces sels soient le principe des fonctions animales? Ils doivent, à mon avis, être regardés comme une infinité d'émanations qui vont & viennent dans le corps sans tirer à conséquence, ou en y excitant seulement des changemens passagers. Ce seroit ici le lieu d'examiner ce que les Méchaniciens ont publié de l'action des médicamens, sur leur théorie des petites masses longues, obtuses, pesantes, rondes, aiguës, & autres de cette espece : mais j'en ai parlé ailleurs (*a*), & je dois finir par deux cachexies importantes, dont il n'a pas été question jusqu'ici, la cachexie purulente ou la suppuration, & la cachexie gangréneuse ou la pourriture.

(*a*) Recherches sur la colique des Potiers.

CV°. La ſuppuration tient aux flux muqueux & ſéreux : elle eſt lé produit de la ſurabondance de ſuc nourricier qui, s'étant cantonné dans une partie, ne peut ſe dégager par les voies ordinaires, & forme un dépôt dont le travail, plus ou moins inflammatoire (*Part.j.*, *Th.* 27) entame les chairs. Dans les maladies qui ſe guériſſent le plus complettement qu'il ſoit poſſible, la matiere du pus s'échappe par les urines & par les autres excrétions; elle fournit aux fontes de coction, inteſtinales, critiques (n. *68*). Il y a long-temps que j'ai comparé cette ſorte de dépuration à la clarification des liqueurs par le blanc d'œuf; & je ne doute point que la ſuppuration n'emporte toujours avec elle le réſidu des miaſmes malfaiſans, ſurpris & inviſqués dans le pus, afin d'être expulſés. Cette manœuvre de la nature ſe voit évidemment dans la petite vérole & d'autres éruptions & maladies humorales. Mais qu'eſt-ce que le pus en ſoi ? N'eſt-il pas le produit d'un travail qui paroît être du reſſort de la chymie? Les Chymiſtes ont-ils analyſé cette ſubſtance? Le pus n'a pas été bien analyſé : il en eſt de cet excrément comme de ceux du ventre (n. *66*). On s'eſt borné à en annoncer la fétidité & les autres qualités malfaiſantes. Je l'ai autrefois examiné par des lotions & des coctions dans l'eau, par l'addition de divers réactifs, en le faisant cuire seul à un feu lent : je l'ai sur-tout travaillé avec nos eaux de Bareges : il m'a paru se réduire, quant à sa partie grossiere & visible, à de la vraie mucosité plus ou moins glaireuse & albumineuse. Epaissi dans l'eau bouillante & ensuite lavé, il ressembloit à du blanc d'œuf : enfin j'en ai fait manger à des chiens après l'avoir épaissi au feu ; ils ne le rebuterent point. On sait qu'étant mêlé avec l'eau froide, il la trouble plus ou moins ; qu'ensuite cette eau dépose des filandres, des glaires, lesquelles ne donnent aucun signe notable de vraie acidité, ni de pourriture : enfin la graisse, qui paroît être un des matériaux du pus, ne peut ordinairement être découverte dans ce composé singulier : sa masse ou son fond n'est que de la mucosité qui contient les miasmes morbifiques qu'on ne peut saisir. Ainsi la principale portion du pus, son caractere spécifique, ou son ame, si on peut parler ainsi, échappe à la chymie : d'ailleurs l'organisme & les efforts de la nature sensible & vigilante jouent un grand rôle dans la formation, l'évacuation & le transport du pus. Il fut tant question du méchanisme de la suppuration à Montpellier du temps de

Fizes! J'en parlai si souvent avec Quesnay avant qu'il publiât sa Dissertation sur cette matiere! Quoi qu'il en soit, le reflux du pus dans le sang fait, pour ainsi dire, autant de cachexies particulieres qu'il y a d'organes différens, par la raison que chaque partie organique donne au pus qui se forme dans son sein quelque qualité particuliere. Les Médecins sont sans cesse à la suite du pus dans la phtisie pulmonaire & autres : ils le voient inonder tout le corps. Mais jamais les Chymistes, malgré leurs promesses, n'ont pu trouver un spécifique qui arrête & modere ces fontes purulentes. C'est à la nature seule à se débarrasser & à saisir l'excrément purulent, pour le porter au-dehors. Le pus, tant qu'il existe dans le corps, est, à plusieurs égards, soumis à la partie sensible, à moins que celle-ci ne soit vaincue par la quantité : c'est le cas des colliquations des derniers efforts de la vie : c'est le passage de l'état médicinal à l'état chymique ou physique.

CVI°. Nous ne pensons point que des sucs tels que la partie rouge du sang & la blanche, s'étant une fois arrêtés dans leurs couloirs, puissent rentrer dans la masse sans avoir éprouvé aucune sorte d'altération; au moins, ces phénomenes n'ont lieu que dans des cas de spasmes passagers, qui

occasionnent

occasionnent des étranglemens passagers aussi, & font mouvoir en tout sens les humeurs contenues dans les vaisseaux : mais les humeurs faisant obstruction, faisant matiere d'inflammation, faisant corps avec les membranes des vaisseaux, ne conservent jamais toutes leurs qualités : concentrées dans un foyer particulier pour former un noyau inflammatoire, elles sont brûlées, dissoutes, épaissies, sur-tout mal mêlées; elles ne peuvent plus désormais reprendre leur liant & leur vie : elles deviennent la matiere nécessaire des excrétions générales : ce sont les fuliginosités des Anciens, produites par la brûlure de l'inflammation. Oui, l'observation bien suivie apprend aux Médecins que le plus petit engorgement inflammatoire ou seulement capable d'ôter aux humeurs le mouvement, la chaleur & la liquidité dont elles jouissent, fournit une matiere étrangere qui doit s'échapper par les excrétions urineuses & autres. Il n'est point de résolution sans coction, & il n'est pas de coction sans l'altération des sucs. La coction chyleuse que la nature tourne à son profit, toutes les autres coctions ont leurs excrémens. Il y a dans tous les cas de maladie, dans toute inflammation une coction dénaturante, l'humeur qui croupit : vient ensuite le transport de cette humeur par les couloirs excréteurs. La coction prétendue, qui, suivant quelques Théoriciens, remet les parties dans leur état parfait & natutel, auroit été un être de raison pour les Anciens: je l'ai expliqué dans un autre endroit (*a*). Ils ne connoissoient pas ces petites maladies *idéales* & de cabinet, qu'on dit être la suite de l'engorgement d'une humeur qui vient à reprendre toutes ses qualités naturelles. Au moins est-il incontestable que dans toute suppuration un peu notable, & qui doit être l'expression ou l'image en grand de celles qui sont d'une moindre conséquence, les urines, les évacuations du ventre, tous les couloirs souffrent, & les excrémens qu'ils devroient mettre dehors, sont entraînés sur la partie qui va s'abcéder ou suppurer. Un abcès n'est donc qu'un amas de mucosité surabondante, de sérosité & de sucs graisseux: l'excrément urineux y domine sur-tout, & c'est lui qui fait la portion la plus notable par ses qualités particuliere. C'est ce qui se prouve par la raison que dans les cas de résolution, les urines ont coutume d'évacuer les produits & les débris de l'inflammation; & en cas d'abcès au contraire,

(*a*) Recherches sur les crises.

les urines ne charient rien, & il se combine une partie de leur excrément naturel avec les autres matieres de la suppuration. L'effort des parties sensibles amene un état fiévreux qui concentre, retient & combine ces sucs hétérogenes : ensuite ce dépôt devient lui-même un centre d'émanations malfaisantes, qui portent le désordre dans les fonctions. Telle est la cachexie purulente.

CVII°. Quant à la cachexie gangreneuse, elle est, pour ainsi parler, le dernier terme de la vie, celui où le corps passant de l'état vivant à celui de l'état de mort, n'est presque plus préservé par la Nature des atteintes des causes physiques propres à exciter une fermentation cadavéreuse. C'est un état pareil à celui de l'œuf non fécondé que la chaleur va pourrir, tandis qu'au même degré d'intensité, elle organise & développe celui que la semence vivifie. La gangrene est encore moins vivante que la suppuration : la vie rayonne pourtant encore dans une partie qui tombe en gangrene. C'est un fait utile à remarquer, pour ne pas confondre la gangrene avec la pourriture cadavéreuse. Le sphacele lui-même, qui est le dernier période de la gangrene, est ordinairement entouré d'un cercle vivant qui semble être le rempart par lequel la Nature cherche à préserver le vif de l'action méphitique du mort. C'est une ligne de démarquation entre le corps qui végete encore, & celui qui a perdu toute végétation & toute animalité. De plus, la gangrene est souvent une sorte de dépôt critique. Il y a enfin toute apparence que l'affection gangreneuse, presque toujours dépendante de cause interne (hors les cas où les chairs sont, par des contusions & des poisons rongeans, dénaturées & séparées du tout,) dépend aussi de quelque mauvaise émanation qui n'a pu sortir par les couloirs généraux. Les Anciens pensoient que ces émanations tiennent à l'atrabile, à des dépôts sourds formés dans les entrailles. Ce qu'il y a de certain, c'est que jamais on ne voit de gangrene, sur-tout par cause interne, qu'on ne découvre en y regardant de près, que les entrailles sont engorgées & impregnées d'humeurs noires, & de cette partie excrémentitielle stercorale que la Nature chasse journellement (n. 78), & qui n'ayant pas été expulsée à propos, vient détruire la partie qui se gangrene. Malheureuse & perfide cachexie qui se retrouve souvent dans les maladies aiguës & chroniques, & qui laisse, pour ainsi dire, germer dans le corps, sur-tout ceux des vieillards dont les organes sont flétris, usés, dominés par l'atrabile, des émanations, des miasmes qui, ainsi que le feu & les poisons, ont la vertu de tuer la partie sensible, en détruisant & décomposant le tissu nerveux. C'est aux Praticiens à noter & à évaluer les phénomenes de la partie sensible, qui accompagnent la formation de la pourriture gangreneuse : c'est à eux à voir par quels efforts la vie cherche à chasser la mort. On retrouve dans ces combats l'activité vitale & animale qui se débat contre les excrémens urineux, stercoraux, l'atrabile, la mélancolie, comme elle le fait contre les poisons extérieurs. Au reste je dois remarquer que la privation pure & simple de mucosité dans le sang, éclaire sur ce qu'on appelle la dissolution de cette liqueur. Cette dissolution n'est que le défaut de mucosité assez apparent dans certaines fievres malignes & dans le scorbut (*a*) : c'est la cachexie qui approche le plus de la gangrene & de la surabondance des sucs qui amenent la pourriture (n. 31), la cachexie excrémentitielle, stercorale.

CVIII°. Il y a donc à rabattre des prétentions des Chymistes, qui croient qu'au moins les

(*a*) Voy. Part. IV. Th. 114. Voyez aussi Recherches sur le pouls, à l'article de la fievre maligne.

derniers inſtans de la vie d'une partie qui ſe gangrene, ſont de leur reſſort. Ils ont confondu la gangrene avec la fermentation putride cadavéreuſe, & établi de proche en proche l'exiſtence d'une acrimonie du ſang alkaline ou alkaleſcente (*a*), produit de cette fermentation putride. Joubert de Montpellier avoit déja combattu avec beaucoup de ſagacité, ceux des Galeniſtes qui donnoient trop à la pourriture. Les Chymiſtes ont, à l'imitation de ces Galeniſtes, ſinguliérement inſiſté ſur cette même pourriture. Elle eſt, il faut en convenir, bien ſouvent rappellée! Ce ſeroit un petit malheur ſi les Ecoles n'étoient parties de là pour établir le dogme & la théorie des remedes antiſeptiques, comme ſpécialement deſtinés à corriger l'alkaleſcence, qui joue un ſi grand rôle dans la médecine moderne. Les acides ont été conſacrés comme les principaux correctifs de ces acrimonies. Mais ces remedes pour leſquels pluſieurs Auteurs ont eu un attachement trop tendre & trop peu réfléchi (*b*), ne tiennent

(*a*) Dénomination foible, indéciſe, vague, autant & plus que tant d'autres.

(*b*) Voyez les Recherches ſur le pouls, troiſieme édition.

pas ce qu'on en attend dans la pratique. J'aurois plusieurs preuves à donner de cette assertion. Voici la derniere observation que je viens de faire, avec le Confrere aussi savant que célebre dont j'ai déja invoqué la décision (n. 80). Une jeune femme accusée par un Chymiste, d'une disposition putride & alkalescente des humeurs, fut mise à l'usage des végétaux & des laitages. Il n'est acide végétal ni minéral qui ne fut mis en œuvre. Le Chymiste bannit tout bouillon, toute viande, toute boisson qui ne fut point muqueuse, farineuse, acescente, acide, antiputride, & souvent antiscorbutique. Ce traitement rigoureux & chymique dura dix-huit mois, au bout desquels la Malade est attaquée d'une sorte de fievre pourprée, compliquée avec la petite vérole. Cette derniere maladie eut à peine le temps de faire son éruption. Le corps se remplit d'échymoses, de taches violettes qui couvroient le visage & tout le reste du corps : la gorge, les yeux, le nez en furent infectés : la matrice n'en fut point exempte ; ce qui se prouvoit par l'écoulement des regles sanieuses & fétides : les crachats devinrent noirs, sanguinolens, bruns ; les évacuations étoient de la plus mauvaise odeur. La Malade dans cet état, fut traitée suivant le ſyſtême moderne. Il n'eſt aucun des moyens réputés antiputrides qui ne fut employé. Les acides, les boiſſons miellées & aigrelettes, le quinquina, l'air froid & même glacé (car il geloit beaucoup en ce temps-là, & la Malade étoit expoſée nuit & jour à l'air le plus froid): les boiſſons froides, les vins légers, le vinaigre ; en un mot, tout ce qu'il y a de plus vanté pour arrêter la pourriture, fut mis en uſage. La Malade mourut vers le ſeptieme jour complettement gangrenée, ſphacelée, violette : tout le corps, rembruni en bien des endroits, livide & d'une infection à laquelle les Gardes ne pouvoient tenir, plein d'écorchures, d'ulcérations ichoreuſes. A quoi ſervirent donc & dix-huit mois de préparations antiputrides, & une ſemaine d'un traitement le plus chargé qu'il fut poſſible des remedes fondés ſur la théorie de nos jours ?

CIX°. Je dirai auſſi que dans une maladie à peu-près pareille, il m'arriva de prononcer, comme par maniere de converſation, à côté du lit de la Malade, que cette cachexie gangreneuſe avoit l'air d'un ſcorbut aigu : il n'en fallut pas davantage pour décider un Amateur de la Chymie qui m'écoutoit, à faire tout de ſuite empaqueter la Malade dans des cataplaſmes de cresson & de beccabunga arrosés de vinaigre & d'eau-de-vie camphrée : la Malade mourut affaissée sous ce poids inutile. J'ai vu des Malades ayant la petite vérole, avec soupçon de gangrene, nourris de limonade, sans bouillon, sans aucun aliment, à l'air glacé, la tête nue, le corps à peine couvert d'un drap : on prétendoit encore les préserver de la pourriture, avec des lavemens de vinaigre, & autres ingrédiens de cette espece. Tout aboutit à assurer & peut-être à accélérer le moment de la mort. Ces Malades mouroient précisément comme ceux que je voyois dans ma jeunesse traiter par des Théoriciens aheurtés dans leurs opinions excessives, & par une méthode bien contraire à celle des acides. C'étoient des remedes chauds, alkalis, cordiaux, sudorifiques, appuyés par un grand feu dans la chambre, par des couvertures multipliées. Ces exemples m'ont fait penser que la gangrene n'est point précisément une altération des humeurs, tendant à la putréfaction que les acides & les remedes froids doivent arrêter, & que des remedes d'une autre nature doivent accélérer. J'ajouterois, s'il falloit ici nous occuper du traitement de ces maladies, que le grand point est d'évacuer les humeurs nuisibles, puisque les urines, les crachats, les évacuations du ventre, bien diſpoſées par la Nature & l'Art, délivrent quelquefois les corps de ces poiſons, ou de ces excrémens répandus dans la maſſe. Telle eſt la marche de la Nature à laquelle il paroît que l'uſage des acides n'eſt pas auſſi favorable que notre méthode châtiée des légers cordiaux, échauffans, relâchans, aqueux, aromatiſés, laxatifs, fondans, nourriſſans & fortifians, tenant d'ailleurs les Malades dans un degré de chaleur qui ſoit favorable aux coctions, comme la chaleur de l'incubation l'eſt à la formation du poulet, & comme la chaleur de la mere l'eſt à la formation de l'enfant qu'elle porte (*a*) : en attendant toujours les ſpécifiques que le ſort pourroit amener.

CX°. C'eſt, j'oſe le répéter, en évacuant le ſuperflu des humeurs contenues, ſur-tout dans les entrailles, que le ſang ſe purifie : il ſe dépouille de cette cachexie ſtercorale, mélancolique, urineuſe, excrémentitielle qui quelquefois prend le deſſus. C'eſt à cette ſurabondance que paroît due la cachexie putride quelquefois

(*a*) Voyez l'Hiſtoire des ſueurs, Recherches ſur le pouls, troiſieme édition.

ſi dominante, que le ſang en a perdu ſon liant, ſa mucoſité ; il paroît s'être entierement dépouillé de la partie muqueuſe & albumineuſe qui en unit les parties (n. 80) ; je le diſois en parlant du ſcorbut & de certaines fievres malignes (*a*). Ces deux maladies ſont quelquefois au point que le ſang n'eſt plus propre au travail inflammatoire par où commence toute dépuration, toute coction. Fernel remarquoit, d'après Ariſtote, que les excrémens eux-mêmes ſont ſubordonnés au principe vital, qu'ils en ſont, pour ainſi dire, animaliſés. *In illis calorem eſſe dicimus & principium vitale* (*b*) : cet état les éloigne de la diſpoſition *inerte* & paſſive dans leſquels les Chymiſtes les réduiſent en traitant leurs acrimonies. Leur expulſion arrête la putridité, leur préſence conſtitue la gangrene & la putridité médicale. On verra auprès des Malades, que cette maniere de conſidérer leur état met plus à portée de ſuivre les accidens & la marche des maladies, que tout ce qui ſe débite ſur les altérans, & qui fait la baſe d'une doctrine trop

(*a*) Recherches ſur le pouls, & ci-deſſus IV. Partie.

(*b*) *De abd. rer. cauſ.* Voilà le principe vital dont je parlois (n.).

incertaine. Un trait ſingulier de l'hiſtoire d'un des plus fameux Chymiſtes de ce ſiecle, va nous éclairer. Je veux parler de Meyer. Voici ce que ſon Hiſtorien lui fait dire dans l'Eloge funebre qu'il a publié. » J'étois depuis vingt-huit ans in-» commodé d'un vomiſſement hyppocondriaque » très-fâcheux qui me faiſoit rejetter tous les » jours plus de deux pintes de pituite & d'acide... » Je dirai ſeulement, comme une choſe peut-» être inouie dans l'hiſtoire de la médecine, que » pour adoucir mon cruel acide, j'ai pris plus » de douze cent livres d'yeux d'écréviſſe en » poudre, pendant vingt-huit ans... en em-» ployant une livre dans chaque ſemaine «. Meyer emporta ſon acide au tombeau. Fiez-vous aux altérans, & dirigez les opérations chymiques dans le corps vivant. Mânes du ſavant Meyer, le flux pituiteux qu'il éprouva tenoit à un établiſſement organique, qu'il falloit détruire, & à la cachexie pancréatique dont j'ai parlé! (n. 72)

CXI°. On peut ajouter que les Médecins-Chymiſtes ont ſingulierement varié dans leurs opinions; au point même que les uns ont accuſé les acides là où d'autres ont accuſé les alkalis. Le ſage Michel a déja fait là-deſſus des remarques fort judicieuſes (*a*) ; & chaque jour voit naître des contradictions entre les Partiſans de ces opinions chymiques, eu égard à l'état des humeurs : pluſieurs d'entr'eux reviennent aux pratiques qui furent préconiſées par l'Ecole de Silvius-Deleboé. L'uſage des alkalis prend journellement faveur ; ce qui ne peut manquer d'étonner ceux qui étoient voués aux acides, comme au principal correctif des acrimonies, & comme directement opposés à tout alkali qui ne peut (ſuivant eux) que fomenter la diſpoſition à la pourriture, qui eſt l'acrimonie la plus ordinaire, la plus pourriſſante. Voici la preuve de ce que j'avance ; je la prends dans un Ouvrage des plus modernes. Frappés de l'éclat qu'on a donné au remede de Mademoiſelle Stephens, quelques Chymiſtes ont eſſayé de le ſimplifier : ils ont prétendu le réduire : ils lui ont ſubſtitué la leſſive des ſavoniers, la diſſolution d'un ſel alkali dans de l'eau de chaux. Le Docteur Blackrie a publié l'ouvrage que je viens d'indiquer (*b*) : il rapporte (pour prouver la vertu

(*a*) Nouvelles obſervations ſur le pouls.

(*b*) Recherches ſur les remedes capables de diſſoudre la pierre & la gravelle, 1775.

liptontriptique de cette dissolution d'alkali dans l'eau de chaux) des expériences par lesquelles il paroît que des calculs mis à infuser dans cette liqueur, s'y sont fondus ; il conclut que ce remede agit par ses qualités ou sa vertu alkaline. Le sage Traducteur de cet Ouvrage, qui est un de nos Docteurs de Paris, commence par prévenir *qu'il faut du tâtonnement pour apprendre à quelle dose il faut administrer ce remede.* Il ajoute expressément, que la lessive des savoniers neutralisée, fond aussi les pierres. Il s'en est assuré en dissolvant un fragment de pierre de la vessie dans *le mélange de quatre cuillerées de bon vinaigre, & de deux cuillerées de lessive.* Il cite la guérison parfaite de *M. Narcisse ;* elle fut due *au savon & à la limonade du sieur Fascio, qui est un sel neutre avec excès d'acide.* Voilà des expériences chymiques qu'on peut regarder comme contradictoires sur le même fait, sur la même maladie. L'un fond les pierres, & il prétend les fondre dans la vessie, guérir ou soulager les pierreux avec une lessive alkaline : l'autre fond les pierres, & il prétend les fondre dans la vessie, guérir ou soulager les pierreux avec des sels neutres, contenant un excès d'acide, avec la limonade. A qui faut-il s'en rapporter ?

Dans quelle classe ranger l'acrimonie qui accompagne la formation de la pierre ? Si tous les faits qu'on énonce sont vrais, n'est-il pas évident qu'ils ne doivent pas s'expliquer par les vertus acides ou alkalines des dissolvans, & que ces opérations chymiques n'ont pas lieu, ou ne sont d'aucune conséquence, d'aucune valeur dans le corps humain ?

CXII°. L'ouvrage de la Blackrie a reçu des éloges & trouvé des Protecteurs. J'ai même vu que de fort honnêtes gens, trop peu instruits, en prenoient occasion de blâmer les Médecins François, qui ne s'occupent pas à faire des découvertes. Cette attaque me met dans le droit de rappeller nos travaux & ceux de nos Confreres, précisément sur l'article des pierreux. Il y a long-temps que, suivant les traces de nos Litre, de nos Dessault, Jussieu & autres, je parlois ainsi (*a*) : » Nos eaux fournissent, à mon avis, » le dissolvant de quelqu'espece de calcul.... » car je suis persuadé qu'il y en a de différentes » especes qu'on ne connoît pas bien encore.... » Qu'on prenne une pierre de la vessie, qu'on

(*a*) Lettres ou Essais sur l'histoire des eaux du Bearn & du Bigorre, 1746.

» la plonge dans une certaine quantité d'eau » bonne . . . ou de Bareges & de Cauterès . . . . » qu'on examine avec exactitude cette pierre; » qu'on la pese avant de la mettre dans l'eau ; » qu'arrivera-t-il si ces eaux sont le dissolvant du » calcul ? Il perdra de son poids & de son » volume; il sera presque réduit à rien. . . . C'est » aussi ce qui arrivé : je l'ai vu, non point une » fois, mais trente, & je l'ai vu avec admi- » ration : j'allois examiner chaque jour le calcul » plongé dans l'eau minérale ; il étoit environné » d'un nuage glaireux & comme du blanc d'œuf : » pour peu que je secouasse le vaisseau qui con- » tenoit l'eau, ces glaires se détachoient en » lames, en feuillets, & le calcul diminuoit » d'autant ; je trouvois le même effet le len- » demain : ainsi la pierre disparoissoit, ou il ne » restoit qu'un grain qui auroit facilement passé » par toutes les voies. . . . Je ne sais point si cela » arriveroit dans toute sorte de calcul. . . . Peut- » on s'empêcher de tenter ce remede ? . . . Si » j'avois à traiter un pierreux, je le ferois » baigner dans nos eaux ; je lui en ferois boire » en abondance. . . . . je lui ferois prendre des » douches sur les parties affectées ; & si la pierre » étoit dans la vessie, j'y ferois souvent injecter

de

» de l'eau minérale.... Je joindrois à l'ufage » des eaux quelques prifes de favon & de co- » quilles d'œufs calcinées..... Nous avons des » obfervations fur cette matiere.... celles de » Deffault paroiffent concluantes ». Il n'y a donc pas tant à fe plaindre de notre négligence. Voilà des expériences faites dans le goût de celles de Blackrie, & fur la maladie dont il a parlé, fans rappeller ce qu'on avoit dit avant lui (a). J'ajoute qu'il n'eft pas d'eau minérale en France, où l'on ne conferve la mémoire de quelques guérifons de colique néphrétique graveleufe, & où l'on ne montre plus ou moins de graviers rendus par la boiffon des eaux. Le traitement par les injections auroit fans doute eu plus de vogue, fans celle qu'on a donnée en France à l'opération de la taille. La mode s'en eft auffi mêlée, & le Public agité a décidé. Ainfi l'opération de la fiftule, à laquelle Louis XIV fe livra, en fit rifquer des milliers. Le temps pourra apprendre aux pierreux à fe vouer à la patience de nos peres, & à ne pas fe décider à des opérations, à caufe du bruit que

(a) Le titre de fon Ouvrage l'y obligeoit pourtant. Voyez ce titre ci-deffus n. 102.

font les Opérateurs, & à cause des applaudissemens du Public, qui aime l'histoire des plaies & des dissections, comme celle des sauts périlleux. Mais puisque nos eaux ont fait jusqu'ici rendre plus de graviers, & soulagé plus de vessies que tous les prétendus spécifiques Anglois, pourquoi notre méthode innocente & non dangereuse, ne trouve-t-elle pas des Approbateurs comme celle qui vient du Pays étranger ? Y a-t-il donc tant à vanter les découvertes Angloises sur ce sujet ? Ne parlons que de la théorie chymique. Y a-t-il à la tant préconiser après toutes ces observations contradictoires ? Où est sa certitude, puisque nos eaux, qui ne sont ni acides ni alkalines, donnent au sujet des calculs les mêmes produits que la lessive des savoniers ? Où est la nécessité & l'utilité de son application aux phénomenes du corps vivant ?

CXIV°. Le Docteur Blackrie, qui tient beaucoup à la crainte que l'alkali de la lessive des savoniers ne donne au sang une tournure alkaescente, remarque que bien d'autres ont eu la même crainte, & sur-tout IHRO EXCELLENTZ HOCH-WOHL-EDEL-GEBOREN, HOCH-GELEHRT DER ARTZNEY-WISSENSCHAFT DOCTOR DE

HAEN (*a*). Ce grand homme parle dans ses Ouvrages, » d'un Cordonnier attaqué de la pierre, » qui prit depuis le mois de Novembre 1756, » jusqu'au mois de Juin 1757, dix-sept livres » de savon, & quinze cens livres d'eau de chaux, » avec autant de lait; qu'il conserva toujours la » pierre; qu'on la lui trouvoit avec la sonde, » malgré cette quantité de savon & d'eau de » chaux.... que sa constitution fort foible fut » changée en mieux; qu'il devint bientôt si plé- » thorique, qu'il fallut le saigner, & que le » Professeur (de Haen) démontra à son au- » ditoire, que le sang de ce Malade étoit, à » tous égards, extrêmement bon.... Cependant » (ajoute M. de Haen) l'usage d'une aussi » grande quantité d'ALKALI ne pouvoit il pas » communiquer aux humeurs une dissolution » putride? *Usus tantus* ALKALINORUM *an so- » lutionem humorum putridissimam non mini- » tetur* (*b*) »? Blackrie se tire de cette difficulté

(*a*) *Excellentissimus, prænobiliter natus, maxime eruditus Dominus Medicinæ artis Doctor de Haen.*

(*b*) *Ratio Med. Part.* 2, *cap.* 12, & le Cordonnier revient sur la scene deux ou trois fois dans les autres parties du *Ratio Med.*

comme il peut. Son Traducteur rapporte que le Docteur Huxam avoit publié des Obſervations bien différentes de celles du Docteur de Haen. Il met ces deux Médecins en oppoſition : ce qui diminue la valeur de tous ces faits plus ou moins chymiques. Nous nous contenterons de remarquer, par rapport à M. de Haen, qu'il s'eſt un peu oublié, ſans doute à cauſe de ſes grandes occupations, en avançant que ſon Cordonnier avoit pris une grande quantité d'alkali. *Une ſi grande quantité d'alkali ne pourroit-elle pas communiquer aux humeurs une diſſolution putride?* Certes le Cordonnier n'en avoit pas pris un grain! Le ſavon n'eſt pas un alkali ; l'eau de chaux n'eſt pas un alkali. Ainſi les remarques de M. le Profeſſeur ne portent ſur rien : ce qui eſt un peu fâcheux. Nous pourrions prendre la liberté de lui parler d'un Charlatan de Paris, auquel nous avons vu donner l'alkali à poignées, dans des hydropiſies. Nous avons vu boire la diſſolution des cendres, la leſſive, pour toute boiſſon ; on en mettoit dans la ſoupe ; on y trempoit les alimens. Voilà ce qui s'appelle donner des alkalis. C'eſt ſur des ſujets ainſi martyriſés, que M. de Haen pourroit propoſer à *ſon auditoire* l'examen du ſang. Ce ſeroit peut-être avec quelque fruit. Ceux qui l'ignorent pourroient au moins apprendre que ces diſſolutions alkalines n'agiſſent pas plus ſur les humeurs que ſur les ſolides ; qu'elles brûlent, qu'elles ſcarifient, qu'elles cauteriſent tout ce qu'elles touchent : c'eſt par-là qu'elles ſont à craindre, & non par l'acrimonie qu'elles peuvent procurer au ſang.

CXV°. Puiſons la doctrine chymique des humeurs dans des ſources plus célebres. On l'a fondée ſur la diſtinction & la combinaiſon des vices ſimples & ſpontanés des humeurs. C'eſt de-là que ſont nées : 1°. la viſcoſité glutineuſe : 2°. l'acrimonie méchanique, (ou la fracture & l'éclat des globules du ſang) : 3°. l'acrimonie ſaline ſous-diviſée, 4°. en muriatique, 5°. ammoniacale, 6°. acide, 7°. alkaleſcente, 8°. fixe, 9°. volatile, 10°. ſimple, 11°. ou compoſée, 12°. l'acrimonie huileuſe, qui, à force d'être briſée, peut ſe réduire en eſprit ; 13°. l'huileuſe ſaline ; 14°. l'huileuſe terreſtre ; 15°. l'huileuſe âcre produite par une calcination du ſalin & du terreſtre ; 16°. l'acrimonie ſavoneuſe comparable aux venins des animaux & des végétaux ; 17°. enfin l'acrimonie compoſée des quatre précédentes ; & 18°. le réſultat des mauvaiſes tournures des humeurs qui proviennent de l'acrimonie acide & de l'acrimonie alkalefcente. Voilà le grand nombre des claffes auxquelles ont été réduites les maladies des humeurs. Mais, j'en dois faire l'aveu : je n'ai pas encore trouvé un feul Médecin accoutumé à voir des Malades & à les fuivre autrement qu'on ne le fait en leur donnant quelques confultations vagues & de cabinet, qui ne foit convenu avec moi que ce fyftême des acrimonies ne fut point établi d'après les obfervations faites fur le corps vivant, mais imaginé & calculé d'après quelques expériences chymiques faites fur les liqueurs livrées à des mouvemens fpontanés auxquels elles n'arrivent pas pendant la vie. J'ai foutenu & je foutiens encore que ces diverfes acrimonies font impoffibles à faifir ; que leurs fymptômes fe confondroient, fi elles exiftoient telles qu'on les annonce ; que l'aigre, l'amer, l'âcre, le falé fe trouvent fouvent exifter dans le même Malade, fans que cela tire à conféquence. J'ai demandé & je demande encore dans quelle claffe d'acrimonies on doit, fuivant ce fyftême artificiel, placer les dartres, la vérole, la gale, le cancer, la goutte, &c. qui fe préfentent journellement ; & auxquelles il femble que les Théoriciens qui établirent les acrimonies artificielles n'euffent pas pensé ? J'ai autrefois essayé de ramener les écrouelles à l'acrimonie acide qui tient, à quelques égards, à la cachexie laiteuse. Je ne pouvois tout dire alors (*a*). Comment me serois-je fait entendre à travers les préjugés qui sont aujourd'hui un peu moins forts. Mais je n'en étois pas moins convaincu qu'à présent de l'existence d'une semence écrouelleuse, laquelle ne peut être rangée dans aucune classe des acrimonies artificielles ; quoiqu'il soit vrai de dire que cette semence germe plus aisément avec la cachexie laiteuse qu'autrement : (ce qui arrive à proportion à chaque semence morbifique germant aisément lorsqu'elle trouve la cachexie qui peut lui servir de matrice). J'ai cherché & je cherche encore quelque remede décidément spécifique & destiné à combattre ces prétendues acrimonies. On se flatte de posséder ces remedes : mais les altérans n'atteignent pas le but ou l'objet auquel on les destine : ce qui prouve que ces âcretés artificielles qu'on prétend masquer, combiner & corriger à volonté, n'existent point telles qu'on les imagine. J'ai pensé & je pense encore que la partie sensible & vivante joue le premier rôle

(*b*) Recherches sur les écrouelles, 1753.

dans l'hiſtoire de ces âcretés, dont les Partiſans avoient trop négligé l'action nerveuſe, qui s'oppoſe aux changemens ſpontanés & purement chymiques du ſang. J'en appelle, ſur tous ces points, aux Médecins exercés. J'eſpere qu'ils conviendront que nos cachexies, exactement puiſées dans le corps vivant, & décrites d'après nature, ſont préférables pour la théorie comme pour la pratique, à tous les ſyſtêmes nouveaux (*a*) : car les Anciens étoient moins éloignés du but.

CXVI°. Il eſt temps de conclure & de terminer ce volume. Les cinq premieres parties contiennent l'hiſtoire des ſolides, celle de leur mobilité, de leur ſenſibilité, *l'organiſme* du corps vivant. La ſixieme partie roule ſur l'hiſtoire des liqueurs, celle de leurs propriétés ſéminales, coopératrices de la ſenſibilité des organes. Attachés à la logique timide & conjecturale de la Médecine ; fixés à l'étude & à la peinture de l'état ſain ; ſpécialement occupés de l'état de maladie dans lequel les reſſorts & le jeu de l'économie animale ſe montrent plus à nud,

(*a*) Voyez l'Ouvrage de M. Minvielle (chez Ruault, 1774) où il eſt prouvé que ces acrimonies ont paru ſuſpectes il y a long-temps.

nous avons essayé de profiter des découvertes & des vérités connues. Il a fallu ajouter quelque chose à la parure simple & modeste des *Anciens*; il a fallu retrancher du luxe des *Modernes*. On le sait, ils se partagerent (les Anciens & les Modernes) en deux grandes sectes, les *Humoristes* & les *Solidistes*. Ceux-ci distingués & très-connus dans les temps brillans de Rome, donnerent à la doctrine du *strictum* & du *laxum* toute l'étendue dont elle est susceptible. Ils négligerent l'étude des humeurs, & se perpétuerent d'une génération à l'autre : leur *méthode* a trouvé des Approbateurs jusqu'à nous. Ils se lierent peu à peu aux *Anatomistes*, aux *Méchaniciens*, aux Sectateurs d'*Asclépiade*, qui ont tant fait de bruit avec leurs *automates*, leurs *calculs* & leurs expériences *physiques*. Les *Humoristes*, dont l'origine remonte aux temps reculés de la Grece, reprirent de nouvelles forces parmi les *Pneumatiques*, & dans les Ecoles de *Galien*. Ils se joignirent enfin aux *Chymistes*. Nous avons respecté ces deux sectes & profité de leurs leçons, en les combinant & en les adoucissant l'une par l'autre. Il étoit important d'éviter les écueils des systêmes outrés & excessifs. Nous sommes demeurés attachés à ce dogme mixte & composé, qui a été du goût de beaucoup de bonnes têtes, & qu'on désigna autrefois par le nom de secte *Eclectique.* Nous nous sommes restreints à la considération du monde animal, invisible, inaccessible aux *Physiciens*, où se préparent & s'exécutent les opérations de la vie, par l'action, le concours & les accords réciproques des parties solides, nerveuses, sensibles, primitives, avec les miasmes, les semences, les élémens des humeurs. Nous avons essayé de nous rapprocher, le plus qu'il est possible, des *Méthodistes* mitigés par les *Pneumatiques ;* en nous préservant des décisions tranchantes & hazardées des *Hydrauliciens*, des *Chymistes*, des *Méchaniciens*, des *Asclépiadiens* anciens & nouveaux qui dédaignerent ou méconnurent l'étude & les phénomenes de la vie & de la *sensibilité animale ;* ceux de l'existence, de la germination, de la fructification des humeurs dans leurs couloirs propres où se décident les fonctions. Cette vie & cette sensibilité des solides, nous ne pouvions que la lier aux principes des *Naturalistes*, qui remontent jusqu'à l'Ecole de Cos, & qui firent de la *Nature* un être particulier, veillant à la conservation du corps. Les *Animistes* qui se retrouvent parmi les derniers *Galenistes*, les *Sthaliens* sur-tout, ont fixé & mérité notre attention ; comme les plus éloignés de tout soupçon de matérialisme, & de ces puériles & vains systêmes *Asclépiadiens, Epicuriens*, enfans d'une imagination détraquée & libertine. L'étude de l'ame, les notions morales, métaphysiques, théologiques & révélées sur sa spiritualité, & son influx dans les opérations animales, & dans les effets des passions, nous ont servi de guide & de fondemens en bien des points. Trop heureux de pouvoir nous appuyer sur des dogmes aussi généralement avoués des Sages, & auxquels la pratique & l'exercice journalier de notre Art ramenent à tout moment ! Mêlant donc & combinant les faits, & les assertions avérées dans chaque secte, dans chaque opinion principale, dans chaque parti, nous avons tâché d'arriver à une suite de principes propres à expliquer les phénomenes de la vie, & à faire un corps de doctrine suivi, sur l'état de la santé & celui des maladies. *Nous avons essayé d'imiter l'abeille qui compose son miel des sucs combinés de différentes fleurs* (a). Telle fut de bonne heure notre maniere de traiter les matieres de notre Art : elle

(a) Essais sur l'histoire des eaux du Bearn & du Bigorre, 1746.

eſt la même depuis trente ans, & ſur-tout *ſoumiſe à nos Maîtres, à nos égaux, dont nous n'avons ceſſé de reſpecter les déciſions, en admirant ceux qui peuvent répandre des agrémens ſur ce qu'ils écrivent, & en demandant toujours grace pour notre foibleſſe* (*a*). Nous avons tenté de nous faire lire & entendre, pour nous inſtruire nous-mêmes, & non pour endoctriner les autres. Les volumes ſuivans contiendront plus particulierement les faits de pratique, l'hiſtoire des maladies, les documens de l'expérience.

(*a*) Eſſais *ibid.*

Fin du Tome premier.

Achevé d'imprimer le 10 *Juillet* 1775.

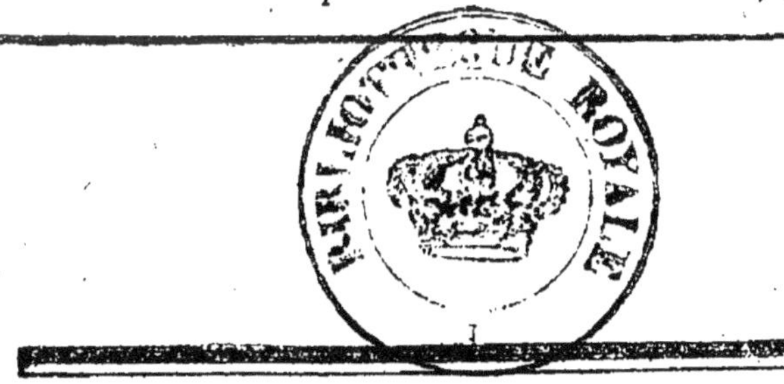

De l'Imprimerie de GUEFFIER, au bas de la rue de la Harpe.

TABLE

Des diverses Parties de cet Ouvrage.

Fin de la Table.

ERRATA.

PAGE 13 (Préface), lig. 10, apperçus, *lisez* apperçues.

Page 43 (*ibid.*) lig. 8, valets, *lis.* varlets.

Page 79 (*ibid.*) lig. 8, Baron, *lis.* Bacon.

Page 145, lig. 6, Wanhelmont, *lis.* Van-Helmont.

Page 240, lig. 11, d'après Hofman, *lis.* ainsi qu'Hofman.

Ibid. lig. 21, préminens, *lis.* prominens.

Page 326, lig. 15, *après* commune, *ajoutez* chaude.

Page 333, lig. 18, *après* point, *ajoutez* précisément.

Page 349, lig. derniere, Jouker (& ailleurs) *lis.* Jonker.

Page 367, lig. 21, bitureuses, *lis.* butireuses.

Page 373, lig. derniere, élément, *lis.* aliment.

Page 399, lig. premiere, *après* comme, *ajoutez* sont aussi sœurs entr'elles.

Page 413, lig. 8, réveille, *lis.* réveillé.

Page 448, lig. 9, par force, *lis.* passivement.

Ibid. lig. 11, par force, *lis.* l'action.

Page 472, lig. 17, prouvé, *lis.* procuré.

Page 505, lig. derniere, cet opinion, *lis.* cette opinion.

Page 520, lig. 4, les, *lis.* ses.

Page 532, lig. 21, *mais*, *lis. maris.*

Page 533, lig. premiere, *ac nullus; frequenter; lis. ac nullus frequenter.*

Page 534, lig. 15, *medicæ*, *lis. mediæ.*

Page 556, lig. 13, *après* végétaux, *ajoutez* on pourroit aussi rappeller.

Page 560, lig. 18, *après* colliquations, *ajoutez* &c.

APPROBATION.

J'ai lu par l'ordre de Monseigneur le Garde des Sceaux, un Ouvrage intitulé, *Recherches sur les Maladies Chroniques, &c. par MM. Bordeu, Médecins, &c.* & j'ai cru que cet Ouvrage, fondé sur de profondes méditations & sur une pratique aussi heureuse qu'éclairée, méritoit d'être imprimé.

A Paris, ce 13 Décembre 1774.. GARDANE.

PRIVILEGE DU ROI.

LOUIS, par la grace de Dieu, Roi de France & de Navarre : A Nos amés & féaux Conseillers les Gens tenans nos Cours de Parlement, Maîtres des Requêtes ordinaires de notre Hôtel, Conseils supérieurs, Prévôt de Paris, Baillis, Sénéchaux, leurs Lieutenans Civils & autres nos Justiciers qu'il appartiendra : SALUT. Notre amé le sieur RUAULT, Libraire à Paris, Nous a fait exposer qu'il désireroit faire imprimer & donner au Public un ouvrage intitulé, *Recherches sur les Maladies Chroniques, &c. par MM. Bordeu*, s'il Nous plaisoit lui accorder nos Lettres de Permission pour ce nécessaires. A CES CAUSES, voulant favorablement traiter l'Exposant, Nous lui avons permis & permettons par ces Présentes, de faire imprimer ledit Ouvrage autant de fois que bon lui semblera, & de le faire vendre & débiter par tout notre Royaume, pendant le tems de trois années consécutives, à compter du jour de la date des Présentes. Faisons défenses à tous Imprimeurs, Libraires & autres personnes de quelque qualité & condition qu'elles soient, d'en introduire d'impression étrangere dans aucun lieu de notre obéissance ; à la charge que ces Présentes seront enregistrées tout au long sur le Registre de la Communauté des Imprimeurs & Libraires de Paris dans trois mois de la date d'icelles ; que l'impression dudit Ouvrage sera faite dans notre Royaume & non ailleurs, en bon papier & beaux caracteres, que l'Impétrant se conformera en tout aux réglemens de la Librairie, & notamment à celui du 10 Avril 1725, à peine de déchéance de la présente Permission ; qu'avant de l'exposer en vente, le Manuscrit qui aura servi de copie à l'impression dudit Ouvrage, sera remis dans le même état où l'approbation y aura été donnée, ès mains de notre très-cher & féal Chevalier, Garde des Sceaux de France, le Sieur HUE DE MIRQMENIL, qu'il en sera ensuite remis deux exemplaires dans notre Bibliotheque publique, un dans celle de notre Château du Louvre, un dans celle de notre très-cher & feal Chevalier Chancelier de France le Sieur de MAUPEOU, & un dans celle dudit Sieur HUE DE MIROMENIL; le tout à peine de nullité des Présentes: du contenu desquelles vous mandons & enjoignons de faire jouir ledit Exposant & ses ayans cause, pleinement & paisiblement, sans souffrir qu'il leur soit fait aucun trouble ou empêchement. Voulons qu'à la copie des Présentes, qui sera imprimée tout au long, au commencement ou à la fin dudit Ouvrage, foi soit ajoutée comme à l'original. Commandons au premier notre Huissier ou Sergent sur ce requis, de faire pour l'exécution d'icelles, tous actes requis & nécessaires, sans demander autre permission, & nonobstant clameur de haro, charte normande, & lettres à ce contraires: Car tel est notre bon plaisir. Donné à Paris, le huitieme jour du mois de Fevrier, l'an de grace mil sept cens soixante - quinze, & de notre regne le premier.

Par le Roi en son Conseil. LEBEGUE.

Règistré sur le Registre XIX de la Chambre Royale & Syndicale des Libraires & Imprimeurs de Paris, n°. 3107, conformément au Réglement de 1725. A Paris, ce 11 Avril 1775.

LOTTIN jeune, Adjoint.

On trouve chez le même Libraire :

Traité de Médecine théorique & pratique, extrait des Ouvrages de M. DE BORDEU, avec des Remarques critiques par M. MINVIELLE, Docteur en Médecine de la Faculté de Montpellier, Correspondant de l'Académie Royale des Sciences de la même Ville, un des Médecins du Bearn, vol. *in*-12. 1774, relié, 3 liv. 10 sols.

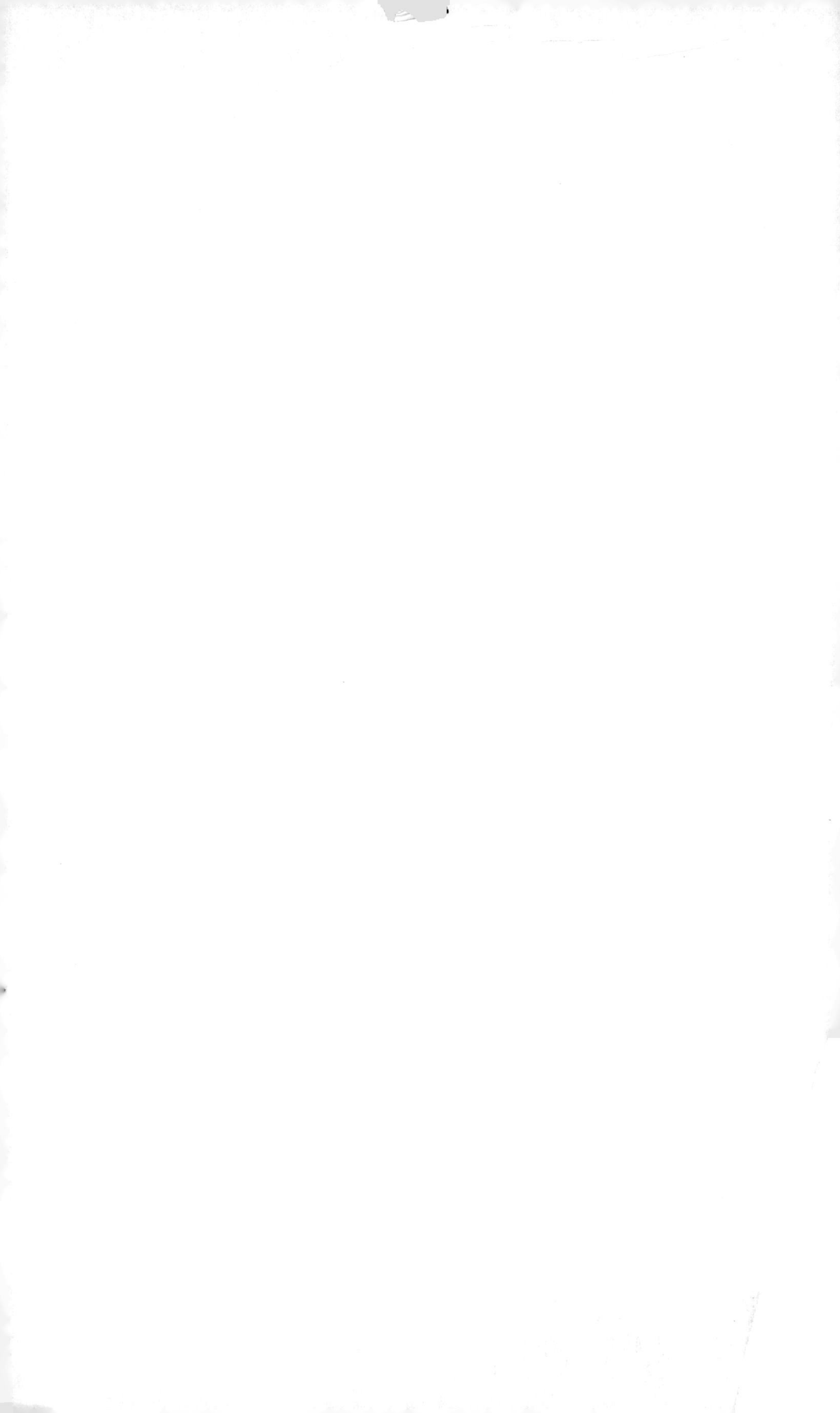

ingramcontent.com/pod-product-compliance
ng Source LLC
TN
)118230826
V00001BA/82

2 0 1 4 0 3 2 4 0 6 *